피부질환의 한의학치료 57증례

피부질환의
한의학치료 57증례

지은이 니노미야 후미노二宮文乃
옮긴이 성기서

1판 1쇄 인쇄 2016. 07. 20
1판 1쇄 발행 2016. 07. 25

발행처_물고기숲 • 발행인_임민수 • 등록번호_제406-2012-000004호 • 등록일자_2012. 01. 03. • 주소_(㊌10906) 경기도 파주시 와석순환로 61, 708-601 • 전화_031)943-2090 • 팩시밀리_031)943-2091 •

값은 뒤표지에 있습니다. • ISBN 978-89-98038-20-5 93510 • 카카오톡 ID_fishwood • 카카오스토리_http://story.kakao.com/fishwood • 이메일_ fishwoodbook@naver.com • 블로그_http://blog.naver.com/fishwoodbook • 스토어팜_ http://storefarm.naver.com/fishwood • 물고기숲은 독자 여러분의 의견에 귀 기울여 좋은 책을 만들겠습니다.

피부질환의 한의학치료 57증례

니노미야 후미노二宮文乃 지음
성기서 옮김

물고기숲

머리말

메이지에서 쇼와* 전기까지의 의학체계는 크게 내과와 외과로 이분화되어 있었다. 그중에서도 피부과는 내과에서 분파되어 나온 것으로, 내과 질환의 병태가 피부병으로 나타난다는 사고방식을 바탕으로 하고 있었다. 그런데 쇼와 60년(1985년)대에 접어들면서 아토피 피부염과 같은 알레르기 질환의 치료가 피부과의 주요 진료영역으로 되었고, 당시까지의 내과를 바탕으로 하기보다는 내과와 구분된 '피부만의 진료과'가 되고 말았다. 또한 피부만의 연구에 빠져 피부의 본질적인 기능의 탐구를 소홀히 하였기 때문에 피부를 내과와 연관된 생리기능을 가지고 있지 않은 장기로 여기게 되었다. 그 결과 피부라는 장기가 제어하고 있는 내장과의 연관성을 놓치게 되었으며, 피부의 기능을 잊어버렸다. 따라서 의학 그 자체의 발전을 현저하게 늦추었다고 생각한다.

이 책의 증례에서도 알 수 있듯이 피부의 기능은 내장이나 정신상태에 크게 관여하고 있다. 그 기능에 한의학을 바탕으로 한 피부의 생리기능을 더하여 알려지지 않은 피부의 생리기능을 구체적으로 해명해야만 한다. 피부병을 단순히 피부질환으로 취급하면 안 된다는 것을 꼭 명심해야 한다.

2015년 3월 길일에,

니노미야 후미노二宮文乃

---

* 메이지(明治), 쇼와(昭和)는 모두 일본의 연호이며 머리말을 제외한 이하의 본문에서는 모두 서력으로 바꾸어 번역하였다.

본문에 들어가기에 앞서

피부와 경락

피부는 신체의 가장 바깥층을 이루면서 신체의 안팎을 구분하는 조직이다. 외부 자극을 가장 먼저 받아들이는 동시에 많은 정보를 수용하는 기능을 가지고 있다. 또한 피부의 색이나 윤기, 탄력 등을 통해 신체의 상태를 유지하고 있기 때문에 피부는 신체 내부의 상태를 외부로 전달할 수 있는 것이 아닐까 생각한다.

우리의 신체에는 자율신경, 내분비계가 있어서 많은 정보전달이 이루어지고 있다. 또 피부의 표면에는 경맥이라 부르는 눈에 보이지 않는 네트워크 회선과 같은 것이 뻗어 나와 순행되고 있다. 신체를 정상적으로 유지하기 위해서 피부는 외부정보를 경락을 통해 받아들여 체표에 순행시키는 동시에 그 정보를 내부로 전달하고 또한 내부정보를 안에서 밖으로 전달하고 있다. 따라서 피부에는 이러한 경락이라는 네트워크를 지탱하는 기능이 있다고 생각한다.

이러한 피부의 경락에 장애가 발생하면 중요한 정보의 왕래가 저해되어 신체기능에 어떤 문제가 생길 가능성이 있다. 이 책의 많은 증례에서 볼 수 있듯이 피부표면의 경락뿐만 아니라 전신의 경맥(십이경)이 순환부전을 일으키기 때문에 여러 장애가 발생하는 것이다.

《상한론》의 육경변증과 《침구상한론》('참고문헌' 참조)을 아울러서 본다면 증에 맞는 처방과 유효한 경맥의 경혈을 이해할 수 있을 것이며, 나아가 이 책에서는 그 수반된 증례를 각각 제시하였다.

[표1] 이론 전개의 근거

육경六經	태양병, 소양병, 양명병, 태음병, 소음병, 궐음병
경락經絡	방광경, 폐경, 심경, 심포경, 신경, 위경, 소양경, 삼초경, 태양경, 비경, 신경, 간경
삼초三焦	상초, 중초, 하초
사요四要	위분衛分, 기분氣分, 영분營分, 혈분血分
병인病因	상하(승升, 강降), 내외(리離, 수收)
오행五行	병인病因 등을 일람표로 한 《의방집해*의 세계》**를 활용하여 설명하였다

피부의 경맥이 정체된 것을 치료하면 피부염이 치료될 뿐만 아니라 정신상태도 크게 개선된다. 이것은 단지 피부의 외관이 좋아져서 정신상태가 좋아진 것이 아님을 이 책의 여러 증례에서 확인할 수 있다. 이 점에서 피부기능의 중요성을 미루어 볼 수 있다.

피부를 주행하는 경맥의 작용과 경혈에서 장기로 들어오는 경맥의 작용, 이 두 가지 작용이 인체의 생리기능에 깊이 관여하고 있다. 노화에 의한 피부의 기능저하는 경맥의 운행을 둔화시켜서 난치성 피부염을 발생시키며, 다시 피부장애가 경맥부전이라는 악순환을 생기게 하고 장병臟病을 만들게 되는 …… 매일의 임상에서 이러한 것을 통감하였다. 이 외에도 피부에 반흔이 있으면 이것이 기혈의 흐름을 방해하여 피부와 장기의 병으로 나타나게 된다.

경락이란

경락은 침구의학 분야에서 발전된 개념이지만 약물요법 분야에서도 응용되고 있다. 이것은 병위病位 분류의 하나로서 병의 진행단계를 방광경에서 간경까지의 진전도에 대응하여 십이경으로 분류한 것이다.

---

* 《의방집해醫方集解》: 청나라 왕앙(王昻)이 편찬하여 1682년에 간행된 의방서이다.

** 《의방집해의 세계》: 장밍청(張明澄)·마스미즈 다쓰로(升水達郎)·아라이 히로요시(新井博美), 도메이사(東明社), 1987.

[표2] 경맥에 이상이 있는 경우에 발생하는 증상

방광		생체의 방어력
	방광경	급성병으로 발열, 두통, 호흡기증상, 피부증상, 그 외에 어떤 다른 증상이 있는 단계
폐		호흡기능
	폐 경	급성병으로 발열, 두통, 호흡기증상만 있고 아무런 다른 증상이 없는 단계
심		사고, 정서, 정신의 중추
	심 경	불면, 상기上氣*, 초조함** 등과 같은 정신적·심리적·의식적 증상만 있고, 육체적 증상이 미미한 단계
심포		–
	심포경	정신적·심리적·의식적 증상에 따라 메슥거림, 구역질, 오심, 식욕부진 같은 가벼운 위장증상이 수반되는 단계
담		정신적 증상, 심흉부 증상
	담 경	정신적·심리적·의식적 증상에 따라 위장증상 이외의 증상을 수반하는 단계
위		장腸의 문제로, 소화기능
	위 경	위胃 증상이 주증상인 단계
소장		혈액, 림프액, 소변과 관련된 순환기능
	소장경	어깨결림, 가벼운 혈액증상 또는 소변증상의 어느 쪽이 주증상인 단계
삼초		흉선胸線—상초, 비선脾腺—중초, 신腎—하초
	삼초경	화농, 염증 등이 주증상인 단계
대장		전신全身기능
	대장경	안면증상 또는 배설증상이 주증상인 단계
비		비장. 영양기능
	비 경	영양이상이 주증상으로 된 단계
신		부신, 기본적 생명력
	신 경	생명력이 현저하게 저하되어 있는 단계
간		면역기능
	간 경	구조적 혈액증상 또는 장기적인 와상상태의 어느 쪽이 있는 단계

* 원서에서는 のぼせ(上気せ)로 기술되어 있다. 이 노보세라는 것은 소위 '머리에 피가 오르는' 상태·체질·병을 의미하여 얼굴이 화끈거리고 열감이 있으며 발한, 두통, 어지러움을 수반하기도 한다. 이하 상기上氣로 번역을 통일한다.

** 원서에서는 イライラ로 기술되어 있으며 영어로는 irritation으로 번역되는 단어이다. 한국어로는 안절부절 못하는 상태, 조바심, 초조해하는 모양, 짜증스럽다 등의 다양한 뜻으로 번역된다. 이 책에서는 이하 초조함으로 번역을 통일한다.

옮긴이의 말

이 책의 저자인 니노미야 후미노는 50년 가까이 한의학치료에 종사한 개업의이다. 이 책에 등장하는 59건의 케이스는 중증이거나 불치의 질환이 아니라 의료의 현장에서 심심치 않게 만날 수 있는 환자들이다. 또한 저자가 사용한 처방 역시 단 한 번의 복약으로 단숨에 질병을 낫게 하는 특별한 비방이 아니다. 즉, 저자도 환자도 처방도 일반적인 의료인들과 동떨어져 있는 존재가 아니다. 개업의가 내원 환자에게 처방을 여러 번 바꾸어가면서 고민하여 치료한 흔적을 이 책을 통해 살펴볼 수 있다. 저자는 이 책을 통해 오랜 경험에서 나온 59건의 케이스에 대한 진료기록부를 가감 없이 제시하였다. 일람표로 나타낸 케이스까지 포함한다면 100건이 넘는 피부질환 케이스를 제시하고 있다.

'진료기록부'를 번역한다는 것은 쉽지 않은 작업이었다. 때로는 맥락 없이 문장이 너무 짧은 경우도 있었고, 문법에 맞지 않은 경우도 있었으며, 자신만의 언어로 적어놓는 부분도 있었다. 의료현장에 종사하는 사람이라면 일정 부분 공감할 수 있을 것이다. 진료기록부란 시를 쓰듯 단어 하나에 혼신을 다하는 것이 아니라 환자와 면담하고 진찰하는 짧은 시간 내에 핵심을 빠짐없이 기록해야 하기 때문이다. 그럼에도 저자는 진료기록을 작성하고 또

이 책을 구성함에 '주소−현증−현병력−과거력(가족력)−복증−설증−기타진단−치료−경과'로 이어지는 과정을 충실히 따라서 59개의 증례를 제시하였다. 때로는 각 항목에 여러 회차의 진료기록을 겹쳐놓아 혼동이 있을 수는 있다. 하지만 진료기록을 가감 없이 제시한 것은 처방의 옳고 그름이나 환자의 호전 여부와는 별개로 가치가 있다. 한의학 진료를 행하는 입장에서 어느 의사의 진료프로세스와 처방 및 처치를 살펴보고 또 고민해 보는 것만으로도 좋은 경험이자 참고자료가 되리라고 생각한다.

QOL(Quality of Life)에 대한 사람들의 관심이 높아짐에 따라 피부는 현대인들과 현대의료에 있어서 더욱 중요한 위치를 차지하게 되었다. 한의학에서는 이미 오래전부터 피부를 증상과 질병이 발현되는 장소인 동시에 장상臟象에 따른 중요한 진단부위로 여겨 중요시하여 왔다. 피부의 문제는 단순히 피부의 문제가 아니라 내부에 있는 어떤 다른 원인에 의한 결과일 수 있다는 것이다. 즉, 저자의 당부와 같이 이렇게 중요성이 커지는 피부를 임할 때, '피부를 바라보는 본래의 한의학의 관점'과 같이 단순히 피부만을 바라볼 것이 아니라 다시 정체론整體論의 관점으로 돌아가야 한다는 것이다. 피부에 외현되는 그 증상의 근원을 찾아가니 '불통不通'으로 인한 것이 많았고 이 문제를 해결했더니 정신증상도 함께 호전되는 경우가 많았다고, 저자는 말하고 있다. 아울러 피부병을 억눌렀더니 '불통不通'이 생겨 정신증상이 발현되었다는 견해를 언급하기도 한다. 어떻게 보면 아주 간단하고 원론적인 말로 들릴 수 있다. 하지만 문제와 정답을 제시하는 교과서와는 달리 실제 임상현장에서 여러 차례 처방을 바꾸어가면서 고민한 저자의 흔적을 좇아가다 보면 피부질환을 바라보는 지평이 다소 넓어지지 않을까 기대해 본다.

한편, 이 책에서는 한약제제를 우선하고 있지만 병용제제도 다분히 활용하고 있다. 예컨대 대승기탕과 에바스텔을 함께 처방하고 Kenacort 국소주사를 투여하는 것이다. 의학은 통계에 상당 부분을 의존하기 때문에 한의학이든 서양의학이든 명확한 정답이 있다고 생각하지 않는다. 다만 이러한 협진의 증례가 누적되어 환자들이 더욱 좋은 의료서비스를 받게 되면 의료 자체의 영역이 확장될 수 있지 않을까 싶다.

또한 궐랭厥冷이나 상열하한上熱下寒과 같은 증에 대하여 Thermography를 사용하고 있는 점도 흥미롭다. 기기를 통하여 질병의 경과에 따른 신체의 변화를 객관적으로 제시할 수 있다면 환자들도 한의학을 조금 더 객관적으로 바라볼 수 있게 될 것이라 믿는다.

가장 좋은 번역은 번역가의 존재가 사라져 저자와 독자가 직접 만나는 정도에 이른 것이라 생각한다. 아직 한의학도, 일본어도 그 실력이 부족하여 피치 못하게 번역가의 흔적이 책 곳곳에 묻어 있는 듯하여 아쉬움이 크다. 독자 여러분들께서 너그럽게 이해해 주셨으면 좋겠다. 좋은 책의 번역을 허락해 주신 저자 니노미야 후미노 선생님과 좋은 기회를 주신 물고기숲의 임민수 대표님께 감사드리고, 이원석 원장님과 임석우 원장님께도 더불어 감사의 인사를 전한다.

이 책이 부족하나마 독자 여러분들께 작은 도움이 되었으면 하는 바람과 한의학을 하고 또 받는 모든 여러분이 행복하셨으면 좋겠다는 마음을 담아 펜을 내려놓는다.

2016년 7월의 비오는 어느 날,

의흥면 관사에서 성기서

차례

머리말 _4
본문에 들어가기에 앞서 _5
옮긴이의 말 _8
일러두기 _14

제1장 피부질환 진단의 요령

1. 피부, 오장, 경락 _16
2. 기본증례 제시 _30
   (1) 기본증례 A _30
   (2) 기본증례 B _35
   (3) 기본증례 A·B의 요약 : 경락과 인체 _40

제2장 태양병위 폐·방광경의 피부염

1. 폐·대장경피부염의 증례 일람 _44
2. 폐·방광경피부염의 증례 _47
   증례1 AD, 양진(남성 39세) _47
   증례2 AD, 홍피증(여성 28세) _50
   증례3 UV 피부염, 수족다한증, 갱년기피부염(여성 53세) _52
   증례4 AD, 홍피증, 카포시(남성 14세) _54
   증례5 〈방광경〉 약진, 홍피증(여성 74세) _56
   증례6 〈방광경〉 AD, 홍피증(남성 39세) _60
   증례7 〈방광경〉 범발성피부염, 이차감염증(남성 41세) _64
   증례8 〈방광경〉 AD, 홍피증(여성 28세) _66
   증례9 〈방광경〉 홍피증, AD(남성 44세) _68
   증례10 〈폐경〉 홍피증, AD(남성 36세) _70

제3장 소양병위 심·심포·담경의 피부염

1. 소양병과 정신증상 _74
2. 소양병위와 그 처방의 이해 _79
3. 심·심포·담경피부염의 증례 _88
   증례11 〈심경〉 AD, 전신홍피증, 건성피부염(여성 14세) _88
   증례12 〈심경〉 AD·이차감염(남아 5세) _90

증례13 〈심포경〉 UV 피부염, 한포상습진(여성 67세) _91
증례14 〈심포경〉 AD(여성 35세) _92
증례15 〈담경〉 AD·이차감염(여성 36세) _93
증례16 〈담경〉 장척농포증(여성 47세) _96
증례17 〈대시호탕〉 범발성피부염, 양진(남성 70세) _98
증례18 〈소시호탕〉 선천성 홍반각화증(여아 3세) _102
증례19 〈온청음〉 두드러기(여성 40세) _104
증례20 〈억간산가진피반하, 인진오령산〉 AD, 양진(남성 49세) _107

제4장 양명병위 위·소장·삼초·대장·비경의 피부염

1. 양명병위의 치료 _112
2. 양명병위와 그 처방의 이해 _120
3. 위·소장·삼초·대장·비경피부염의 증례 _126
증례21 〈위·대장경/조위승기탕〉 AD, 홍피증(남성 27세) _126
증례22 〈위경/대황목단피탕〉 안면홍반, 부종(여성 40세) _128
증례23 〈위경/통도산〉 두드러기(여성 27세) _129
증례24 〈위·소장경/열실/삼황사심탕〉 두드러기(남성 81세) _130
증례25 〈황련해독탕〉 안면홍조, 부종(여성 72세) _131
증례26 〈황련해독탕〉 지루성피부염, 주사양피부염(여성 23세) _132
증례27 〈삼초·비경/오령산〉 AD(전신) 이차감염(여아 5개월) _134
증례28 〈삼초·비경/오령산〉 AD(여아 5개월) _136
증례29 〈대장·비경/인진오령산〉 AD, 홍피증(남성 17세) _138
증례30 〈대장·비경/도핵승기탕〉 농포성좌창, 지루성피부염(여성 14세) _140
증례31 〈대장·비경/도핵승기탕〉 AD 전신악화(여성 37세) _142

제5장 태음병위 비경의 피부염

1. 태음병위의 치료 _146
2. 비경피부염의 증례 _155
증례32 〈소건중탕〉 야뇨증(남성 9세) _155
증례33 〈반하후박탕〉 AD, 두드러기, 원형탈모(여성 40세) _158
증례34 〈인삼양영탕〉 대상포진(여성 57세) _160
증례35 〈복령음합반하후박탕〉 두드러기(여성 51세) _162
증례36 〈영계출감탕〉 AD, UV 피부염, 손의 습진, 범발성피부염, 사지양진(여성 32세) _164
증례37 〈인진오령산〉 접촉성피부염, 양손·발등의 태선, 약진(여성 55세) _166
증례38 〈인삼탕〉 AD, 이차감염(남아 6개월) _168
증례39 〈계지가작약대황탕〉 AD(여성 20세) _170
증례40 〈계지인삼탕〉 UV 피부염, 갱년기피부염(여성 68세) _172
증례41 〈시령탕·소경활혈탕〉 울체성피부염, 부종, 홍반(통증), 범발성피부염(남성 69세) _174

제6장 소음병위 신경의 피부염

1. 소음병위의 치료 _176
2. 소음병위와 그 처방의 이해 _179
3. 신경피부염의 증례 _185
증례42 〈사역탕, 가미소요산〉 수족다한증(여성 64세) _185
증례43 〈진무탕〉 만성두드러기, 범발성피부염(남성 71세) _188
증례44 〈사역탕〉 중독진(남성 48세) _190
증례45 〈삼황사심탕〉 UV 피부염(남성 56세) _192
증례46 〈삼황사심탕, 우차신기환〉 두부피부염, 범발성피부염(남성 40세) _194
증례47 〈오령산〉 견관절통(여성 60세) _196
증례48 〈육미환〉 빈혈(여성 48세) _198

제7장 궐음병위 간경의 피부염

1. 궐음병위의 치료 _202
2. 궐음병위와 그 처방의 이해 _203
3. 간경피부염의 증례 일람 _210
4. 간경피부염의 증례 _212
증례49 〈시호청간탕〉 AD, 단순헤르페스(여아 3세) _212
증례50 〈시호가용골모려탕〉 장척농포증, 알레르기성피부염(여성 72세) _214
증례51 〈치두창일방〉 AD, 홍피증, 이차감염(카포시), 두부 지루성피부염(남성 32세) _216
증례52 〈온청음〉 AD(여성 27세) _218
증례53 〈계지복령환〉 UV 피부염(여성 57세) _220
증례54 〈궁귀교애탕〉 자반, 다형홍반, UV 피부염(여성 81세) _222
증례55 〈사물탕〉 AD(여성 20세) _224
증례56 〈저령탕〉 AD, 홍피증, 습윤(남성 53세) _226
증례57 〈저령탕〉 AD, 범발성피부염, 양진(남성 32세) _228

참고문헌 _231
찾아보기 _232

일러두기

1. 일본어(한자) 표기 : 본문과 각주의 '인명', '지명', '고유명사'는 현지발음을 원칙으로 하였고 한자를 병기하였다. 필요한 경우에는 각주로 표시했으며 책의 모든 일본연호는 서력西曆으로 표기하였다.

2. 양약의 상품명 표기 : 모든 양약의 상품명은 영어로 표기하였다. 일본에서 내수로 사용되는 일본어 상품명의 경우에는 독자께서 찾아볼 수 있도록 동일한 성분의 국내에 시판된 약으로 바꾸어 기술하였다. 이 경우 각주를 통해 원래 사용된 약을 알 수 있도록 하였다. 더불어 저자가 증례에서 사용한 약은 각주를 통해 분류 및 성분명을 기재하였다.

3. 원서에서 의미상 중요한 일본어 단어가 한국어 단어에 대응되지 않거나 국어사전에 등재되지 않은 '한의학 용어'가 나오는 경우, 한국어 옆에 첨자로 한자를 병기하여 이해를 돕도록 하였다. 이마저도 여의치 않은 경우 각주로 의미를 풀어두었다.

4. 이 책에서 이론을 서술하고 있는 부분은 대부분 고전을 인용하고 있는바, 고전 원문을 사용하고 있는 경우에는 본문에 원문을 싣고 각주로 그 해석을 기술하였다. 원문의 내용을 저자가 일본어로 풀어서 설명하는 경우에는 본문에 해석을 실었으며 가능한 한 각주를 통하여 출전을 밝혔다.

5. 이 책은 증례가 위주가 되는 책이며 저자의 진료기록부를 실어놓고 있다. 따라서 생동감 있는 진료기록부를 볼 수 있지만, 문장이 과도하게 짧거나 문법적으로 맞지 않는 부분도 많이 있다. 번역서에서는 독자의 이해를 위하여 일부 풀어쓴 부분이 있으며 문법에 맞지 않는 부분은 교정하였다.

6. 이 책의 이론 및 일본한의학의 이론(기혈수 이론, 일관당 의학, 일본의 상한론 등)에 대한 더 깊은 이해를 원하는 독자는 '참고문헌'(231쪽)을 참고하기 바란다.

제1장

피부질환 진단의 요령

1. 피부, 오장, 경락

(1) 피부에서 오장을 파악한다

인체는 오장(간·심·비·폐·신)이 오행(목·화·토·금·수)의 성질을 가지고 있으면서 동시에 기혈수氣血水의 흐름에 따라 균형을 잘 유지하면서 활동하고 있을 때 건강하다고 할 수 있다. 불균형한 상태가 되면 병이 생긴다. 기혈수는 오장에 의해 조절되고 있으므로, 그 정체는 오장기능의 균형이 무너지는 결과가 될 수 있다.

오장의 이상상태는 피부표면에 종종 발현된다. 피부표면에는 경맥이 주행하고, 피부는 경맥을 통하여 내장과 연관되므로 내장의 상태가 좋지 않으면 관련된 경맥에 기체氣滯가 발생하여 피부표면에 발진이 생기거나 내장을 염증으로부터 지키기 위하여 대상성代償性 피부염이 발생하는 것이다.

따라서 피부질환은 오장에 대한 처방으로 호전되고 치유되는 경우가 많다.

피부는 여러 감각을 가지고 있어서 스스로 정보를 모으고 또 보내고 있으며, 인체에서 가장 큰 장기이기도 하다. 필요한 것을 뇌에 전달할 뿐만 아니라 외부의 자극 또 내부의 자극에 대응하여 인체를 지키고 있는 조직이다. 그 자극에 의한 흔적이 피부표면에 반흔과 같은 형태로 남는 경우도 있으므로 유아기 질환과의 연관성에도 주의를 기울일 필요가 있다. 흔적이 눈에 보이지 않는 경우에는 피부표면의 전기장과 관련된 세포나 신경에 작용하여 흔적을 남기는 것이라 생각한다. 일상에서 자주 쓰는 "분위기"나 "살기殺氣"와 같은 단어는 떨어져 있더라도 사람을 인식할 수 있다는 것으로, 피부가 만든 전기장이 이것을 감지하고 있는 것은 아닐까 생각한다. 이것을 경맥으로 이해하더라도 좋다(보이는 것만으로는 모든 것을 설명할 수 없다).

표증에 여러 처방을 사용해도 병이 좋아지지 않는 경우에는 피부에서 파악한 오장과의 연관성을 고려해야 한다. 피부가 호소하고 있는 것을 잘 추측하고 표면에 있는 피진皮疹의 상태에 집중하여 고찰할 필요가 있다.

이 책에서는 육경변증의 시간적 경과와 오행의 상생·상극, 경락 그리고 피부와 관련된 질환의 치료에 대하여 다수의 증례를 게재하면서 서술하겠다.

(2) 상한잡병론의 비밀

《상한론》은 "시간계"로, 《금궤요략》은 "공간계"로 볼 수 있다. 인간은 입체적으로 본래의 공간에서 파악되어야 한다.

상한론의 병은 모두 시계열로 나열되어 있다. 처음 건강했던 사람이 병들고 점차 악화되면 최종적으로 죽음에 이른다. 상한론은 여기까지의 변화와 흐름을 육경의 시계열로 표현하고 있다. 가장 오른쪽의 궐음병은 실實이 없이 허虛만 보이므로 최종단계가 된다.

한편 금궤요략은 오행·오장과 결합된다. 오행은 공간적·입체적으로 파악해야 하므로 병의 전체상을 고려할 때에는 이 시간과 공간의 양쪽을 모두 보아야만 한다.

[도표1-1]에 이것을 하나로 정리하였다. 시간계인 상한론만으로는 방증상대方證相對를 온전히 파악하는 것이 어렵지만, 여기에 경락의 사고방식을 더한다면 방증상대에 대해서도 입체적으로 파악할 수 있을 것이다.

[도표1-1] 상한잡병론의 비밀

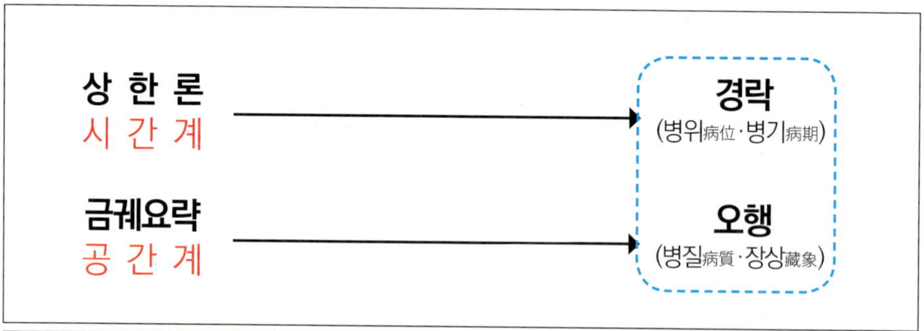

표리	표		리									
삼초	상초					중초					하초	
사요	위분		기분							영분		혈분
경락	방광경	폐경	심경	심포경	담경	위경	소장경	삼초경	대장경	비경	신경	간경
육경 열	태양병		소양병			양명병					소음병	궐음병
육경 한			태음병									

● 병위대조표

- 정신증상
- 정서이상
- 심신증상
- 위장증상
- 액체(땀·소변·혈액)증상
- 말단(안면·손발끝·항문) 이상
- 면역화농염증
- 영양이상
- 생명력저하 (심장·신장)
- 해독혈액증상

심신단계

상한론의 경락으로 파악하는 병(병위病位·병기病期)과 금궤요략의 오행으로 파악하는 병(병질病質·장상藏象)을 하나의 "비밀이 있는 곳"으로 조합한다면, 병위·병기와 병질·장상에 대하여 종횡으로 고찰할 수 있고 시간적·공간적으로 병의 모습을 분명하게 밝힐 수 있다고 생각한다.

공간계로 입체를 이루는 금궤요략은 임상에서 매우 중요하다. [도표1-2]에 나타낸 오행의 상생相生·상극相克을 잘 밟아나가면서 치료에 임해야만 한다. 병의 발현방식, 또 눈앞의 증상 하나에 있어서도 서로 지키는 관계(상생)는 어떠한지, 주종관계·힘의관계(상극)는 어떠한지를 반드시 고려해야 한다. 상극관계였던 것이 치료의 과정에서 상생관계가 되기 시작하는 등, 증상의 호전을 의식하게 하는 순간이 있다. 시간, 공간에서 병의 흐름을 잡는 것이 중요하다.

(3) 외상은 더없이 중요한 지표

피부의 관점에서 외상外傷은 더없이 중요한 지표이다. 외상을 당하면, 이것이 반흔으로 남게 되는 경우가 많다. 외상 이외에도 어릴 때 겪은 수술경험 등이 큰 실마리가 되는 케이스도 많다. 봉합을 포함한 내부의 상처는 보이지 않지만, 이것 역시 상처로서 파악해야만 한다. 어린 시절에 일단 나은 것처럼 보여도 어른이 된 후에 피부증상으로 나타나는 경우도 있다.

임상 현장에서 수술 경험이 있는 환자는 모두 그 부위를 손으로 눌러서 내부의 경락 네트워크를 찾는다. 손가락 끝을 찔러 넣는다는 표현이 더 맞을지도 모르겠다. 피부표면에 반흔이 남는 것만으로 내부가 깨끗하게 치유되는 것은 아니며, 사실은 내부에도 얼마간의 흔적이 반드시 남아 있다. 그것을 피부표면에서 만져서 찾는 것이다. 필자의 최근 경험에, 여성 음부소양증 환자로 반흔이 남아 있는 복부가 크게 함몰되어 있었다. 이 환자의 복부에 손가락을 깊게 찔러 넣으니 손가락 끝이 항문까지 도달해 버렸다. 이곳에서 복부에 국소투여(local injection)를 하자, 음부의 피부염이 소실되었고

[도표1-2] 장상藏象

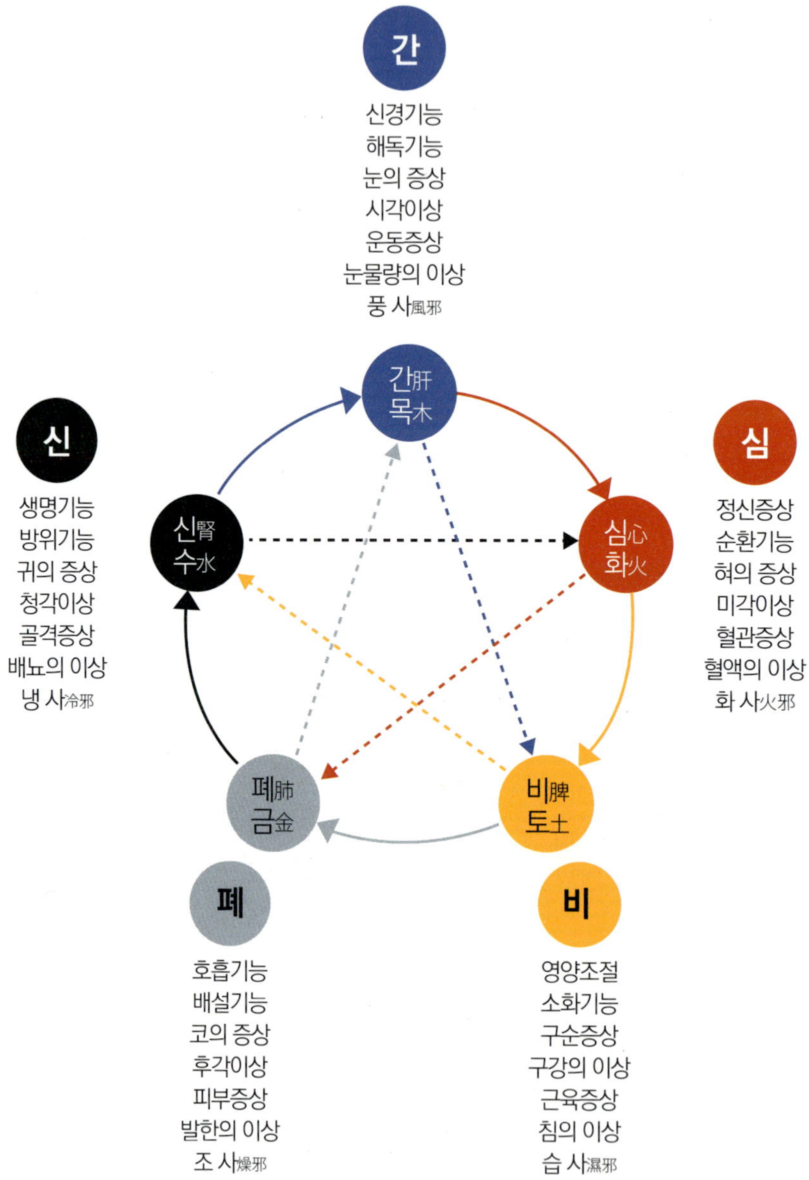
간
신경기능
해독기능
눈의 증상
시각이상
운동증상
눈물량의 이상
풍 사風邪
간肝
목木
신
생명기능
방위기능
귀의 증상
청각이상
골격증상
배뇨의 이상
냉 사冷邪
신腎
수水
심
정신증상
순환기능
혀의 증상
미각이상
혈관증상
혈액의 이상
화 사火邪
심心
화火
폐肺
금金
비脾
토土
폐
호흡기능
배설기능
코의 증상
후각이상
피부증상
발한의 이상
조 사燥邪
비
영양조절
소화기능
구순증상
구강의 이상
근육증상
침의 이상
습 사濕邪

음부소양증도 치유되었다.

피부표면의 반흔이 딱딱해지는 경우에 그 환부가 기혈수의 흐름을 저해하므로 필요하다면 국소투여한다. 주사액으로는 5배로 묽힌 Kenacort라는 스테로이드를 소량(0.5cc) 사용하는 케이스가 많다. 바르는 약을 사용하면 피부를 통과하여 심부까지 침투해 버리지만 묽은 스테로이드액은 피부 내에 국소적으로 머무르며 확산되지 않는다. 딱딱한 켈로이드*가 부드러워지면서 기혈수가 쓱 하고 흐르는 것을 실감할 수 있다. 켈로이드는 산부인과 질환 등에서 많이 볼 수 있지만, 켈로이드만을 보고 있어서는 안 된다. 켈로이드가 어떤 식으로 영향을 미칠지까지 고려해야만 한다.

외상에 있어서 그 상처가 깊은지 얕은지는 별로 중요하지 않으며, 얕다 하더라도 상처를 입게 되면 그 부위에서 에너지(기氣)의 흐름이 저해되어 그 경經에 속한 장臟에 영향을 미치게 된다. 그렇게 되면 영향을 받은 장의 반응에 의해서 피부에 어떤 증상이 나타나게 된다.

외상이 없는 사람은 의외로 적다. 대부분의 경우 본인조차 잊고 있던 상처를 가지고 있는 경우가 많다. 그것이 어느 새인가 경經에 이르러 피부질환으로 나타나는 경우가 제법 있다. 그것은 흐르는 시냇물과 둑과 같은 것으로, 경락의 어느 곳이 두절되어 있는가를 판별한 후에 막혀 있는 경우에는 둑을 없애야 한다.

(4) 피부의 힘

피부는 그 자체로 큰 힘을 가진다. 피부는 본래 외부로부터 오는 자극을 견디기 위한 것이다. 피부는 외사外邪를 모두 피부표면에서 차단하려고 한다. 부득이하게 내부로의 침입을 허용하게 되면 피부는 사邪를 밖으로 배출

* 켈로이드(keloid) : 장루이 알베르(Jean-Louis Alibert)가 1806년 처음 사용한 용어로, 피부가 손상된 후 상처가 치유되는 과정에서 비정상적으로 섬유조직이 밀집되어 성장하는 질환이다. 상처치유 과정을 적절히 조절하고 억제하는 기능의 장애에 의해 발생하는 것으로 생각되고 있으며 악성화되지 않는다. 본래 상처나 염증이 발생된 부위의 크기를 넘어 주변으로 자라는 성질을 가지고 있다. (국가건강정보포털 의학정보, 편집)

하기 위해 힘쓴다. 예를 들어 에도시대*에는 홍역에 걸려 병사病邪가 내부에 오래 머무르게 되면 낫는다 하더라도 마맛자국痘痕**을 남기게 되고 병사가 배출되지 않고 가득 차버리면 결과적으로 죽음에 이르게 되는 경우가 많았다. 하지만 병사를 밖으로 잘 배출시켜서 한순간에 나은 경우도 있었다.

약진藥疹에 대해서도 예를 든다면, 암 치료에서 항암제 등은 약진이 되어 피부에 나타난다. 그러나 약진이 생긴다고 해서 항암제 치료를 중단할 수는 없다. 암이라는 것은 애초에 어혈이므로 구어혈제驅瘀血劑 등을 처방하여 기혈수의 흐름을 좋게 하고 약진이 된 사邪를 상초에서 배출할지, 중초에서 중화할지, 하초에서 배출할지, 즉 기로 내보낼지 대변이나 소변으로 내보낼지를 판단하여 치료에 임할 필요가 있다.

약진에 한정하지 않고 기혈수가 잘 흐르지 않아서 가득 차버린 병사를 몰아내는 것에는, 예컨대 대승기탕으로 기와 대변을 함께 내보내거나 이수제를 사용한다. 이렇게 하여 기의 흐름이 좋아지고 방광의 문제만 남아 있는 경우에는 진무탕, 청심연자음, 팔미지황환 등을 사용해 보거나 아이의 경우 육미환을 사용해 본다.

환자의 경락을 진찰하고 복진을 비롯한 한의학적 진단을 모두 시행한 다음 적절한 한약을 처방한다. 한약처방, 피부표면(경락), 피부내부(경락)라는 3본위本位의 치료이다. 표면에 상처가 있든 내부에 상처가 있든 모두 상처가 관여하고 있다. 상처는 오행설과 경락을 근거로 입체적으로 생각하여 첫 치료의 축으로 삼을 수 있다. 한약처방을 치료의 기본으로 삼고 있지만, 국소투여나 관련 경맥에 시구施灸하는 것 등도 모두 치유의 지름길이 될 수 있다.

---

* 1603~1867년까지의 봉건시대이다.

** 두진(痘疹, 천연두)와 마진(痲疹, 홍역)은 다른 질병이다. 두흔痘痕, 즉 마맛자국은 천연두를 앓은 뒤의 자국을 말한다. 이 문단에서는 두 질병이 혼재되어 있는데, 다음 주제에서 홍역을 다시 언급하므로 홍역과 홍역에 의한 자국으로 이해하면 될 듯싶다.

뜸은 환자 스스로 치료에 참가하는 것이기도 하다. 경혈에 표시를 하고 돌아가서 자택에서 뜸을 뜨도록 지도한다. 대부분의 경우에는 환자 자신이 기뻐하면서 다음번 진찰까지 뜸을 열심히 뜬 후에 내원하는 것 같다. 아이들의 경우에도 다르지 않다.

장부臟腑는 입체적이다. 시간적인 상한론의 육경과, 방광경·폐경에서 시작하는 입체적인 경락을 얽은 후 처음 보이는 장부의 병변에 본질이 있다. 병이 지금 어디에 있는가(병위-시간적)와 어떤 성질을 가지고 있는가(병질-입체적)를 고려해 나갈 필요가 있다. 현대의 병은 환경의 요소가 서로 얽혀 복잡해지고 있다. 병·의원을 전전하면서 괴병이 되어가는 케이스도 적지 않다. 본래 한의학은 식양食養에서 시작하여 다음으로 침구와 탕액이 출현하기에 이르렀다. 환자에 대처하려면 이러한 것이 모두 필요하다.

그리고 또 병은 항상 유동적이다. 치료효과가 나타나는 방식, 환자 자신의 생활방식에 따라서도 크게 좌우된다. 재진, 3진으로 경과하는 가운데서도 병의 핵심을 놓치지 않도록 항상 주의해야만 한다.

(5) 피부의 다양한 생리기능

피부란 몸의 표면에 있으면서 몸의 안과 밖을 나누는 층이다. 피부에는 외부자극을 받아들이는 감각기관으로서의 기능, 신체를 감싸 보호하는 역할, 혈관확장이나 발한에 의하여 체내의 열에너지를 조절하는 역할 등 여러 생리기능이 알려져 있다.

그렇다면 피부의 발진은 왜 일어나는 것일까. 발진은 단순히 피부만의 문제인 것일까. 발진의 병태나 원인은 다양하다. 이것은 어떤 이상반응이라 생각되지만, 예컨대 홍역의 발진과 같이 많이 나타나는 편이 예후가 좋다고 예로부터 언급되는 것도 있다. 이것은 홍역으로 생긴 잉여의 기氣가 체내를 침범하지 않도록 신체의 외부로 이행하기 위한 것은 아닐까 싶다.

또 아토피 피부염 중에는 연고로 억제하면 오히려 강박신경증 등의 정신증상이 유발되는 경우가 있다. 이 환자는 약물도포를 그만두게 하여 발진을 재발시켰더니 정신증상이 회복되었다. 이 경우는 피부염으로서 기가 피부 쪽으로 향하여 정신상태를 잉여의 기로부터 지키는 것이리라. 이와 같이 발진은 회복반응의 일환으로서 혹은 더 중증이 되는 것을 막기 위한 대상성질환으로서 존재할 가능성이 있다. 물론 아무리 대상성질환이라 하더라도 중독성 표피괴사증(TEN*)이나 포도상구균성 열상 피부 증후군(SSSS**) 등 피부가 파괴되는 것과 같은 상태는 방치할 수 없지만, 어쨌든 함부로 멈추지 않는 편이 좋은 발진도 꽤 있다.

'기본증례 제시'(30쪽)에는 이 책에서 소개된 증례의 기본형인 '기본증례 A'와 '기본증례 B'가 있다. 이 대표적인 두 증례를 기본으로 하여 이 책에 게재된 여러 증례의 골자를 잡아주셨으면 좋겠다.

(6) 기의 균형·양·순환***

다음으로 기의 균형·양·순환에 대해 생각해 보고자 한다. 병은 다음의 세 가지에 의해 발생한다.

병성病性	기의 균형 이상
병세病勢	기의 적정한 양의 이상
병향病向	기의 순조로운 순환의 이상

* Toxic Epidermal Necrolysis(TEN) : 심한 급성 피부 점막 반응의 스펙트럼으로 광범위한 피부괴사 및 점막 침범을 특징으로 하며 대부분 약물에 의해 발생하는 것으로 알려져 있다. 대부분은 일과성이지만 원인 약물에 반복 노출되었을 경우 훨씬 심한 경과를 보인다. (희귀난치성질환 정보, 국립보건연구원 희귀난치성질환센터, 편집)

** Staphylococcal Scalded Skin Syndrome(SSSS) : 황색포도알균의 생산 독소인 표피박탈독소(ET)가 혈액 속으로 유입되어 전신의 피부가 화상모양으로 박리된다. 수포성 농가진에서 이행하는 경우도 있다. 중독성 표피괴사증(TEN)과 비슷한 소견을 나타내며 예후는 양호하다. (정담편집부, 《해부·병태생리로 이해하는 SIM 통합내과학2:감염》, 도서출판 정담, 2013)

*** 니노미야 후미노 지음, 조기호 옮김, 《피부질환의 한방치료: 사진과 증례로 배우는》, 군자출판사, 2011.

- 병성 : 열증과 한증을 가리키며, 그 세분류에 육음(풍風, 한寒, 서暑, 습濕, 조燥, 열熱)이 있다.
- 병세 : 실증과 허증을 가리키며, 그 세분류에 사상四傷이 있다. 사상이란 기상氣傷·혈상血傷·담상痰傷·울상鬱傷으로 이것은 후에 기·혈·수에 집약된다.
- 병향 : 승증升證·강증降證·산증散證·수증收證이다. 병향은 피부질환의 진단·치료에서 특히 중요한 지표가 되는 것으로 아래에서 자세히 살펴보겠다.

① 병향에 대하여

㉠ 승증升證

승증은 기역氣逆이다. 올라가지 않아야 할 것이 올라가고, 내려가야 할 것이 내려가지 않기 때문에 일어나는 증상을 말한다. 강약降藥이 사용된다.

- 증상 : 상열하한, 화를 잘 냄, 초조함, 상기上氣, 불면, 체력이 없으나 피로를 모름, 인두이물감, 상부출혈(코피, 객혈, 토혈), 재채기, 눈의 충혈, 기침, 천식, 이명, 변비
- 강약 : 대황, 망초, 마자인, 석고, 치자, 후박, 용골, 모려, 활석, 반하, 행인, 오수유, 산조인
- 방제 : 반하후박탕, 청심연자음, 계지가용골모려탕, 복령음, 오적산, 억간산

㉡ 강증降證

강증은 하함下陷이다. 내려가지 않아야 할 것이 내려가고, 올라가야 할 것이 올라가지 않기 때문에 일어나는 증상을 말한다. 승약升藥이 사용된다.

- 증상 : 상한하열, 저혈압, 항상 나른함, 항상 눕고 싶어 함, 체력이 있는데 원기가 없음, 기면, 가슴이 두근거림, 대하가 많음, 유산이 잘 됨, 하부출혈, 월경량이 많음, 소변량이 많음, 설사

- 승약 : 승마, 갈근, 시호, 지황, 인삼, 부자, 황기
- 방제 : 보중익기탕, 승마갈근탕

ⓒ **산증散證**

산증은 발산發散이다. 나오지 않아야 할 것이 나오고, 나와야 할 것이 너무 많이 나오기 때문에 일어나는 증상을 말한다. 수약收藥이 사용된다.

- 증상 : 마음이 흐트러져 집중할 수 없음, 불면, 몸이 차가워짐, 식욕부진, 다한, 도한, 부정출혈, 가래가 많음, 구토, 월경량이 많음, 대하가 많음, 소변량이 많음, 설사
- 수약 : 백출, 황기, 용골, 모려, 연육, 산수유, 오미자
- 방제 : 시호가용골모려탕, 계지가용골모려탕, 산조인탕, 작약감초탕, 청심연자음, 진무탕, 복령사역탕

ⓓ **수증收證**

수증은 기체氣滯이다. 나와야 할 것이 나오지 않고, 나와도 부족한 상태이기 때문에 일어나는 증상을 말한다. 산약散藥이 사용된다.

- 증상 : 체온상승, 발열, 발진, 가래가 없는 마른기침, 땀이 나지 않음, 생리가 나오지 않음, 두통, 기울, 후각이상, 축농증, 종창, 가피, 소변량 감소, 변비
- 산약 : 마황, 계지, 형개, 방풍, 세신, 생강, 박하, 진피, 창출, 시호, 승마, 갈근, 신이
- 방제 : 사역산, 가미소요산, 마황탕, 갈근탕, 향소산, 사역탕, 백호가인삼탕

② 기氣의 이상에 의한 발병

기의 순환이상에 의한 피부질환은 상당히 많다. 앞서 서술한 바와 같이 기의 순환이상은 승(기역)·강(중기하함·기허)·산(발산)·수(기체·기울)를 중심으로 하여 정리할 수 있다.

임상에서는 '승升'의 상태가 가장 많다. 이것은 발한發汗이 대단히 심한 상태이다. 많은 환자들이 하반신에 냉기가 있는데도 불구하고 점도 높은 땀에 의해 몸이 끈적끈적해지므로 양말을 신고 있을 수 없다고 호소한다.

하반신의 냉기는 발한에 의한 것으로 물을 뿌리면 그 주변의 기온이 내려가는 것과 같은 이미지로, "냉상기冷上氣*" 혹은 "화끈거리는" 것과 같은 상태, 즉 기역氣逆, 상열하한上熱下寒이다. 이 상태에 빠지면 피부염이 악화될 뿐만 아니라 머리에 피가 몰리게 되어 이성을 잃게 되기 쉽다. 최근에는 아이들에서도 흔히 보이며 학교에서 문제를 일으키는 경우가 있다. 선천적으로 '승升'의 삽체가 되기 쉬운 체질과 생활환경 등에 의해 조장되는 경우가 있다.

이 상태에서 발한 검사를 시행하면 수치의 변화가 여실히 드러난다. 하반신을 따뜻하게 하는 처치를 실시하면 20℃ 대였던 하반신의 온도가 5～6℃나 상승하고 37℃를 넘어가던 상반신의 체온이 정상치인 36℃ 대로 내려간다. 균형이 잡혀가는 것이다. 이후 균형 잡힌 좋은 상태를 유지하기 위해서 나타나는 피부의 증상을 고려하면서 반하후박탕이나 청심연자음을 비롯한 여러 처방을 궁리해 나간다.

'강降'은 '승升'과 정반대인 상한하열上寒下熱로 기허氣虛의 상태이다. 상반신에는 음기가 있고 하반신에는 양기가 있지만 뜨겁지는 않으며 단지 기가 중력을 따라 내려가버린 듯한 이미지이다. '강降'의 환자는 진찰 시에 이야기를 하다가도 침상에 주저앉는 경우가 있는데 기력이 부족하고 말수가 적으며 안색이 푸르다. 특히 노인에 많다. 기를 위로 상승시키기 위해서 보중익기탕, 승마갈근탕을 주약으로 한 치료를 시행해 나갈 필요가 있다.

---

* 상열하한에 가장 근접한 의미이나, 저자가 이와 같은 의미로 상열하한을 언급하였으므로 일본 한자 표기대로 번역하였다. 이 책에서 기술한 '히에노보세(冷えのぼせ)'는 일본에서 사용되는 표현으로, '히에(冷え)'란 차가워진다는 것이며 '노보세(のぼせ)'는 앞선 각주처럼 머리로 피가 올라간다는 뜻이다. 따라서 손이나 다리 등 말단은 차가워지고 있는데 상반신이나 얼굴은 뜨거워지는 한의학에서 말하는 상열하한의 증상으로 볼 수 있다. 이하에서는 상열하한으로 번역을 통일한다.

냉기가 강하다면 여기에 진무탕을 더하고, 또 비위에 작용하는 처방을 고려하는 것도 중요하다.

'산散'은 안쪽은 차가워지고 바깥쪽에 열이 있는 외열내한外熱內寒(표열리한表熱裏寒)의 상태로 '수收'와는 정반대가 된다. 전신에 파급된 피부염이 상당히 악화되어 습윤하고 새빨갛게 짓무른 것도 많이 보이지만, 피부표면에서 받는 인상과는 반대로 환자는 추워서 덜덜 떨고 있는 경우가 많다.

피부과 진료에서는 중증의 염증을 억제할 목적으로 항히스타민제, 스테로이드제 같은 차갑게 하는 약이 많이 사용되지만, 이것으로 표면을 차갑게 하면 내부는 한층 더 차갑게 되어 악화를 더욱 초래하는 케이스도 적지 않다. 그렇게 되면 식욕부진을 초래하고 설사를 일으키거나 감기에 걸리기 쉽다. 시호가용골모려탕, 계지가용골모려탕 등이 자주 사용되지만 강한 냉기를 목표로 진무탕이나 복령사역탕이, 신양허와 냉증에는 팔미지황환이 사용된다.

1주 정도에 새빨갛게 짓무른 피부표면의 상태는 외관상 큰 변화가 없다. 하지만 내부를 따뜻하게 하여 비위의 기가 돌게 하고 폐기가 견실하게 피부표면에 널리 퍼지면 위기衛氣가 피부를 윤택하게 하고 염증을 진정시켜 분명한 개선을 볼 수 있다.

'수收'는 바깥쪽은 차가워지고 안쪽에 열이 가득하여 화끈거리는 외한내열外寒內熱(표한리열表寒裏熱), 열궐熱厥이라고도 하는 상태이다. 기의 순환이 나빠서(기체·기울) 간울肝鬱이 되고 양기가 아래로 내려가지 않고 내부에 머무르므로 뜨겁게 된다. 열궐로 인하여 냉기를 보이며, 발열이나 발진, 종창, 두통 등을 일으킨다. 냉기가 있음에도 불구하고 체온을 측정하면 높다. 사역산을 주방主方으로 하여 내부의 열을 내리지만 때로 백호가인삼탕을 사용하는 경우도 있다. 신양허와 냉증에는 육미환이 유효하다.

76쪽 이후에 게재된 '입체적으로 본 ○○의 방증상대方證相對'에 대해서는 위에서 서술한 내용을 참고하기 바란다.

2. 기본증례 제시

(1) 기본증례 A

72세 남성, 농업(차 재배), 160cm, 52kg

【주소】 범발성피부염, 양진痒疹, 두드러기, 고혈압

【초진】 X년 2월

X+3년 11월까지 연 6회 통원치료. 이듬해 4월 22일에 내원.

상황에 따라 처방을 내복하고 있었으나 열이 나기를 반복하였다.

【과거력】 20세, 농약으로 급성간염 발생

62세, 오른쪽 손목관절을 제다기製茶器에 끼어 열상 봉합

64세, 뇌경색, 충수염

70세, 죽순을 캐다가 넘어져서 왼쪽 어깨에서 위팔까지 베임. 좌안각부(내출혈)

【현병력】 2005년경부터 전신에 소양감 강도(+), 홍반(++)

타 병원의 내복약 : Prednisolone정 1mg 2T, Prednisolone정 5mg 1T, Bloster-M정 20mg 2T, Atarax Pcp 25mg 2T, Rulid정 150mg 2T, Bufferin 1T 복용

감기에 잘 걸리며, 위장허약. 이하의 약을 내복함.

㉠ Pelex, Mucosolvan, Cravit, Tavegyl, Codeine

ⓛ Methicone, Cocarl, Loxonin, Gasmotin, Flomox

【외용】 스테로이드 치료로 좋아지지 않아서 본원 수진

농사일 중(차밭)에 농약을 사용

【현증】 전신에 홍반과 양진, 습윤, 부종

Dg(+), 수면과 기상 양호, 수분 1.5L, 소변 5~6회·야간(−), 변비(−), 냉증(+), IBS,

담배를 2갑 피웠으나 4년 전에 금연함.

여름에는 그 외에 양상추를 재배하여 소독제·비료 등을 사용하기 때문에 알레르기를 의심하여 검사 시행, 음성(−). Bp 132/70mmHg

【검사】

	X년 2월 9일	X+1년 6월 17일	X+3년 4월 2일
총단백(g/dL)	6.6	7.1	6.8
알부민(g/dL)	3.9	4.2	4.2
요소질소(mg/dL)	23	22	19
크레아티닌(mg/dL)	0.64	0.59	0.67
총콜레스테롤(mg/dL)	217	196	205
LDL콜레스테롤(mg/dL)	111	111	110
HDL콜레스테롤(mg/dL)	90	73	79
중성지방(mg/dL)	85	66	77
AST(IU/L)	39	26	29
ALT(IU/L)	26	17	18
ALP(IU/L)	237	346	285
LD(IU/L)	382	291	337
γ-GT(IU/L)	38	34	28
아밀라아제(IU/L)	50	-	47
Fe(μg/dL)	51	107	152
혈당(mg/dL)	100	108	110
HbA1c(%)	5.8	5.2	5.3
WBC(μL)	6900	4600	4500
RBC(만/μL)	431	440	434

	X년 2월 9일	X+1년 6월 17일	X+3년 4월 2일
혈색소량(g/dL)	11.9	13.5	13.8
헤마토크리트(%)	39.9	41.3	42.2
MCV(fL)	93	94	97
MCH(pg)	27.6	30.7	31.8
MCHC(%)	29.8	32.7	32.7
혈소판수(만/μL)	26.2	22.7	21.5
호염기구(%)	0.6	0.9	0.9
호산구(%)	5.0	3.3	4.5
호중구(%)	68.5	75.3	71.8
림프구(%)	19.0	15.9	17.0
단구(%)	6.9	4.6	5.8

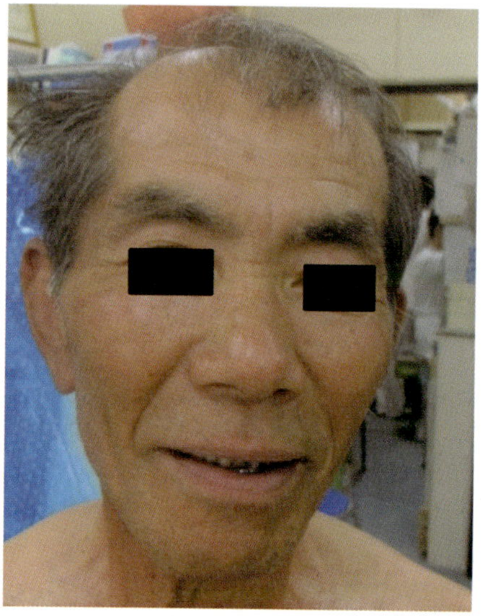

치료 전

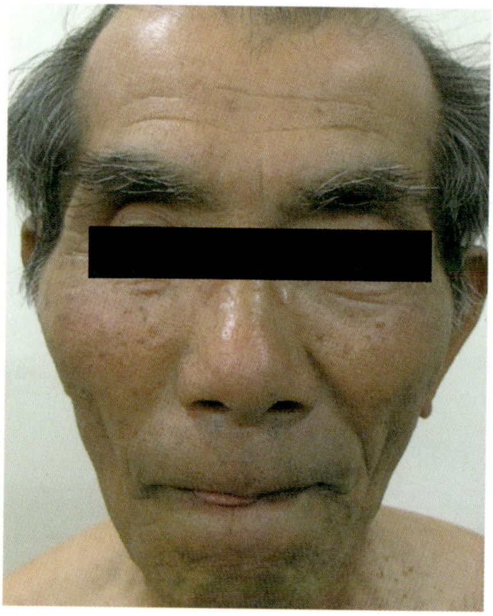

치료 후

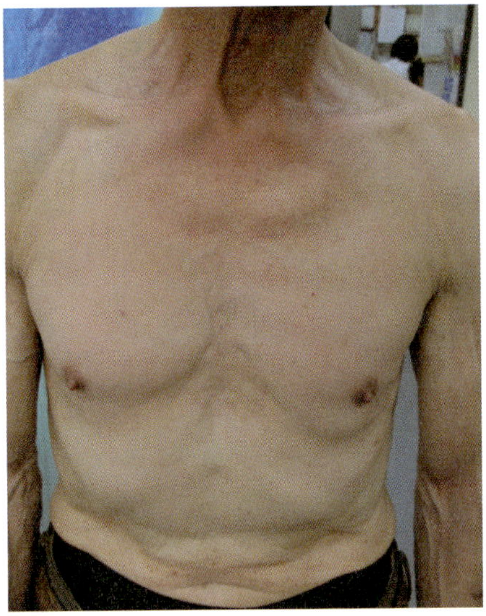

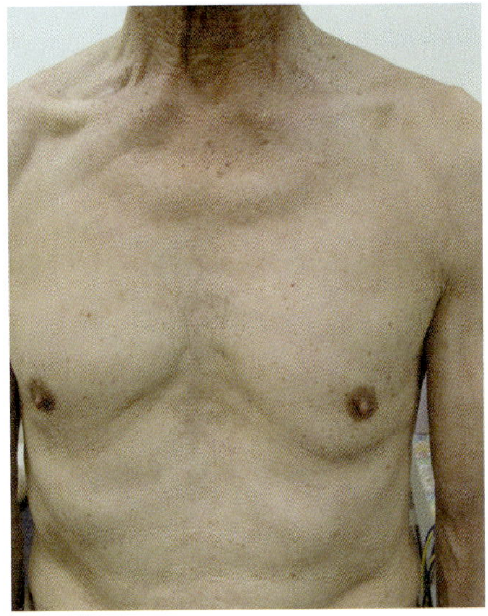

치료 전 → 치료 후

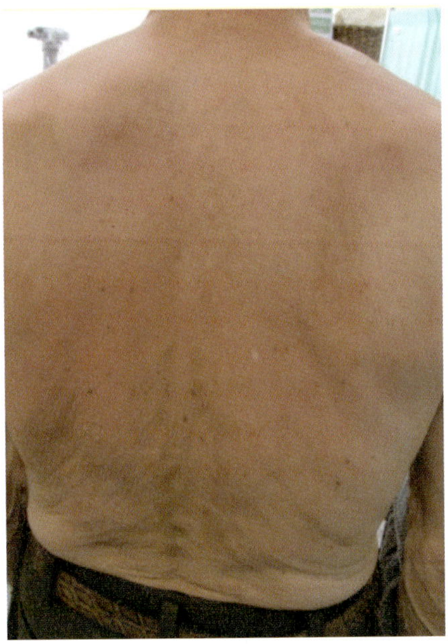

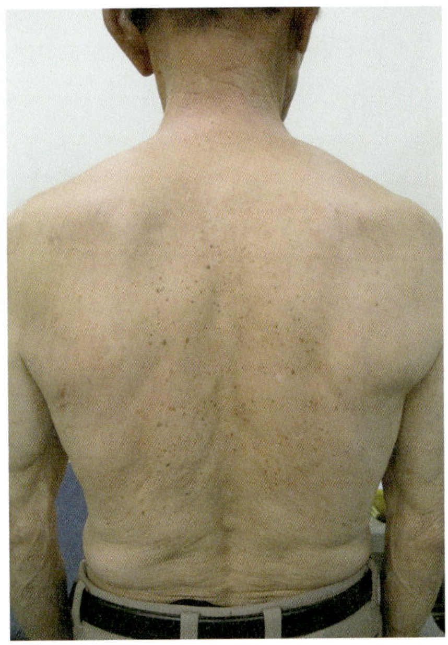

【설증】 홍, 백태, 정맥靜脈(+)

【복증】 우흉협고만胸脇苦滿, 우복직근긴장, 제상계臍上悸, 좌제방압통臍傍壓痛, 소복불인小腹不仁

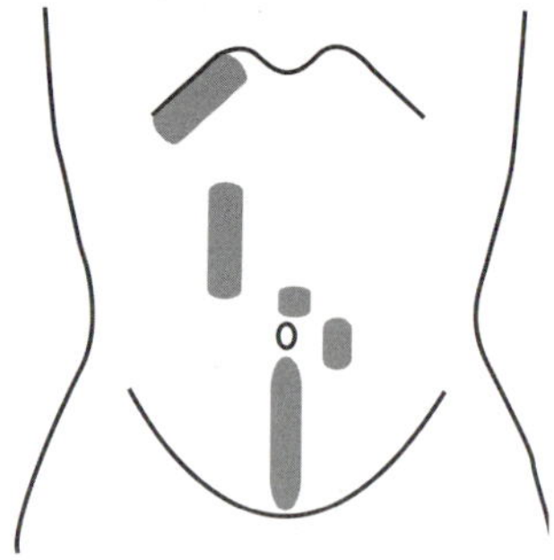

복증

【치료·경과】

호전과 재발을 반복함. 전신을 자세히 살펴보니 오른손목관절·내측복부·주관절·어깨 등에 외상성 반흔이 많이 보인다.

- **시령탕** 6.0g+**소풍산** 5.0g 4주분

  팔꿈치, 오른손목, 어깨, 옆구리의 반흔(Narbe)에 국소투여(Kenacort 5배액)를 하였다.

- **팔미지황환** 5.0g+**계지복령환** 5.0g 4주분

  지난 번 국소투여 후 전신의 발진, 소양감이 급격히 소실되었다. 색소침착이 되었다.

- **팔미지황환** 5.0g+**계지복령환** 5.0g 8주분

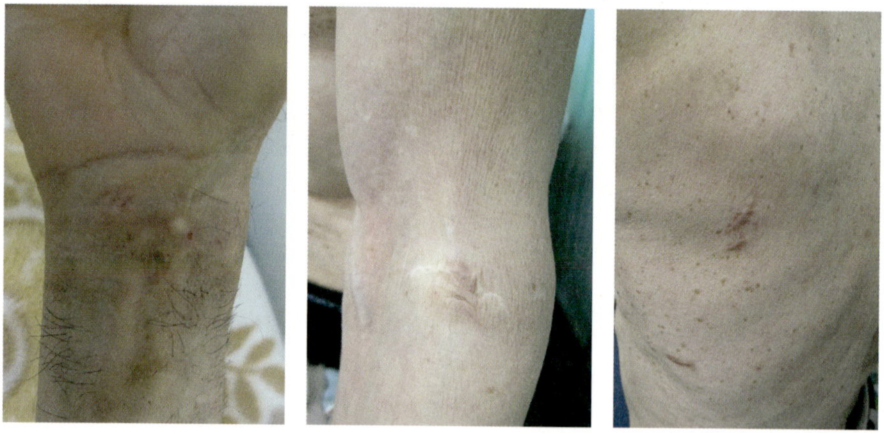

오른손목(좌)·팔꿈치(중)·옆구리(우)의 외상성 반흔

【고안】

현증은 8년 전 뇌경색 후에 발생한 피부염, 간염, 그 외 질환에 의하여 나타난 것으로 삼초의 기혈수 순환이 나빠서 발생한 것은 아닐까.

㉠ **간염의 영향 :** 흉협고만, 좌복직근긴장

㉡ **뇌경색의 영향 :** 전신피부염, 상열하한의 상태가 됨

- 상초 : 고혈압, 안면홍반, 습윤성홍반(DG+), 감기에 잘 걸림
- 중초 : 흉협고만, 복직근긴장, 제상계, 위장허약, IBS
- 하초 : 좌제방압통, 설하정맥(+), 어혈이 보이고 발끝이 차게 됨

㉢ **처방으로서 초기 :** 시령탕 6.0g+소풍산 5.0g

중초의 화해和解에 의하여 기氣·수水의 순환을 좋게 하고 소풍산으로 표表의 가려움을 잡는다.

상초의 홍조와 하초의 어혈에는 계지복령환 5.0g을 장복하고 연령에 의한 노화현상도 고려하여 팔미지황환 5.0g을 사용한다.

팔미지황환은 신경, 간경에 작용하는 처방으로 이러한 예에 주효하다.

㉣ **외상성 반흔의 국소투여**

- 손목내측의 켈로이드는 심포경에 있으며, 이 경은 흉중에서 신경腎經의 교제를 받고 단중에서 일어나 옆구리~손바닥(노궁)에 이른다.
- 옆구리·어깨의 켈로이드는 담경에 있으며 이 부분에 국소투여한다.

이러한 켈로이드가 있는 경經이 각기 정체된 사기를 밖으로 배출하여 전신상태가 좋아졌다고 생각한다. 대부분의 호소증이 해소되었다.

(2) 기본증례 B

33세 남성, 화과자 가게에서 배달·판매, 167cm, 58kg

【주소】 아토피 피부염(AD), 수족다한증, 위장허약, 우울증, 왼쪽 조갑부의 연골성 외골종 적출 후 켈로이드를 보임

【초진】 X년 2월

【설증】 홍, 습, 무태無苔, 정맥(+)

【복증】 양복직근긴장, 양흉협고만, 제상계, 위부진수음胃部振水音

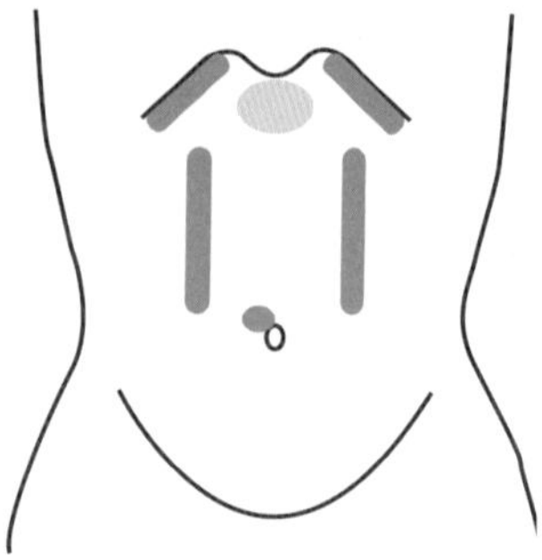

복증

【과거력】 7년 전부터 컨디션 악화(우울상태), 모 종합병원에서 1년간 Paxil, Ixel* 복용

중학교 1학년, 계단에서 넘어져 엄지발톱이 손상되었고 그 후 발톱이 변형되어 절개하였다. 발톱 주위의 경화 부위를 절개하고 조갑 아래 연골성 외골종을 외과에서 적출하였다. 그 부분에 켈로이드를 보인다.

본원에서 진료받은 사람의 절반 가량은 왜인지 기울氣鬱이나 다른 마음의 병을 가지고 있다.

【현병력】 유년기부터 AD를 앓고, 26세경부터 자율신경실조증의 증상을 보임(심신이 모두 불쾌, 피로감 있음)

안면·목·상반신에 소양감이 있고, 겨드랑이·머리에 발한이 있음

다른 피부과에서 한의학 치료를 받았지만 좋아지지 않아 본원에서 수진

Bp 132/80mmHg

【현증】 전신홍반(+), 건조한 피부염으로 상반신에 소양감이 심함. 수족다한증·냉증. 딸꾹질이 1년 반 계속되고 있음

잠은 잘 들지만 일어나기 힘들어 함. 수분 2L, 구갈(−), 소변 3~4회, 변비(−), 흡연(+), 음주(+), 목·어깨결림 경도(+)

정신적으로 피곤해 하며 의기소침, 우울상태를 보임

* (상품명) 정신신경용제. 성분명은 milnacipran HCL. Paxil과 Ixel은 모두 우울증에 처방하는 약이다.

【치료·경과】

- **대승기탕** 2.5g, Ebastel* 1T

  왼쪽 엄지발톱 주위의 반흔에 Kenacort를 국소투여하였다.

- **시호계지탕** 5.0g

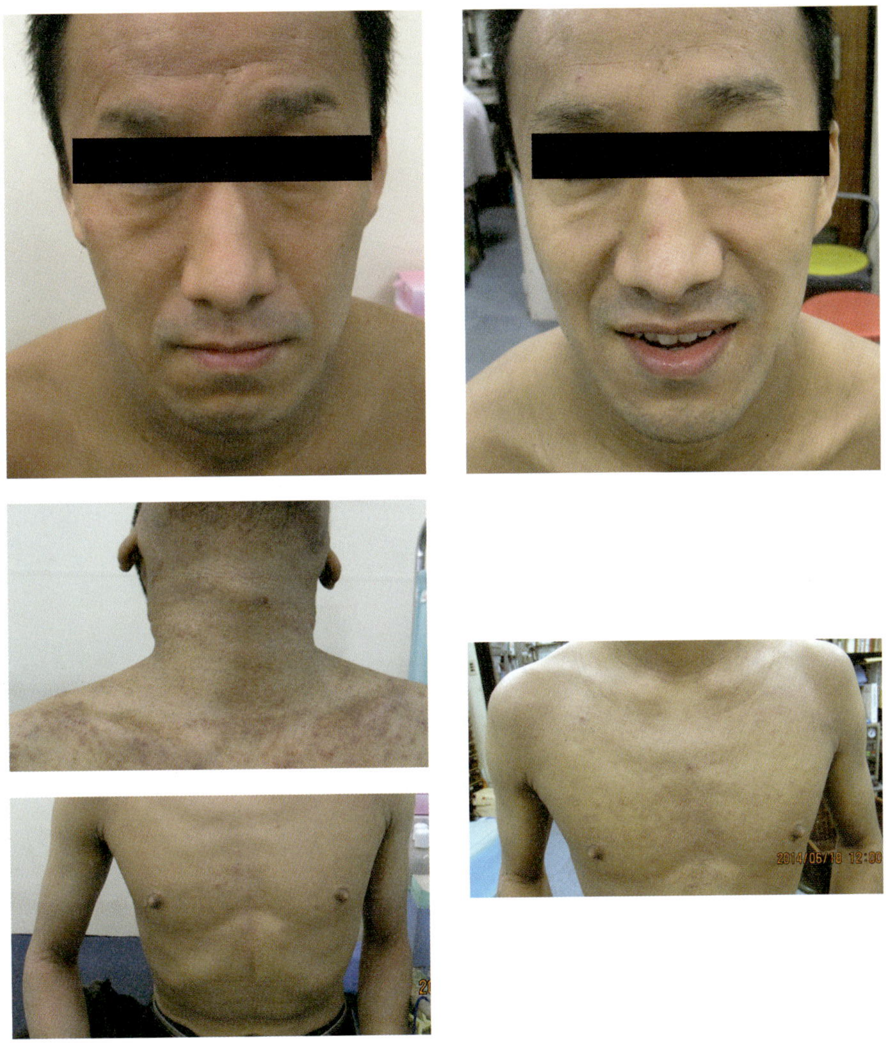

치료 전 → 치료 후

* (상품명) 항히스타민제. 성분명은 ebastine, pseudoephedrine HCl. 이 책에서는 일부 증례의 경우 한약과 양약을 병용하여 투여하고 있다. 양약을 어떤 이유에서 사용하였는지에 대한 언급이 따로 없으므로 내용의 이해를 돕기 위하여 치료·경과에서 저자가 사용한 양약은 각주를 통하여 그 분류와 성분명을 달아놓았다.

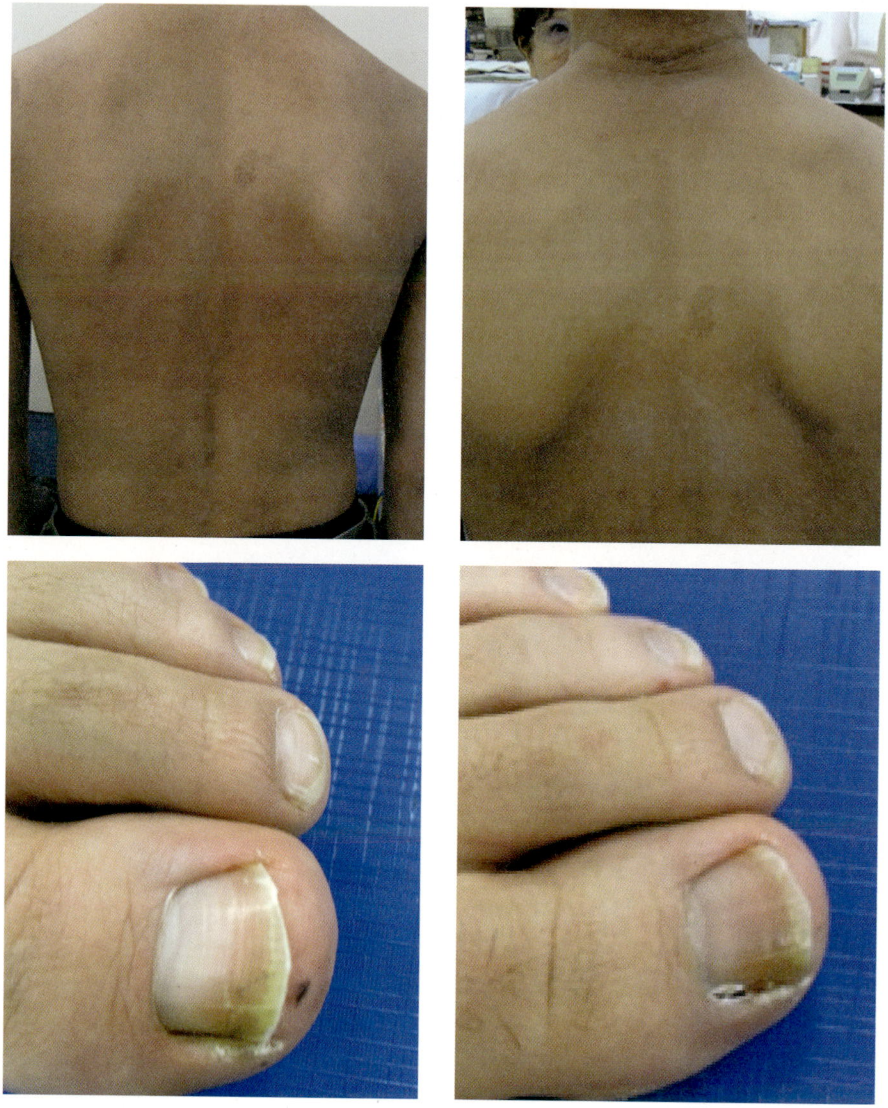

치료 전 → **치료 후**

- **대승기탕** 2.5g(저녁)
- **시호계지탕** 5.0g(아침·점심), **억간산가진피반하** 2.5g **천마** 2.0g(저녁)

  Kenacort의 국소투여를 재차 시행하였다

소양감이 잡혀 피부가 좋아졌으며 기울도 해소되었다.

기혈수의 흐름이 좋아졌으며 피부염은 거의 치유되었고 소양감도 소실되었다. 기울은 이후에도 보이지 않는다.

아침에 일어난 후 일하기가 편해졌다고 하며, 건강해졌다.

【고안】

이 증례는 유아기부터 AD가 있어서 일단 호전되었다가 취직 후 서서히 재발·악화되었다. 상반신에 소양감이 심하며 하반신이 차갑다. 상초에 양기가 울체된 상태이다. 딸꾹질이 1년 반 지속되는 것은 분돈*이라고 생각한다. 진찰 시 아래를 향하여 작은 소리로 이야기하는데, 이것은 기울환자 특유의 증상이다. 전신권태감이 심하여 오전 중에 몸이 괴롭다.

㉠ 삼초의 기혈수의 순환이 나쁨

- 상초 : 초조감, 불면, 상열하한, 딸꾹질, 제상계
- 중초 : 흉협고만, 위부에 수체水滯, 복직근긴장
- 하초 : 냉기, 소변상태가 나쁨

㉡ 처방

시호계지탕으로 중초에서 상초로 양기를 순환시켜 사기를 제거한다.

대승기탕 2.5g으로 하초에 순행하는 기를 대변과 함께 배출한다.

나아가 억간산진피반하+천마로 중초의 비위를 지키는 동시에 상부의 기체를 잡는다. 딸꾹질도 멈추었다.

㉢ 왼쪽 엄지발톱 아래 종양적출 후의 켈로이드에 대하여 2회 Kenacort 5배액을 국소투여

이 부위는 간경의 대돈大敦으로 심통전간心痛癲癎에 사용되는 경혈이다. 그 위의 행간行間은 역상·상기를 치료한다. 간경은 여기에서 일어나 삼음교三陰交를 거쳐 기문期門까지 주행하며 더 상승하여 목구멍, 눈을 지나 백

* 분돈奔豚 : 아랫배에서 가슴 또는 인후까지 기가 치밀어 오르는 것이 마치 돼지가 달리는 것과 같아서 분돈이라 하며, 흉복통이 있고 한열이 오가며 배꼽 밑에 동계가 있고 오래되면 기천, 해역, 골위, 소기 등이 나타나는 병증이다. (한국전통지식포탈, 편집)

회白會에서 독맥督脈과 만난다. 이 경의 기체氣滯가 잡혀서 전신의 피부염이 호전되고 우울증상이 좋아졌다고 생각한다.

이 케이스는 스트레스가 많으며 우울증상을 포함하고 있었다. 발산하는 것이 중요한데도 불구하고 이전에 투여받고 있던 항우울제는 억제하는 방향으로만 작용하여 우울증이 개선되지 않았다. 양약은 발산시킨다고 하는 발상 자체를 가지지 않으며 모두 억제하는 것에만 필사적이다. 여기에서 불필요한 것이나 여분의 것은 배출한다는 발상을 지닌 한의학의 차례가 된다. 물론 부족한 것은 보충한다. 그러고 나서 중용으로 이끌고 간다. 그것이 바로 한의학 치료이다.

(3) 기본증례 A·B의 요약 : 경락과 인체

제시한 기본증례 A·B를 총괄하여 보면, 피부는 외부의 자극을 도맡아 내부를 지키려고 하는 조직이라 말할 수 있다. 인간의 본질에 관한 비극(질환)이 일어난 장소에는 외상에 의해 표表의 피부에 변화가 보이는 경우가 있거나 피부의 내부(리裏)에 있는 오장의 질환부위나 공간에 격렬한 흔적이 보인다고 생각한다.

피부각질층의 외측에 느껴지는 기의 흐름은 경맥과 같은 방향의 것이라고 볼 수 있지 않을까. 그것을 전기장 혹은 자기장이라 생각한다면 다양한 자극에 대응하여 피부는 스스로 정보를 수집하고 전달하며 또 몸을 지키려고 하는 것이다. 즉, 경맥의 흐름을 정상화한다면 신체와 정신을 좋은 상태로 유지할 수 있다.

머리말에서 서술한 것처럼 피부에 있는 정체된 경맥을 치료하면 피부염뿐만 아니라 정신상태까지도 크게 개선시킬 수 있다. 확실히 피부기능의 중요성을 미루어 볼 수 있는 것이다. 피부를 주행하는 경맥經脈의 작용과 경혈에서 장기로 들어오는 락맥絡脈이 완수하는 역할은 사람의 생리기능에 크게 관여한다. 노화에 의한 피부의 기능저하는 경맥의 운행을 둔화시켜서 난치성 피부질환을 발생시키고, 피부장애는 다시 경맥부전이라는 악순환을 낳게 되어 장병臟病을 만들어간다. 이러한 것을 가슴 아프게 생각하여 앞으로의 과제를 여러분께 드린다.

제2장부터는 각론으로 시간계와 공간계, 즉 육경변증과 오장 및 경락을 근거로 한 다수의 증례를 제시한다. 지금까지 서술한 질병을 파악하는 방법을 참고해 주시기 바란다.

제2장

태양병위 폐·방광경의 피부염

표리	표		리									
삼초	상초					중초					하초	
사요	위분		기분							영분		혈분
경락	방광경	폐경	심경	심포경	담경	위경	소장경	삼초경	대장경	비경	신경	간경
육경 열	태양병		소양병			양명병					소음병	궐음병
육경 한	태양병		태음병								소음병	궐음병

1. 폐·대장경 피부염의 증례 일람

번호	성별	연령	주요 증상	기타 증상	한약 처방
1	여	37	AD·UV 피부염·다한증	월경불순·저혈압·변비	계지가용골모려탕·도핵승기탕·사프란
2	여	20	AD·두드러기·다한증	천식·불안신경증	신이청폐탕·인진오령산·소풍산
3	남	40	AD·UV·다한증·대상포진·두부혈관종	불안신경증·불면증	신이청폐탕·삼물황금탕·용담사간탕·소풍산
4	여	36	AD·다한증	불안신경증	신이청폐탕·계지가용골모려탕
5	여	40	AD·다한증	동계·화분증·편도선염	신이청폐탕·치자백피탕·맥문동탕·황련해독탕
6	여	26	AD·UV 피부염·다한증	불안신경증·결막염	신이청폐탕·당귀음자
7	여	38	AD·다한증		신이청폐탕·치자백피탕 ※상사와 사이가 나쁨 ※Protopic(AD의 2차 치료제)을 중단함
8	여	38	AD·다한증	위염·췌장염·저혈당·천식	신이청폐탕·계지가용골모려탕
9	여	53	UV 피부염·범발성피부염	월경불순	신이청폐탕·계지가황기탕·황련해독탕 7월의 피로: 청서익기탕
10	남	15	AD·다한증	상기도염	신이청폐탕·십전대보탕·소풍산

번호	성별	연령	주요 증상	기타 증상	한약 처방
11	남	39	AD·다한증	위장취약·누두흉	시호계지건강탕·형개연교탕 ※누두흉(오목가슴)이 좋아짐
12	여	53	두드러기·다한증	동계	인진오령산·오호탕·자감초탕
13	여	56	갱년기피부염 ·UV 피부염	변비·화분증· 편두통·위염	마자인환·마황부자세신탕·삼물황금탕
14	여	30	AD·UV 피부염· 다한증	화분증·변비	신이청폐탕·계지가용골모려탕
15	여	17	AD·UV 피부염· 다한증	비염	마황부자세신탕·삼물황금탕
16	여	37	AD·다한증		상부의 화끈거림: 신이청폐탕·백호가인삼탕 상배부의 화끈거림: 신이청폐탕·마황부자세신탕
17	여	64	범발성피부염· 다한증	갑상선종·인두염	신이청폐탕·황련해독탕·자음강화탕· 오호탕·마황부자세신탕
18	남	21	AD·다한증	화분증	3월부터 십전대보탕 점적주사 시행, 계지가황기탕
19	여	28	AD·다한증		신이청폐탕·마황부자세신탕·소풍산 목과 상지의 증상
20	여	23	AD·다한증	천식·비염	상반신홍반: 신이청폐탕·소풍산 표열리한: 인진오령산·형개연교탕
21	여	51	AD·다한증	방광염	자음강화탕·향소산·저령탕
22	여	40	AD·다한증	화분증·불면증· 불안신경증	신이청폐탕·시호청간탕·삼물황금탕· 십전대보탕·자음강화탕
23	남	13	여드름·다한증	위장허약	신이청폐탕·배농산급탕· 계지복령환가의이인
24	여	33	AD·UV 피부염· 다한증	변비·냉감· 생리불순·저혈압	상열하한·제상계·흉협고만· 어혈: 삼물황금탕·사역산·신이청폐탕
25	남	52	AD·UV 피부염· 다한증	지방간·고요산· 고지혈증·위염	신이청폐탕·마황부자세신탕· 십전대보탕
26	남	35	AD·다한증	화분증	소시호탕가길경석고·신이청폐탕·계지 가용골모려탕·소풍산·마황부자세신탕
27	남	20	다한증		폐·방광경: 신이청폐탕·저령탕 삼물황금탕

번호	성별	연령	주요 증상	기타 증상	한약 처방
28	여	20	저혈압·위장허약·다한증	저혈압·위장허약·동계	소시호탕가길경석고·삼물황금탕·자감초탕
29	여	17	위장허약·다한증	위장허약	신이청폐탕·마황부자세신탕·형개연교탕·온청음
30	남	29	AD·다한증	비염·위염	신이청폐탕·계지가용골모려탕·보중익기탕
31	남	12	AD·다한증	빈혈	계지가용골모려탕·형개연교탕·방기황기탕·신이청폐탕·삼물황금탕
32	여	33	AD·다한증	비염	신이청폐탕·형개연교탕·향소산·소풍산
33	남	31	AD·다한증	불안신경증	소시호탕가길경석고·신이청폐탕·청서익기탕·형개연교탕
34	남	30	AD·다한증	화분증	계지가용골모려탕·황기2.0g·신이청폐탕
35	여	27	AD·다한증	동창·변비·냉증·중이염	신이청폐탕·삼물황금탕
36	남	40	AD·UV 피부염·PPP·다한증	화분증	방풍통성산·대시호탕
37	남	38	AD·다한증	말초신경장애·역류성식도염	소시호탕가길경석고·치자백피탕
38	여	31	AD·다한증	인두신경증	신이청폐탕·계지가용골모려탕·소풍산
39	남	14	AD·홍피증		계지가용골모려탕·소풍산·십전대보탕

피부염을 치료할 때 십이경락·육병위六病位를 감안하여 전신에서 국소까지의 치료를 시행하면 병이 호전된 이후에 상부·상지에 국한된 피부염을 흔히 보게 된다. 즉, 이것은 폐·대장경의 범위이다. 이 경우에는 폐·대장경의 처방이 유효하다고 생각했다. 이 장에서는 그러한 증례를 모아보았다.

또 표증에서 전신으로 악화된 증상은 방광경에 속하는 경우도 많다. 방광경의 경혈을 자극(침·뜸·고주파 등)하고 더불어 처방약을 사용한다면 좀 더 높은 효과가 있을 것이라 생각한다.

2. 폐·대장경 피부염의 증례

증례1 (11번)

39세 남성, 175cm, 52kg

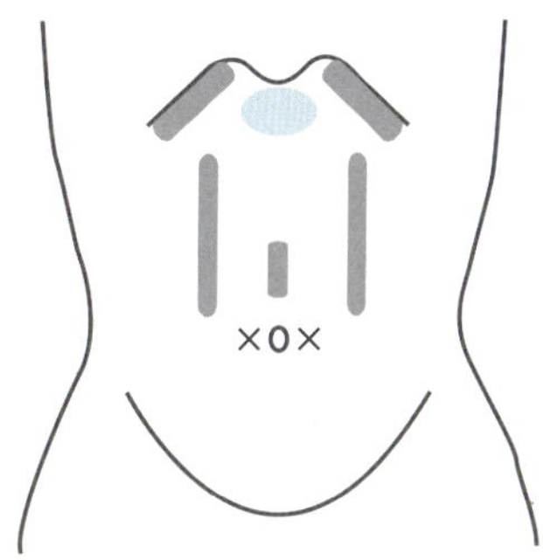

복증

【주소】 아토피 피부염(AD), 양진痒疹, 위장허약

【초진】 X년 4월 12일

【현병력】 1년 전에 조리사인 아내와 결혼, 그 후 피부염이 악화되었다. Allegra 내복, B_6 시판외용제, 스테로이드제 사용

【현증】 전신에 홍피증*을 보인다. 소양감 심함, 습윤(+)

변비(−), 무른 변 2회, 흡연(−), 음주(−), Bp 115/62mmHg

【복증】 제상계, 복직근긴장, 제방압통, 위부진수음

【설증】 자홍, 무태, 정맥(±)

【검사】 총콜레스테롤 97mg/dL↓, LDL−C 44mg/dL↓, HDL−C 37mg/dL↓, AST 27IU/L, ALT 26IU/L, γ−GTP 10IU/L, WBC 5200/μL, 적혈

* 홍피증(erythroderma) : 박탈피부염, 홍색비강진이라고도 한다. 피부의 전체 또는 대부분이 벗겨지면서 홍반이 나타나며 피부 또는 전신질환에 의한 이차증상이나 반응성 과정으로 발생한다. 치료로 흔히 스테로이드제를 투여한다.

구 465만/μL, 호산구 18.4%, 림프구 27.9%, IgE 918mg/dL, 삼목 6(+)*, Ca 9.0(약간 부족), Mg 2.1(약간 부족)

【치료·경과】

- **진무탕** 5.0g, **소풍산** 5.0g 2주분

  홍반 감소, 일부 반진이 되고 있다. 무릎 변이 좋아졌다. 양진(+)
- **인진오령산** 5.0g, **형개연교탕** 5.0g 6주분

  양진 감소, 전체가 거무스름해졌고 대체로 좋아졌다. 야간 소양감.
- **시호계지건강탕** 5.0g+**형개연교탕** 5.0g 4주분

  체력이 붙고 컨디션이 좋아졌으나 소양감이 남아 있다. 더위로 전신권태감이 있다.
- **청서익기탕** 5.0g+**소풍산** 5.0g

  8월이 되어 소양감 좋아짐. 홍반(±)

  체력이 상당히 붙었고, 일이 순조롭다. 히스테리 증상은 사라졌다.

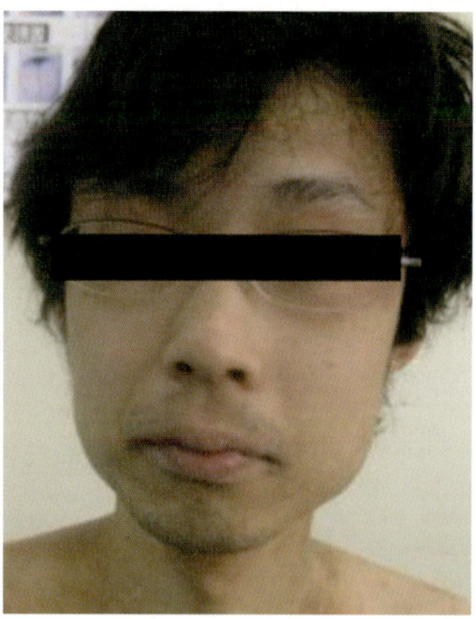

치료 전

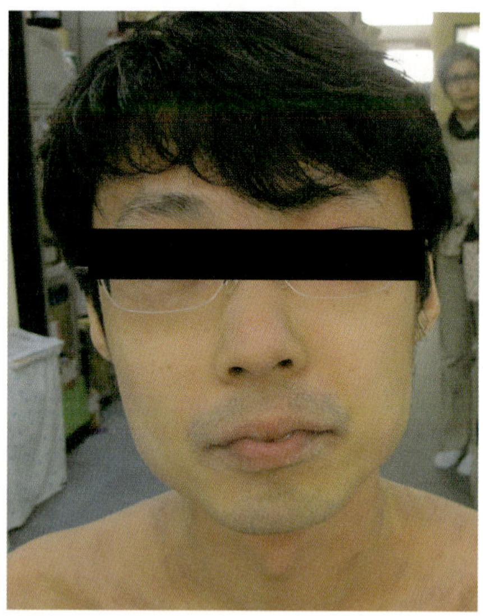

치료 후

* 삼목화분증(スギ花粉症, pollinosis of cedar), 즉 화분증에 대한 검사이다.

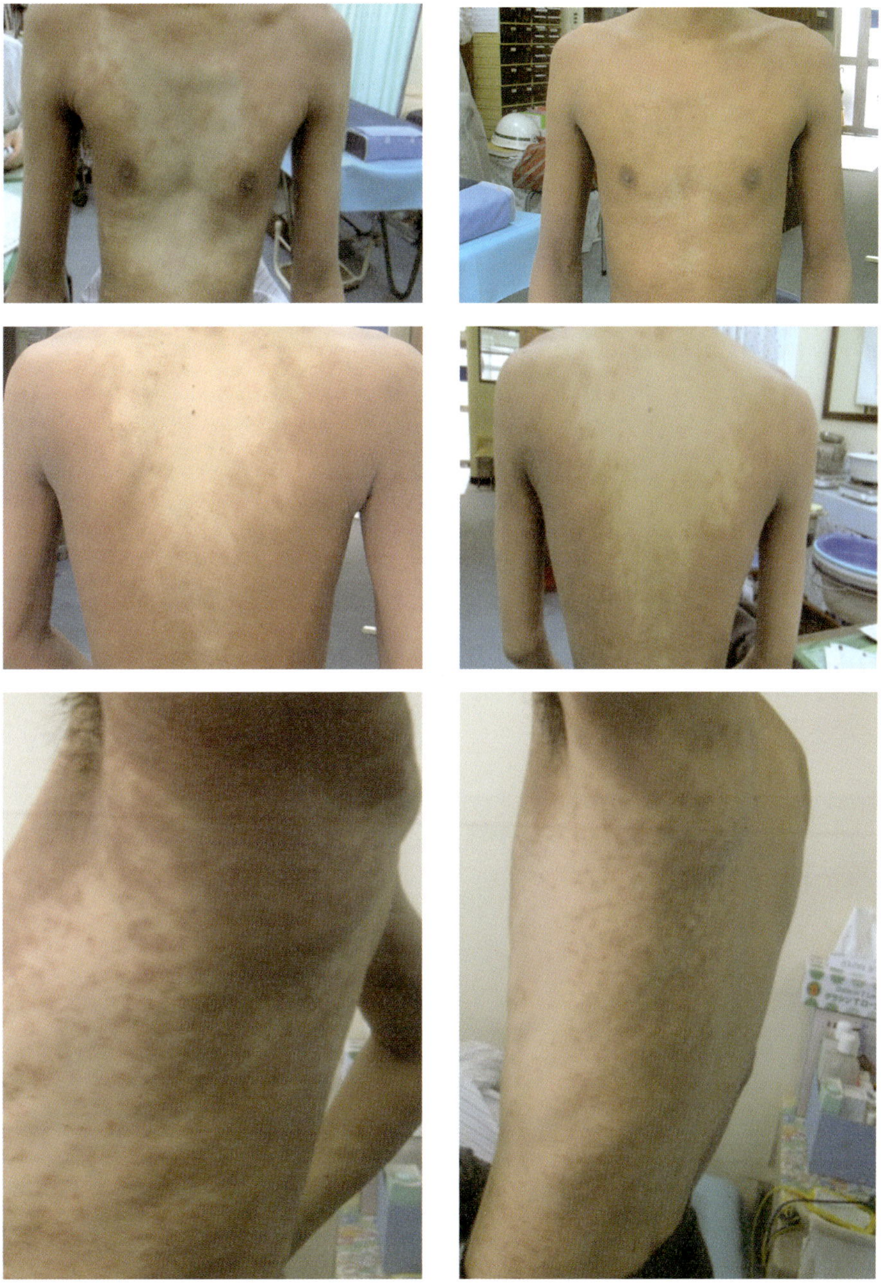

치료 전 → 치료 후

증례2 (35번)

28세 여성, 152cm, 44kg

【주소】 AD, 홍피증

【현병력】 동계, 부정맥

변비증, 냉증, 전신의 소양감(+), 수족다한증, 발의 냉기(++)

변비 좋아짐, 목 주위·안면·상지·가슴에 남음

Bp 118/68mmHg

【치료·경과】

폐·방광경의 피진이라고 보고 아래와 같은 순서로 처방하였다.

- **신이청폐탕** 5.0g, **용담사간탕** 5.0g
- **당귀사역가오수유생강탕** 5.0g+**부자** 1.0g
- **신이청폐탕** 2.5g, **용담사간탕** 2.5g
- **당귀사역가오수유생강탕** 2.5g

  대부분 좋아졌다.

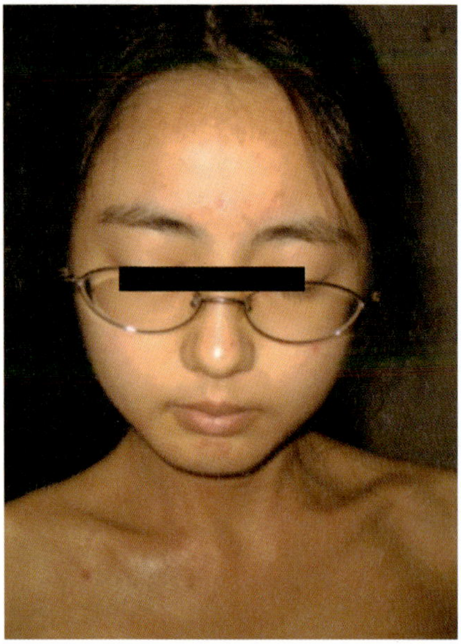

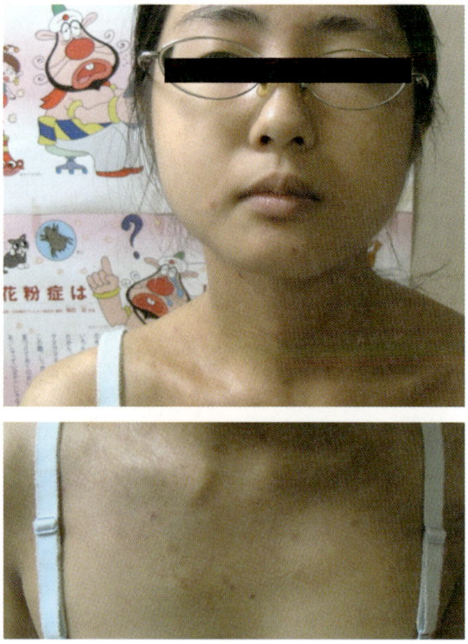

치료 전 → 치료 후

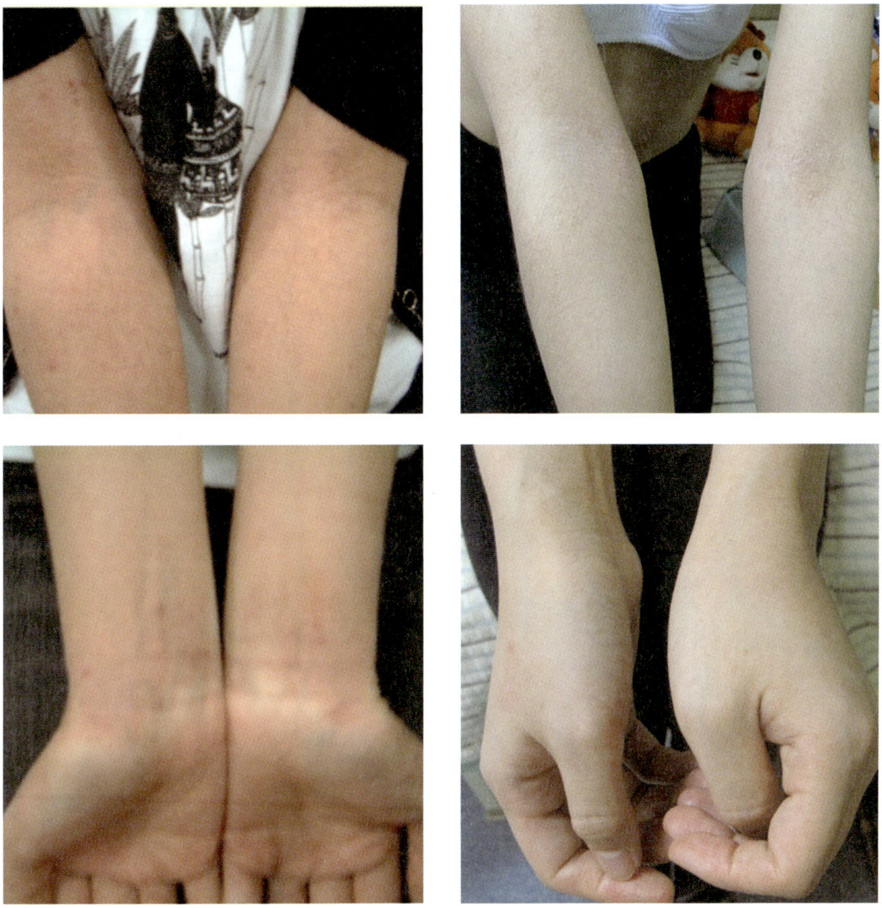

치료 전 → 치료 후

증례3 (9번)

53세 여성, 152cm, 50kg

【주소】 UV 피부염, 수족다한증, 갱년기피부염

【현병력】 19세부터 발진, 손에 더욱 심함, 여름에 특히 악화, 전신 도처에 확대.

Allelock 내복, Kindavate 외용

【검사】 빈혈 경향, 철 부족, 비타민 부족

UV검사 10초까지(−)

발의 냉기(+), 폐경 진행 중, 변비(+), 수면과 기상이 나쁨, 구갈(+), 수분 1L, 소변 7~8회

【치료·경과】

- **마황부자세신탕** 2cap
- **인진오령산** 5.0g+**형개연교탕** 5.0g
- **시호가용골모려탕** 5.0g+**형개연교탕** 5.0g
  전신이 좋아졌다. 폐·방광경에 피부염이 남아 있다.
- **신이청폐탕** 2.5g+**계지가용골모려탕** 5.0g+**황련해독탕** 2cap
  후두부에 발적과 따끔거림 1개월. 땀(+).
- **신이청폐탕** 2.5g+**계지가용골모려탕** 5.0g+**청서익기탕** 5.0g
  여름을 탐(+). 대부분 좋아졌다.

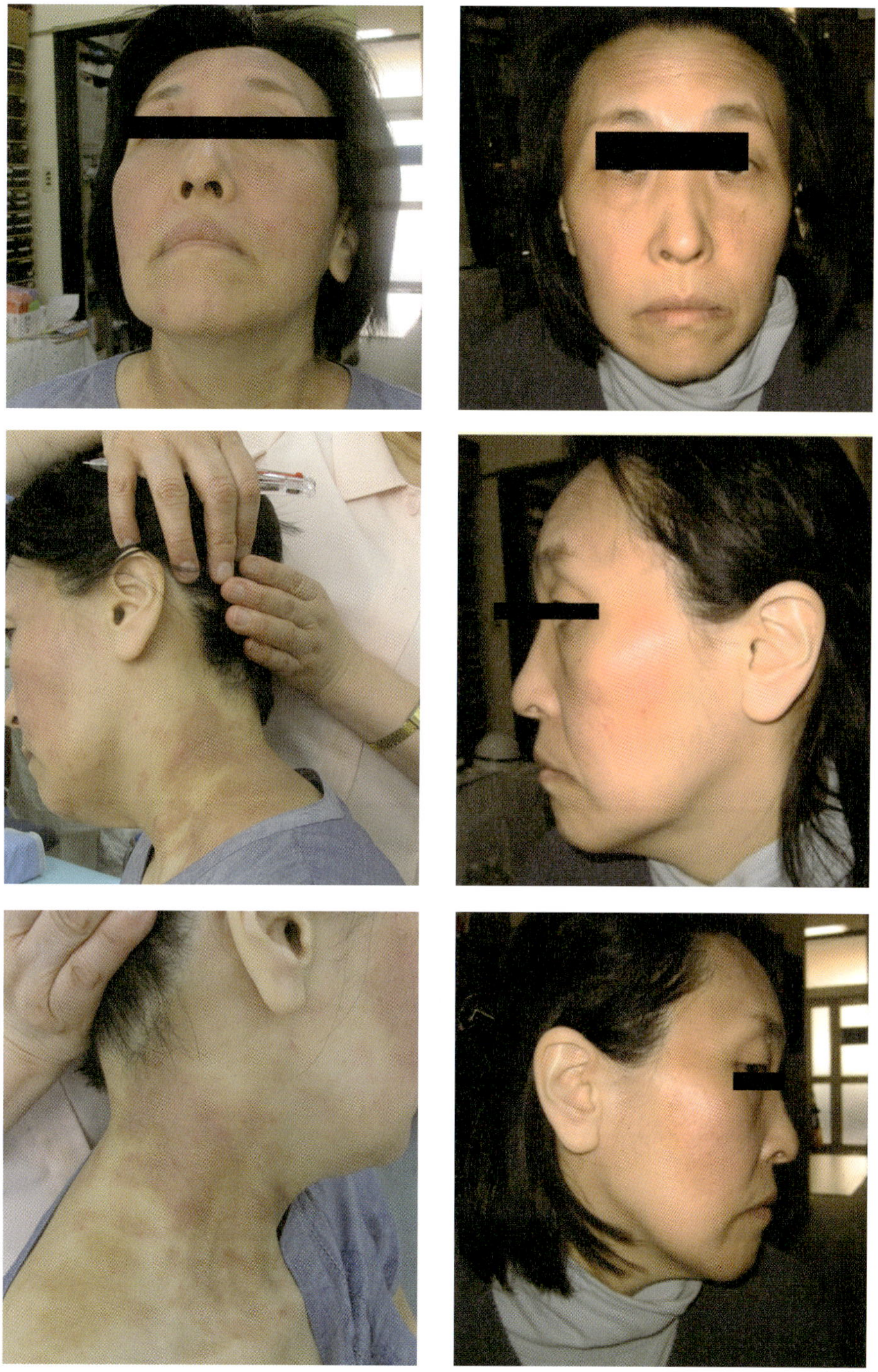

치료 전 → 치료 후

증례4 (39번)

14세 남성, 154cm, 38kg

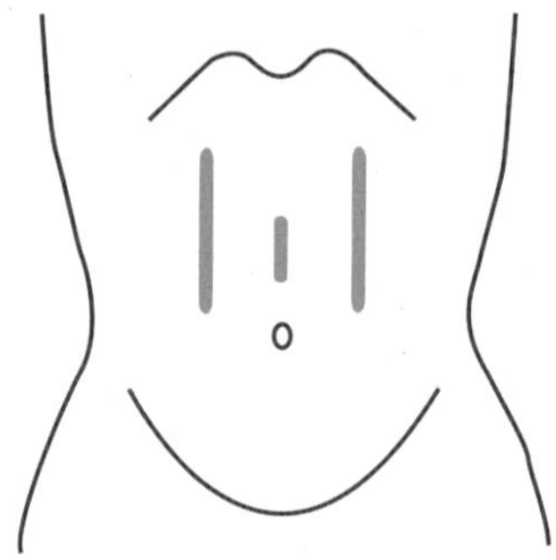

복증

【초진】 X년 7월 24일

【주소】 AD, 홍피증, 카포시*(재발성).

0세부터 발생. 봄부터 악화되어 여름이 되면 현저해진다.

【현증】 전신 홍반, 건조, 도처에 습윤.

한기(+), 기상 시 악화, 구갈(+), 변비경향(딱딱함), 수분 1.5L, 소변 4~5회·야간 1회, 족냉(+)

【복증】 제상계, 양복직근긴장

【치료·경과】

- 초진 : **억간산** 2.5g+**형개연교탕** 5.0g 2주분
- 재진 : **인진오령산** 5.0g+**소풍산** 5.0g 2주분
  복부에 습윤성 홍반이 있다.
- 3진 : **계지가용골모려탕** 5.0g+**소풍산** 5.0g 2주분
  안면에 카포시(+), 가슴·옆구리에 홍반·습윤이 있다.
- 4진 : **십전대보탕** 5.0g 4주분
  한기 감소, 수족의 냉기(++)
  피부는 거의 치료되었다.

* 카포시(Kaposi)라고 하면 일본의학계에서 카포시수두 또는 카포시육종을 지칭한다. 본문에서는 카포시를 이차감염으로 표현하는 곳이 있으며, 악성종양의 일종인 카포시육종(Kaposi's sarcoma)으로 보기는 힘들기 때문에 다음과 같은 내용의 카포시수두양발진(Kaposi's varicelliform eruption)을 의미하는 것이라 생각한다. 카포시 수두양 발진 : 단순헤르페스나 Coxsackie Virus, Vaccinia Virus에 의한 감염증으로 통상 바이러스성 발진은 국한적으로 보이지만 카포시 수두양 발진증의 경우에는 습진 등이 있는 곳에 감염되어 급속하게 확대된다. 원 피부병으로는 습진, 화상, Darier병 등이 언급되나, 임상에서 경험하는 것은 대부분 아토피 피부염의 습진병변에 합병된 단순헤르페스의 예이다. (일본임상피부과의회, http://www.jocd.org/disease/disease_30.html)

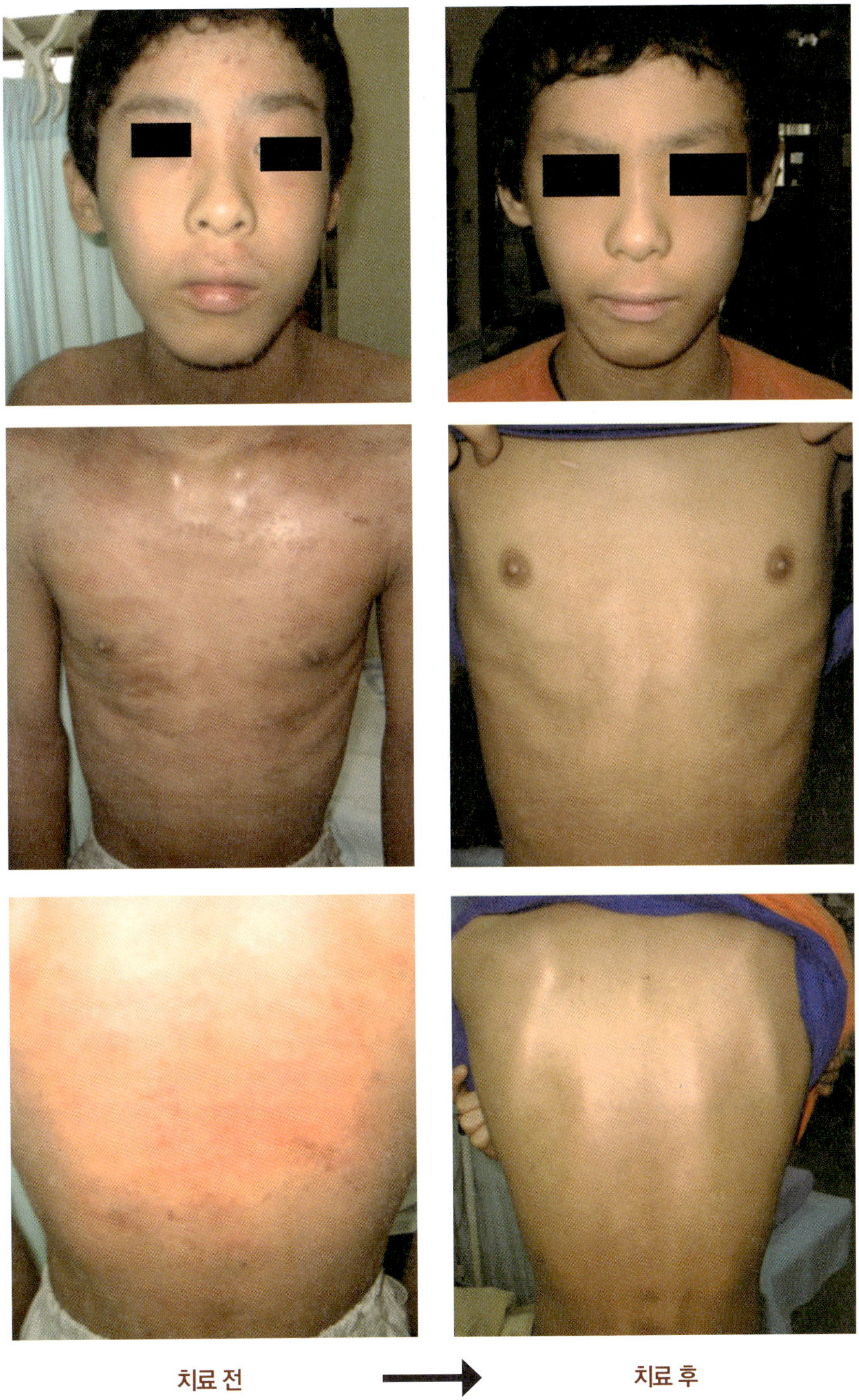

치료 전 → 치료 후

증례5 방광경

74세 여성, 150cm, 41kg

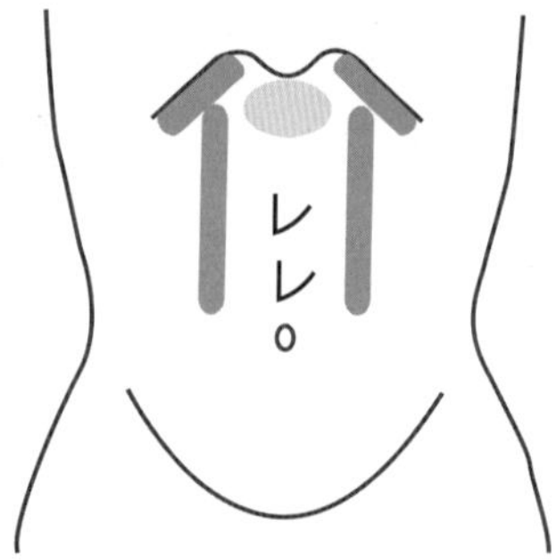

복증

【초진】 X년 10월 3일

【주소】 약진(범발성), 홍피증(전신), 역류성 식도염, 전신권태, 요통

【현증】 수면과 기상 보통, 수분 1.5L, 구갈(−), 소변 6~7회·야간 2회, 변비(+), 2~3일에 1회(딱딱함), Bp 118/60mmHg

경부가 붉어지고, 올해 7월경 전신홍반·홍피증·미란糜爛, 피부가 벗겨져 일부 습윤.

식욕부진, 마른 체형, 우울 경향, 27세에 충절*. 10년간 콜레스테롤이 높아서 내복 치료, 위내시경에서 표층위염, 십이지장 폴립, 체질적으로 위의 운동이 약하고 위산과다 경향.

【과거력】 폐경 53세, 현재 주부이지만 20~48세까지 보모로 유치원에서 근무하였다. 6년 전부터 사지부종, 홍반.

8월 19일~9월 1일까지 대학병원에 입원

이전 처방 : Pravastatin, Simvatatin**, Omeprazole, Celecox를 처방받아 내복하고 있다.

【복증】 양흉협고만, 양복직근긴장, 제상계, 위부진수음

【치료·경과】

- **십전대보탕** 5.0g+**시호계지탕** 5.0g, Ebastel 1T 1주분

---

* 무시키리(虫切り)란 아이의 경기를 진정시키기 위하여 주술을 하는 것 또는 그 부적을 뜻한다.

** (상품명) 동맥경화용제. 성분명은 Simvastatin. 원래 사용된 약은 리포자토(リポザート)로 일본의 상품명이다. 일본에서 시판되고 있는 일본 상품명은 필요한 경우 찾아볼 수 있도록 국내 혹은 국제적으로 통용되는 상품명으로 대체하여 기술하였다. 치료·경과에서 저자가 투약한 양약 이외에는 각주 처리를 하지 않았지만, 역자가 임의로 수정하여 기술한 양약의 경우에는 각주를 통하여 본래 투여된 약재를 기재하였다.

- **십전대보탕** 5.0g+**청서익기탕** 5.0g, 사프란* 5.0g, Ebastel 1T 1주분
- **십전대보탕** 5.0g+**청서익기탕** 5.0g, 사프란 5.0g, Ebastel 1T 4주분

  피진 감소, 홍반에서 색소침착이 된다.

  전신에 기력이 회복되어 매우 편해졌다. Bp 126/70mmHg

  식욕이 생겨 변량이 증가하였고 변비도 좋아졌다.

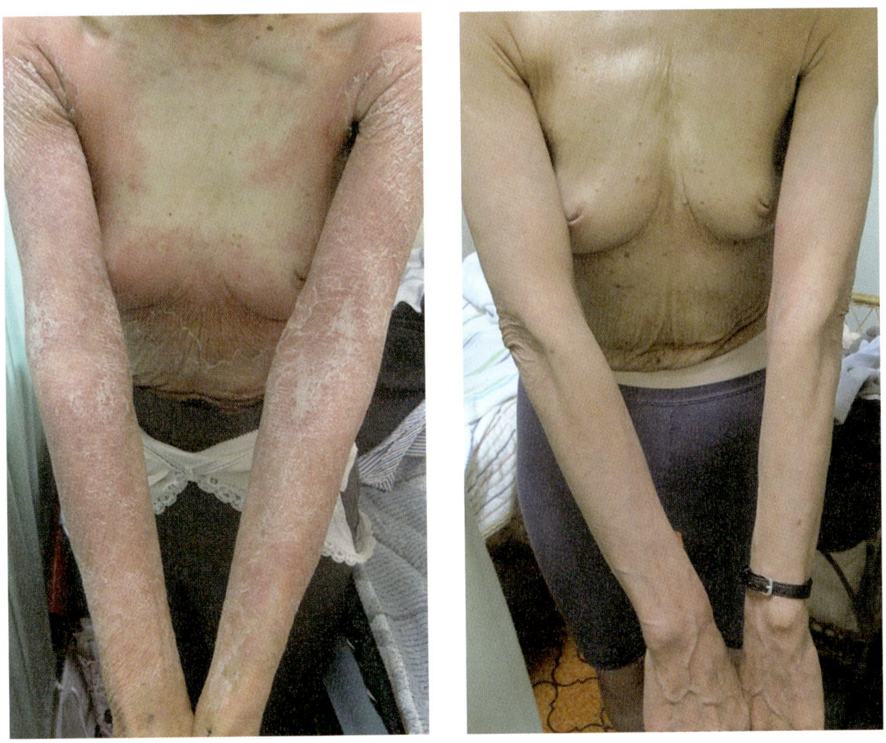

치료 전 → **치료 후**

* 생약명은 장홍화藏紅花이며 암술머리와 암술대를 약재로 사용하고 진정鎭靜, 진경鎭痙, 통경通經, 지혈제로서 특히 월경곤란, 갱년기장애, 유산벽流産癖, 자궁출혈 등과 같은 부인병의 치료에 사용한다. 그 밖에 백일해, 산후어혈, 타박상, 우울증, 토혈, 무월경, 산후어혈에 의한 복통에도 효과가 있다. (성환길·박민희·장광진, 《우리 산야에 자생하는 약용식물(상)》, 푸른행복, 2008)

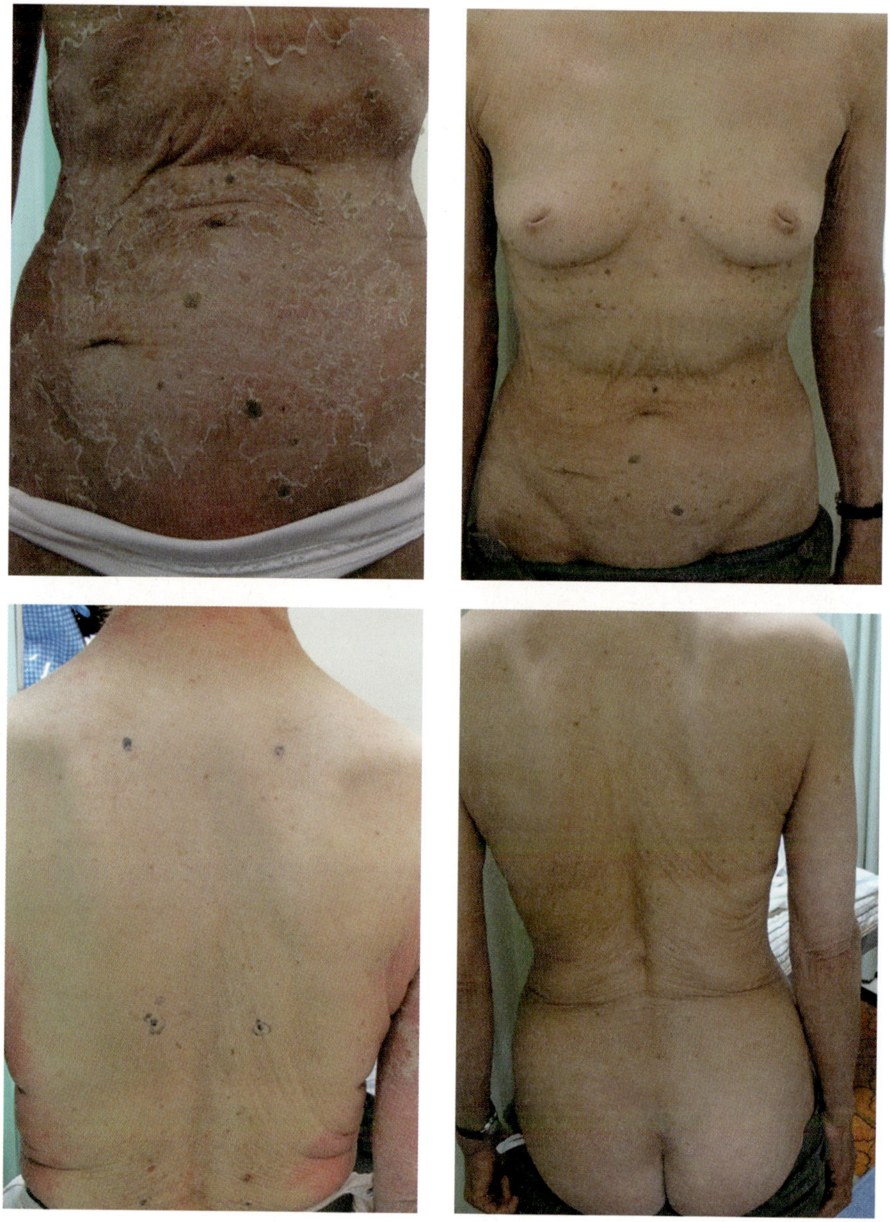

치료 전 → 치료 후

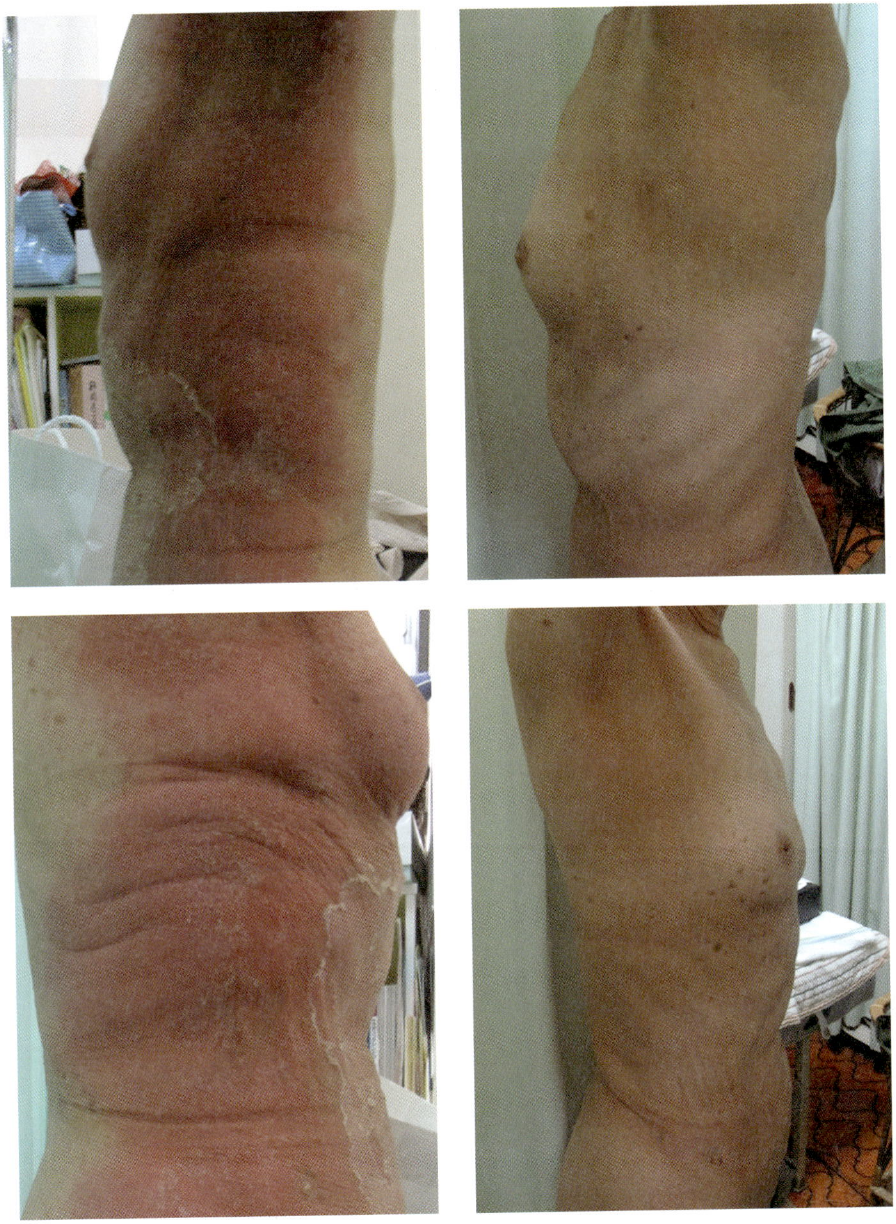

치료 전 → 치료 후

증례6 방광경

39세 남성, 174cm, 90kg

【초진】 X년 1월 28일

【주소】 AD, 홍피증, 고혈압, UV 피부염

【현증】 스테로이드 8년간 사용(Predonine 5mg), 현재는 주 3회 복용 중.

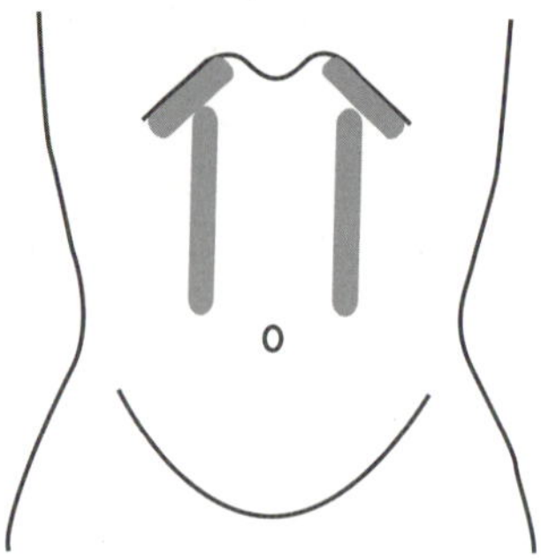

복증

전신과 안면에 부종이 있고, 양진痒疹 다발, 켈로이드가 여러 군데 있으며, 습윤성 홍반(이차감염이 의심됨)

수족다한·발의 냉기(+), 두드러기, 고혈압, 알레르기성결막염, 수면과 기상 나쁨, 수분 2L, 구갈(+), 소변 4~5회, 변비(−), 보통변.

흡연 10개비, 음주 350mL 1병, 일본주 2합*, 온더락 소주 1잔.

Bp 162/100mmHg

【복증】 양흉협고만, 양복직근긴장

【설증】 암적색, 백태니白苔膩, 치흔, 정맥(+)

【치료·경과】

- **신이청폐탕** 5.0g+**삼물황금탕** 5.0g, **저령탕** 5.0g, Xyzal** 1T 1주분
  음주를 반으로 줄이고, 흡연을 중단하였다.
  Bp 130/78mmHg, 전체적으로 좋아졌으나, 상기上氣, 화끈거림, 갈증, 땀(++).
  체중이 90kg에서 85kg으로 감소하였고, 얼굴의 부종과 홍반이 감퇴되었으며, 습윤도 소퇴消退되었다. 이후 아래와 같이 처방하였다.
- **백호가인삼탕** 9.0g+**저령탕** 7.5g, Ebastel 1T, Zyloric*** 100mg 2T 2주분

---

* 합(合)은 일본주(酒)에 쓰는 단위다. 1합=180.39ml.

** (상품명) 항히스타민제. 성분명은 levocetrizine HCl이다.

*** (상품명) 요산생성억제제 : 통풍, 고요산혈증, 요산신장병증. 성분명은 allopurinol이다.

- **방풍통성산** 5.0g+**백호가인삼탕** 6.0g+**인진오령산** 5.0g, Ebastel 1T, Zyloric 100mg 2T 6주분

  체중이 감소되고, 전신의 상태가 좋아졌다.

  어혈을 잡기 위해 아래와 같이 처방하였다.

- **백호가인삼탕** 6.0g+**인진오령산** 5.0g, **계지복령환** 5.0g(저녁) 16주

  여름의 더위로 약간 소변불리. 화끈거림이 좋아졌다. 홍반은 발한과 함께 소퇴되었다.

【온도측정】

손바닥(초진/재진/3진) 22.0℃/26.0℃/29.0℃

발바닥(초진/재진/3진) 19.0℃/24.0℃/27.0℃

【검사】

	X년 1월 28일	X+1년 4월 24일	X+2년 5월 30일
요소질소(mg/dL)	14	15	13
크레아티닌(mg/dL)	0.74	0.71	0.74
요산(mg/dL)	8.7	8.5	8.1
총콜레스테롤(mg/dL)	205	197	-
LDL콜레스테롤(mg/dL)	113	121	-
HDL콜레스테롤(mg/dL)	48	51	-
중성지방(mg/dL)	291	118	-
AST(IU/L)	30	65	62
ALT(IU/L)	55	135	134
ALP(IU/L)	317	382	335
γ-GT(IU/L)	77	70	90
혈당(mg/dL)	79	108	-
WBC(μL)	10800	10100	11800
RBC(만/μL)	554	524	513
혈색소량(g/dL)	18.0	16.9	16.5
헤마토크리트(%)	53.3	51.2	50.3
MCV(fL)	96	98	98
MCH(pg)	32.5	32.3	32.2

	X년 1월 28일	X+1년 4월 24일	X+2년 5월 30일
MCHC(%)	33.8	33.0	32.8
혈소판수(만/μL)	38.6	35.6	35.8
호염기구(%)	0.6	0.8	0.5
호산구(%)	7.7	6.4	5.6
호중구(%)	59.1	64.6	66.1
림프구(%)	26.3	23.0	20.9
단구(%)	6.3	5.2	6.9

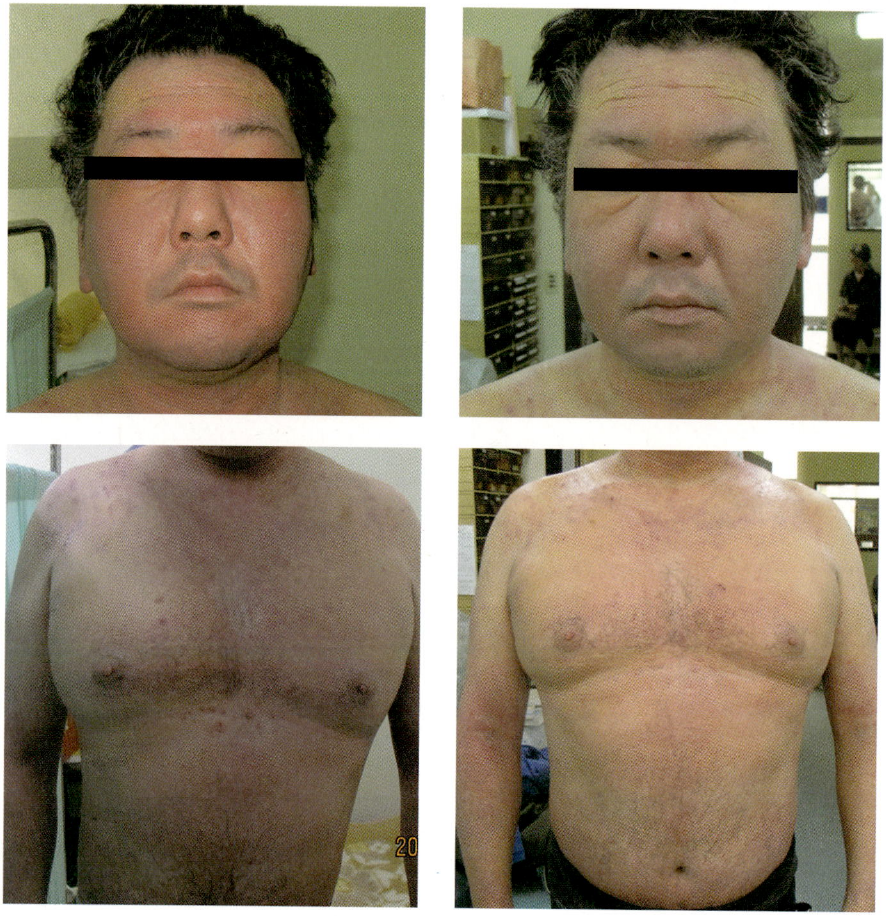

치료 전 → **치료 후**

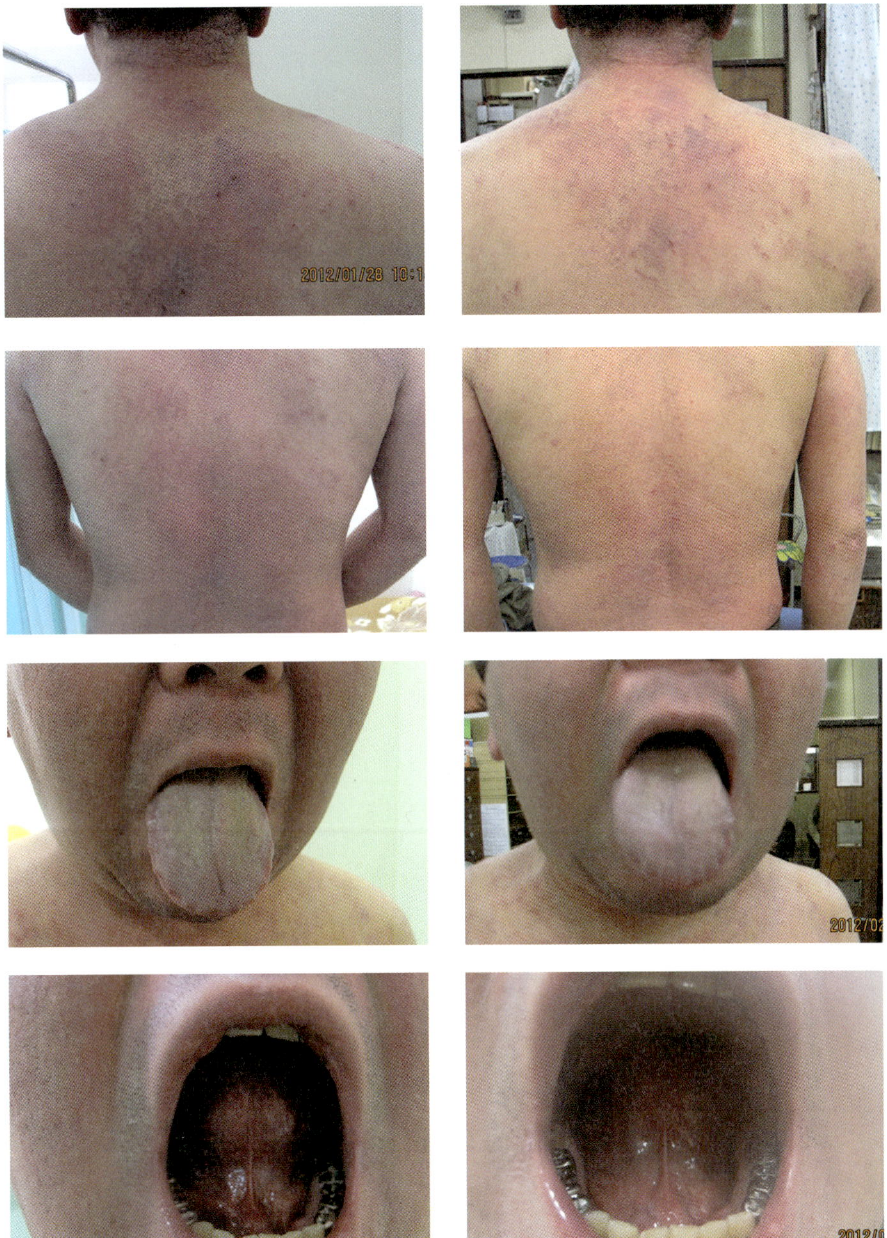

치료 전 → 치료 후

증례7 방광경

44세 남성, 183cm, 80kg

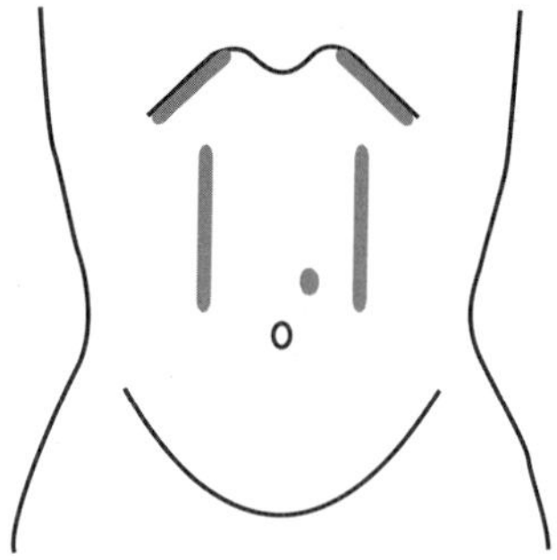

【초진】 X년 4월 17일

【주소】 범발성피부염, 이차감염증

【현증】 수족다한증, 냉증, 부종

수면과 기상 나쁨, 수분 1.5L, 소변 3~4회, 변비(–), 보통변, Bp 122/70mmHg

자영업(전기공사), 3개월 전부터 손에 발진이 갑자기 생겼으며, 치료를 받았으나 전신으로 파급되었다.

1개월 전부터 전신홍반과 상반신 부종에 습윤성피부염, 양손의 다한多汗, 손의 습진, 타 병원에서 Rinderon 6T/일 처방을 받아 3일간 복용

Dermovate연고, Protopic, Diacort 사용, 17일간 복용

Allelock 6mg 2T, 2개월 복용

【복증】 양흉협고만, 양복직근긴장, 제상계

【치료·경과】

- **신이청폐탕** 5.0g+**저령탕** 5.0g+**삼물황금탕** 5.0g 6주분

  상초에 습윤성피부염이 있다고 판단하여 처방하였다. 홍반이 치유되었다.

- **계지탕** 5.0g+**마행감석탕** 5.0g 2주분

  홍반성피부염에 대하여 발한하지 않아서 처방하였다. 홍반은 거의 사라졌다. 1개월 후의 더위 때문에 발한(++)하게 되고, 이것은 소양감과 관계가 있으므로 다음을 처방하였다.

- **형개연교탕** 5.0g+**방기황기탕** 5.0g 2주분
- **황기** 3.0g, Ebastel 1T 8주분
- **대청룡탕**(마황 6.0g, 행인 5.0g, 계지·대조 3.0g, 감초 2.0g, 건강 1.0g, 석고 10~15g), Ebastel 1T

  가을이 되어 건조해졌기 때문에 표한리열表寒裏熱 상태가 되었다. 아래

와 같이 처방하였다.

- **육미환** 5.0g+**당귀음자** 5.0g

대부분 치료되었다.

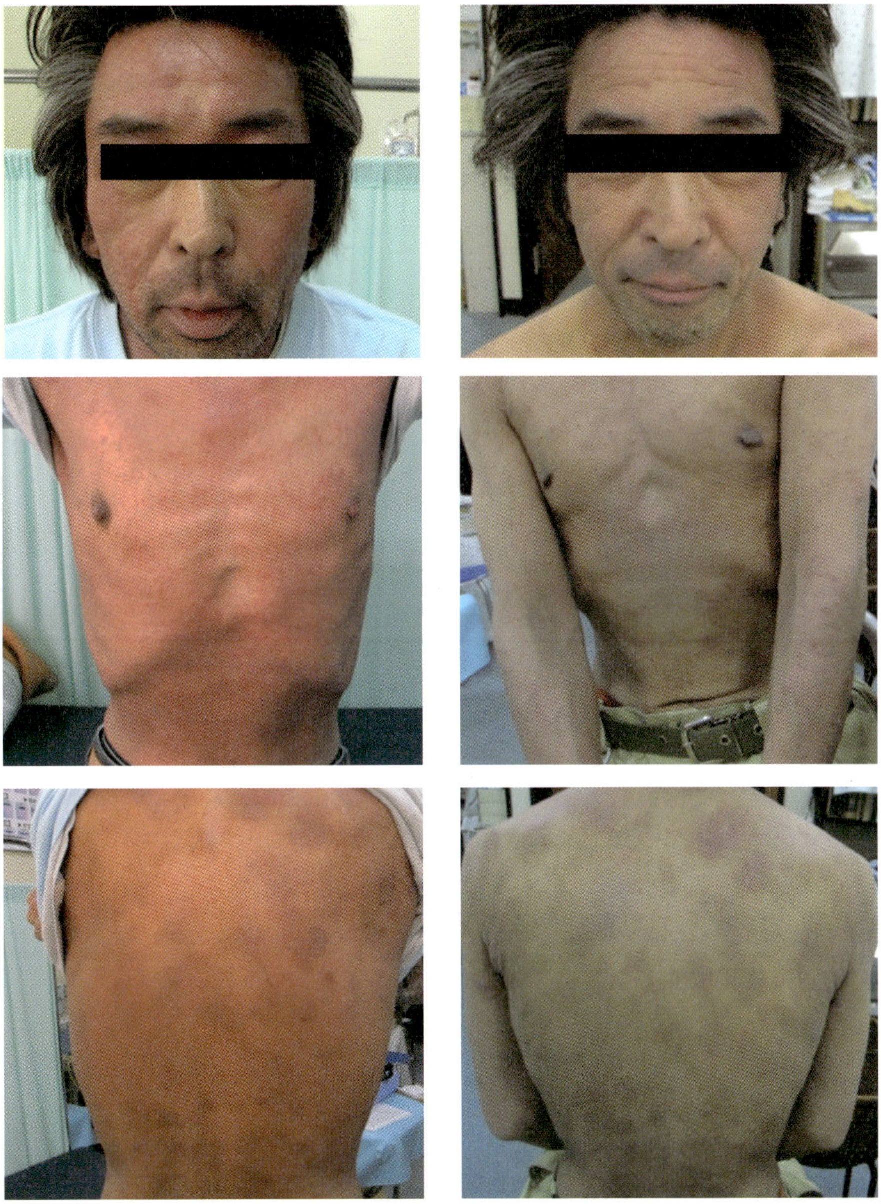

초여름 치료 전 → 치료 후 가을

증례8 방광경

28세 여성, 147cm, 45kg

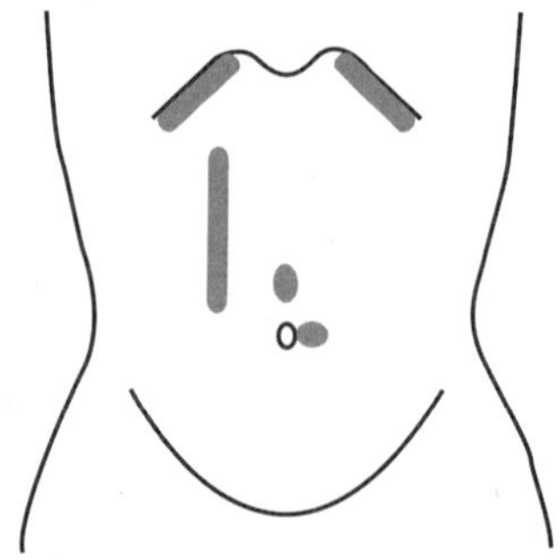

복증

【초진】 X년 2월 25일

【주소】 AD, 홍피증, 수족다한증, 위장허약, 불면증, 여드름, 안면홍반(++)

【현증】 안면·턱 주위·가슴·어깨·상배부·상지에 홍반이 확대 중

수면과 기상 나쁨(잘 수가 없음), 수분 1～1.5L, 구갈(−), 소변 7～8회, 변비(+), 보통변, 월경 28～30일, 5일간, 월경통, 양이 1년 전보다 감소, 저기압으로 두통, 한기(+), 결혼 25세, Bp 118/60mmHg

【현병력】 3세경부터 AD가 있어 다수의 피부과에서 치료하고 있었다(스테로이드 사용).

스테로이드를 중지하여 한때 전신에 홍반이 생기고 침출액이 나왔다.

X−3년 11월의 결혼식 때는 진정되어 드레스를 입을 수 있을 정도가 되었다.

X−2년 4월, 안면이 벌겋게 부었다. 11월부터 더욱 악화되었다.

한때 Predonine 10mg을 12일간 내복해도 좋아지지 않아 본원을 소개받았다.

안면·턱 주위·가슴·어깨·상배부·상지에 홍반이 있으며, 후두에 발적이 있다.

【과거력】 중이염

【복증】 우흉협고만, 우복직근긴장, 제상계, 좌제방압통

【설증】 홍, 백태습白苔濕, 치흔(+)

【치료·경과】

- **시호계지건강탕** 5.0g+**치자백피탕** 4.0g+**신이청폐탕** 2.5g 4주분
- **방기황기탕** 5.0g+**백호가인삼탕** 6.0g 4주분

습열·기허를 목표로 처방하였다. 상부는 좋아졌다.

- **시호계지건강탕** 2.5g 풍열습(허)을 목표로 처방하였다.
- **방기황기탕** 5.0g

  오령산을 대신하여 방기황기탕 5.0g으로 하였다.

  전신이 약간 건조하다.

  홍피증이 치유되었다. 피부는 전신에서 좋아졌다.

  그 후 위장증상이 나타나고 현기증이 생겨서 아래와 같이 대처하였다.

- **청서익기탕** 5.0g+**영계출감탕** 5.0g

  대부분 좋아졌다.

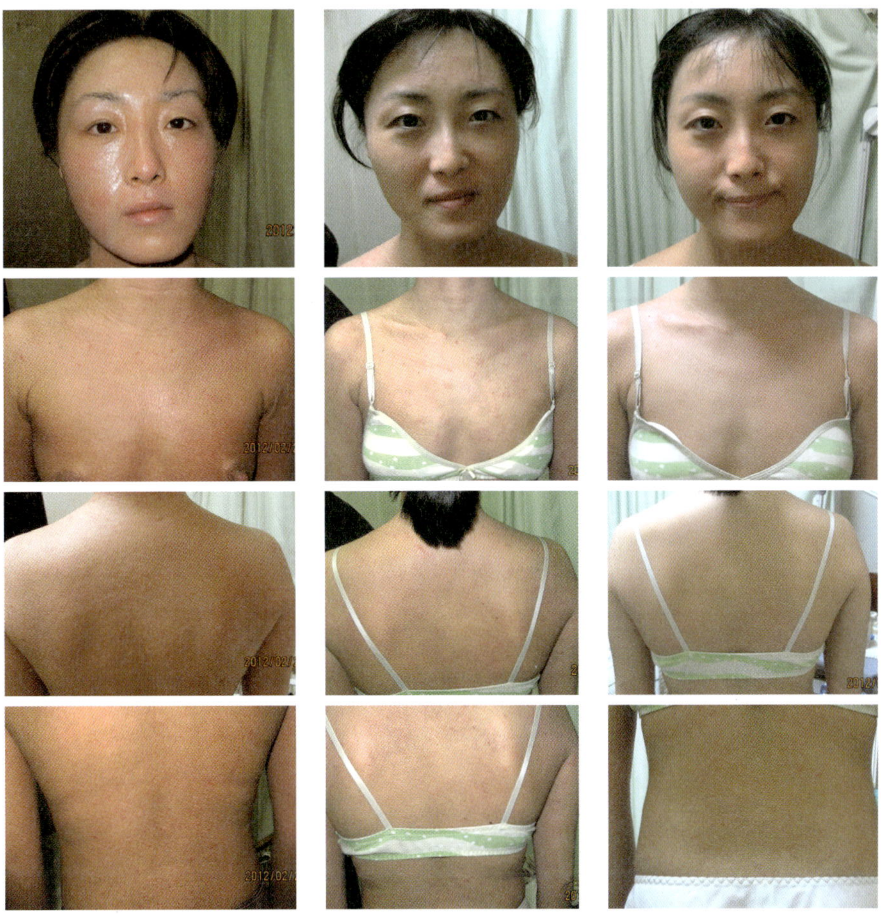

치료 전 → 치료 후

증례9 방광경

44세 남성, 172cm, 62kg

【초진】 X년 3월 16일

【주소】 홍피증(전신), AD

【과거력】 5~6년 전 십이지장궤양

【현병력】 전기기구를 판매하는 직업. 2~3년 전에 발생. 다른 병원에서 스테로이드를 사용해도 좋아지지 않아 본원 수진.

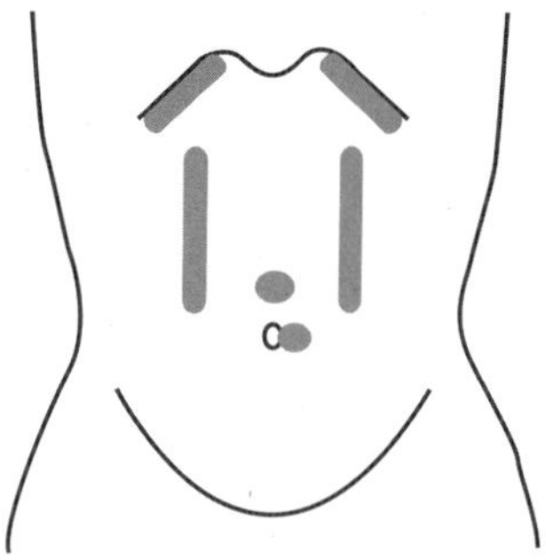

복증

1주 전에 스테로이드 중지, 리바운드 상태로 내원하였다.

전신홍피증, 얼얼하고 전신이 심하게 가렵다. 안면미란糜爛 있다.

【현증】 수족다한증, UV 피부염, 지루성피부염, 고혈압증, 두드러기, 비염, 수면과 기상 좋음, 수분 2L, 소변 4~5회·야간 1회, 변비(–), 보통변. 흡연 10개비, 음주 350mL 맥주 1병, Bp 120/68mmHg

【복증】 양흉협고만, 양복직근긴장, 제상계, 좌제방압통

【설증】 홍, 백태, 치흔

【치료·경과】

- **인진오령산** 5.0g+**월비가출탕** 5.0g Ebastel 1T 1주분
  한기(++)
- **시호가용골모려탕** 5.0g+**소풍산** 5.0g, **복령사역탕** 2주분
  UV 검사 5초까지(–), 한기가 치유되었다.
- **마황부자세신탕** 2cap+**청서익기탕** 6.0g 8주분
  마황부자세신탕은 전신의 나른함 때문에 투여하였다.
  치유된 상태를 유지하고 있다.

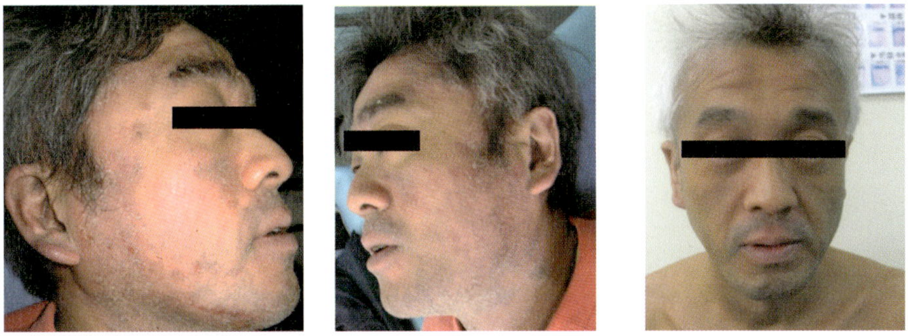

치료 전 → 치료 후

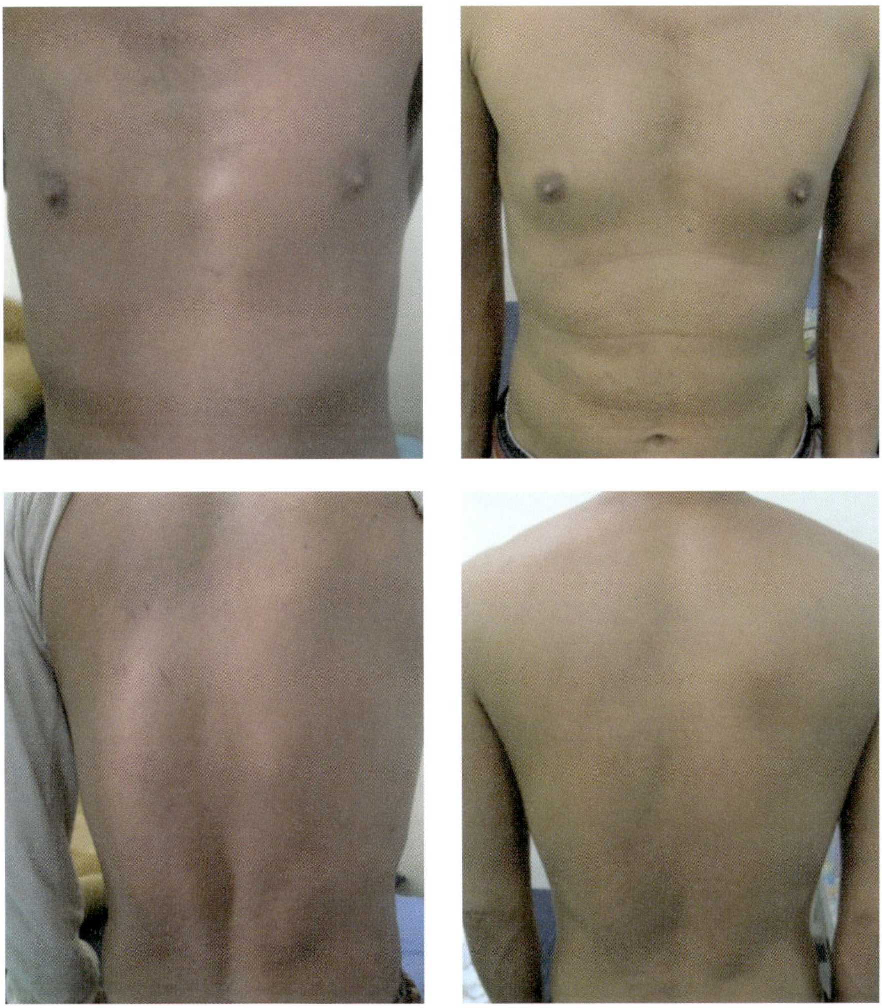

치료 전 → 치료 후

증례10 폐경(증상으로는 방광경)

36세 남성, 160cm, 56kg

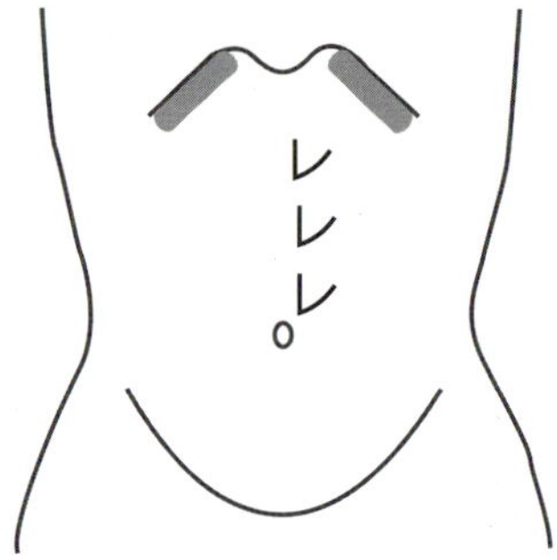

복증

【초진】 X년 5월 6일

【주소】 홍피증, AD

【현병력】 AD 초등학생 무렵 발생. 호전되었다가 20세에 재발.

내복 : Allelock, Allegra, Vistaril*, Oxatadin**, 와카데닌***, Halcion, Remicut,

외용 : Eumovate Ointment****, 린데론–히루도이도***** 병용

【현증】 상반신·목 주위에 발한, 습윤 있음, 전신은 검붉고 꺼칠꺼칠한 건조경향, 의주감******(근질근질), 도한(+), 수면과 기상 나쁨, 수분 1.5L, 소변 4~5회, 변비(–),

Bp 110/80mmHg

발한에 의한 나른함(+), 표열리한表熱裏寒, 수족다한, 상반신에 땀(++)

【복증】 제상계, 양흉협고만

【치료·경과】

- **저령탕** 5.0g+**오림산** 5.0g, **신이청폐탕** 5.0g 4일분
- **저령탕** 5.0g+**신이청폐탕** 5.0g+**삼물황금탕** 5.0g 2주분

* (상품명) 항히스타민제. 성분명은 hydroxyzine pamoate. 원래 투약된 약은 하타나진(ハタナジン).

** (상품명) 항히스타민제. 성분명은 oxatomide. 원래 투약된 약은 오키롯토(オキロット).

*** (상품명) FAD(Flavin adenine dinucleotide)가 주성분으로 FAD가 포함된 약은 국내에서 일반의약품으로도 구할 수 있으므로 그대로 두었다.

**** (상품명) 진통, 진양, 수렴, 소염제. 성분명은 Clobetasone Butyrate. 원래 투약된 약은 킨다베이트(キンダベート).

***** (상품명) 린데론(リンデロン)은 진통, 진양, 수렴, 소염제로 성분명은 Betamethasone Valerate-Gentamicin Sulfate 복합제이며, 히루도이도(ヒルドイド)는 일본에서 보습제로 사용되며 성분명은 헤파린유사물질이다. 전자는 일반의약품으로도 구할 수 있으며, 후자는 국내에 대응하는 약이 없어 사용된 약을 그대로 두었다.

****** 지각이상의 일종으로, '벌레 등이 기어 다니는 느낌'을 호소하는 상태이다.

습윤과 홍반이 감소하였고, 건조가 두드러졌다.

잠들고 일어나는 것을 힘들어 하기 때문에 기허(+), 표열리한表熱裏寒이라 생각하여 다음을 처방하였다.

- **보중익기탕** 5.0g, **복령사역탕**

위의 처방을 본치로 한다.

갑자기 더워져서 여름을 타기 시작하였다.

- **청서익기탕** 5.0g

Bp 118/68mmHg, 위부에 불쾌감이 있어서 위폴립이 의심된다.

- **청서익기탕** 5.0g, **향소산** 5.0g

경과가 양호하다.

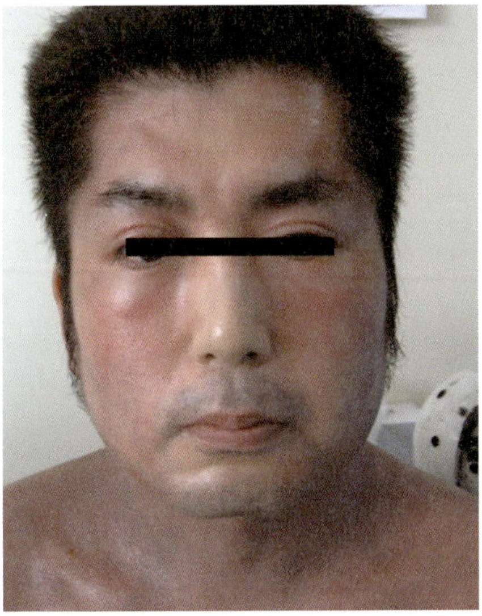

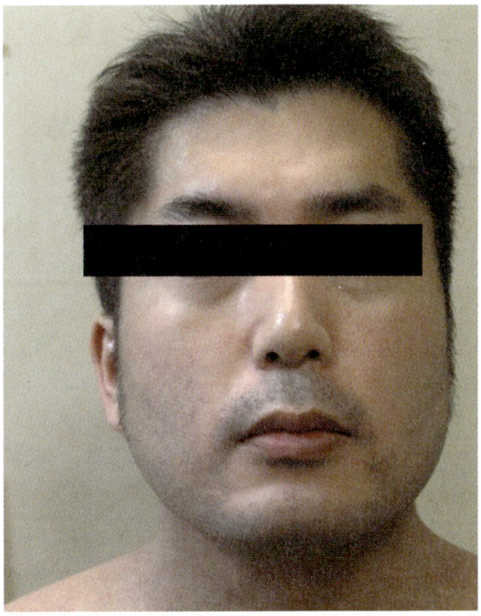

치료 전 → 치료 후

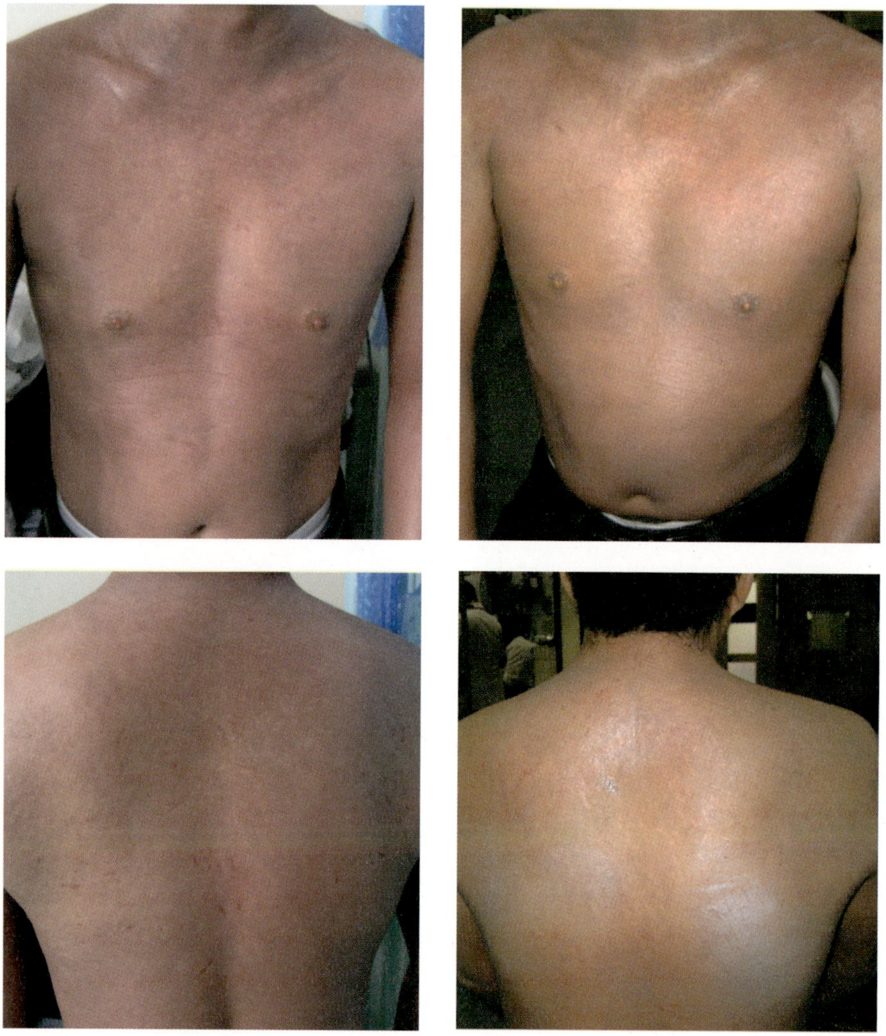

치료 전 → 치료 후

제3장

소양병위 심·심포·담경의 피부염

<table>
<tr><td colspan="2">표리</td><td colspan="2">표</td><td colspan="10">리</td></tr>
<tr><td colspan="2">삼초</td><td colspan="5">상초</td><td colspan="5">중초</td><td colspan="2">하초</td></tr>
<tr><td colspan="2">사요</td><td colspan="2">위분</td><td colspan="7">기분</td><td colspan="2">영분</td><td>혈분</td></tr>
<tr><td colspan="2">경락</td><td>방광경</td><td>폐경</td><td>심경</td><td>심포경</td><td>담경</td><td>위경</td><td>소장경</td><td>삼초경</td><td>대장경</td><td>비경</td><td>신경</td><td>간경</td></tr>
<tr><td rowspan="2">육경</td><td>열</td><td colspan="2" rowspan="2">태양병</td><td colspan="3">소양병</td><td colspan="5">양명병</td><td rowspan="2">소음병</td><td rowspan="2">궐음병</td></tr>
<tr><td>한</td><td colspan="8">태음병</td></tr>
</table>

1. 소양병과 정신증상

소양병위의 경과는 족足의 담경을 위주로 하며 수手의 심경과 심포경이 여기에 더해진다. 심경은 정신증상을 위주로 하고, 심포경은 위胃의 증상이 중심이 된다. 담경은 이것을 포괄한다. 이 장의 증례는 피부질환과 이러한 증상에 대하여 제시하였다.

소양병위는 주로 시호제가 주관한다. 주요한 것은 소시호탕, 대시호탕, 시호계지탕 등이지만, 사심탕류나 황련탕, 황련해독탕도 대표적인 것으로 시호제 처방의 구성생약에 따른 작용의 차이를 알도록 하였다. 소양병위(반표반리半表半裏)의 질병은 다수 있으므로 이러한 처방과 혈위를 응용하여 일상진료에서 많이 활용했으면 좋겠다.

소양병은 정신질환, 정서이상, 심신질환이라고 하는 '병의 심신단계'와 큰 관련이 있다. 이러한 정신증상은 기氣(신神)의 병이라 생각한다. 신神은 생체 내외의 정보교환을 하는 기능으로서 작용하고 있다. 지금의 신경神經에 상당한다(신경神經—마음). 병신病神은 신神이 신의 경락(신경神經)을 운행할 수 없게 되거나 또는 신의 감소에 의해 일어나는 병이다. 이것에는 인지증認知症도 관여한다.

아래에 소개한 도표를 참고하기 바란다.

[도표3-1] 병신病神*

	이異 감정적 문제	지志 증상이 약간 무거움	성聲 더 부적응
간목	악握 (열이) 오르기 쉬움 긴장하기 쉬움	노怒 화를 잘 냄 초조해 함	규叫 큰 목소리로 계속 외침
심화	우憂 기우杞憂	희喜 장황하고 시원스럽지 못함 긴장한 후 화냄	소笑 계속 웃음 별로 즐겁지는 않음
비토	얼噦 혀를 참 성급함·초조하기 쉬움	사思 결벽·굽어 있는 것을 매우 싫어함 강박관념	가歌 초조함 강박관념으로 심해지면 노래함
폐금	해咳 헛기침을 함·허세 헛 원기空元氣	비悲 감상적임 무엇이든 슬퍼함	곡哭 감상적이며 헛 원기空元氣 사회부적응으로 계속 울
신수	율慄 겁냄 몸이 떨림	공恐 노이로제	신呻 노이로제 계속 신음함

[도표3-2] 심경·심포경·담경과 한열·허실

	열증	한증	실증	허증
심경	호흡에서 맥이 5회 이상 불면 손바닥이 화끈거림	호흡에서 맥이 4회 이하 손발이 참	맥이 지나치게 강함 불면 없음	맥이 약함 불면 있음
심포경	상기上氣 신열 구갈·구건	구토 식욕부진	상기上氣	현기증 동계
담경	입이 씀 입냄새가 심함 인두통, 혀의 이상·과민	침이 많음 콧물	배변감소 1일 1회 없음 변량 적음 만지는 것을 싫어함拒按	(열이)오르기 쉬움 눈의 피로 변량 많음 만지는 것을 좋아함喜按

* 이와 관련하여 더 자세한 내용은 《소문·음양응상대론》, 《유경類經》을 참고하기 바란다.
"在聲為呼 (怒則叫呼) 在變動為握 在志為怒 …… 在聲為呻 在變動為慄 在志為恐"

[도표3-3] 입체적으로 본 심경의 방증상대方證相對

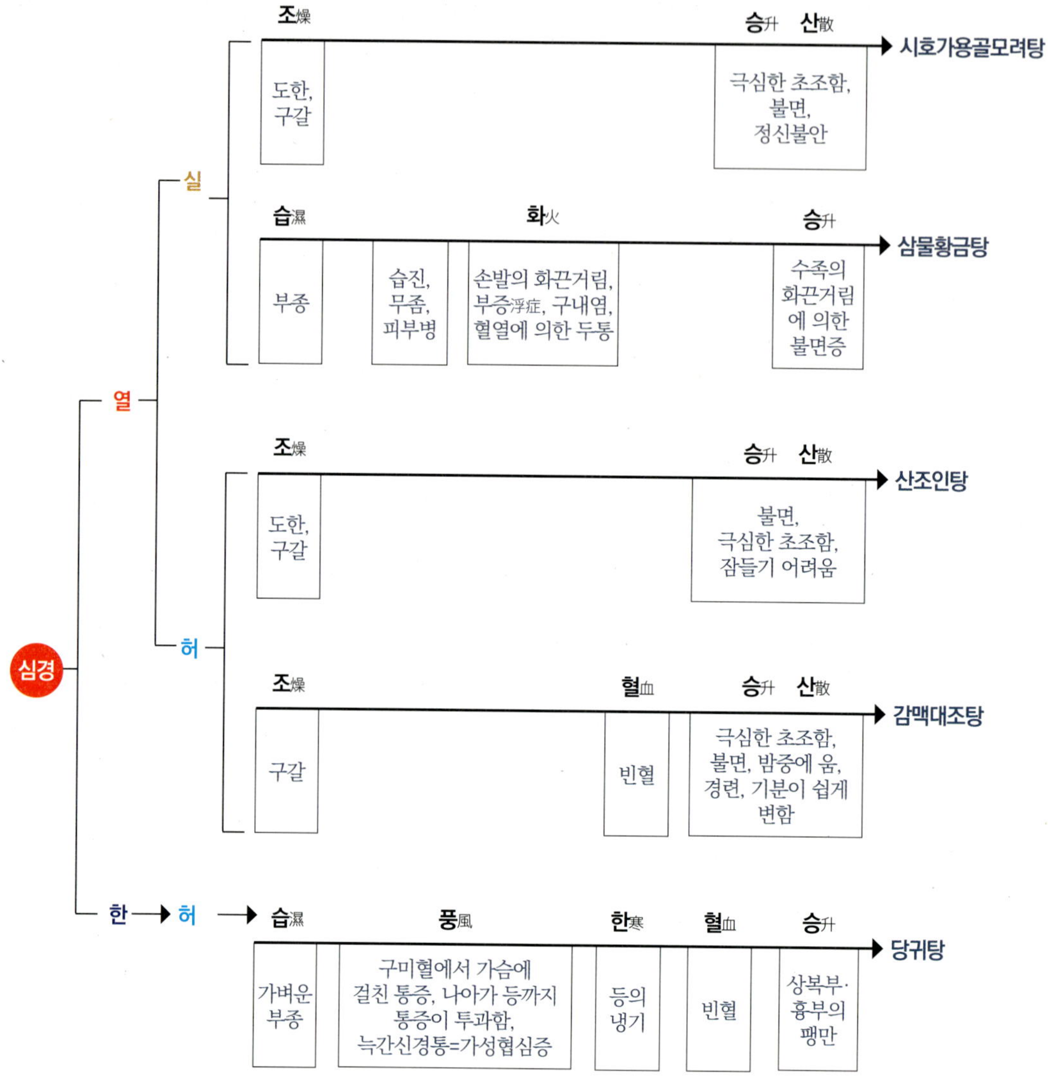

신경 증상이 위주. 신체증상 적음

① 심계항진
② 심부통心部痛
③ 불면
④ 도한

[도표3-4] 입체적으로 본 심포경의 방증상대方證相對

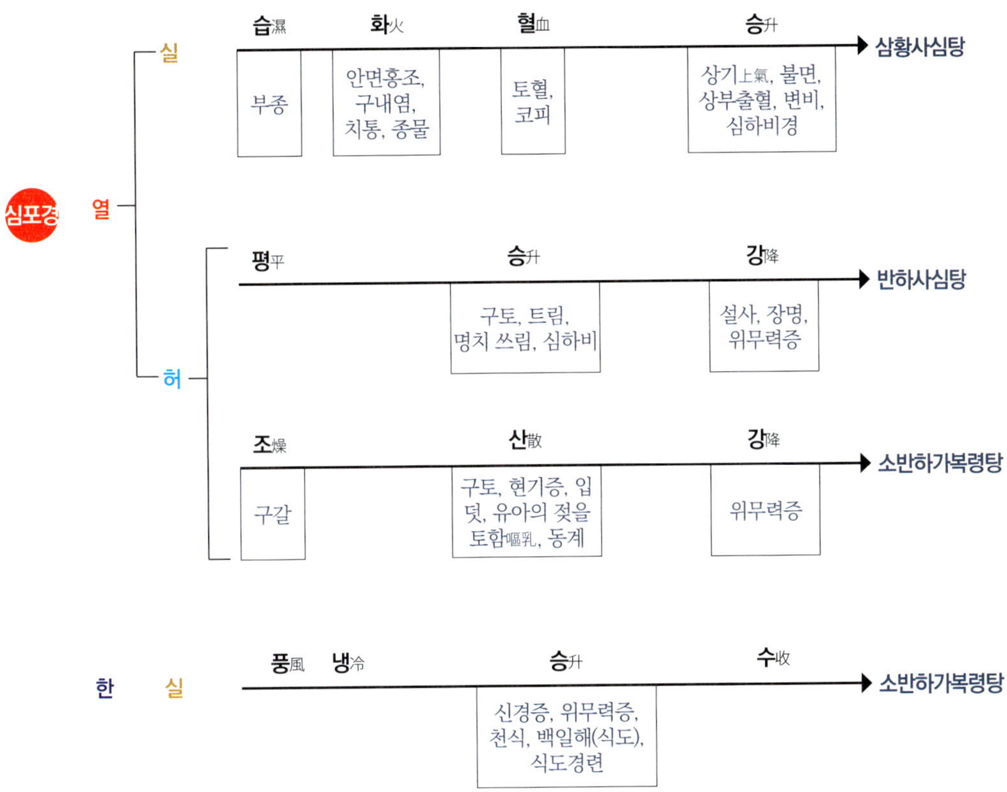

① 심계항진
② 심부통心部痛
③ 위증상(헛구역질)
④ 불면

[도표3-5] 입체적으로 본 담경의 방증상대方證相對

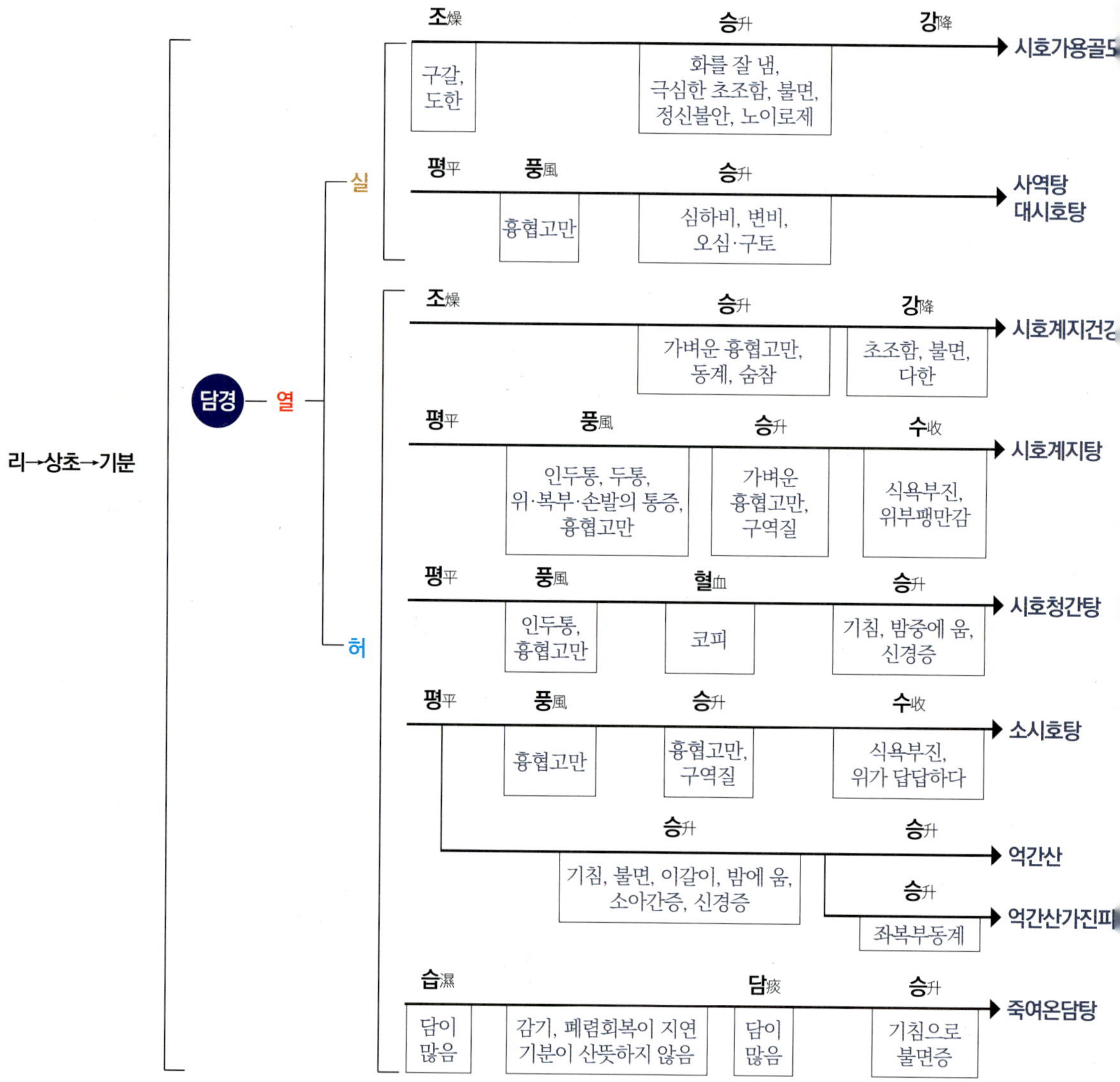

시호제전반

① 흉협고만
② 편두통
③ 왕래한열
④ 눈의증상(눈부심, 눈의 침침함)
⑤ 이명, 난청, 중이염

2. 소양병위와 그 처방의 이해*

(1) 시호제

	시호	황금	인삼	반하	생강	건강	대조	감초	망초	지실	작약	대황	계지	복령	용골	모려
대시호탕	8	3		6	1	1	3			3	3					
소시호탕	8	3	3	6	1	1	3	2.5								
시호계지탕	6	2.5	2.5	4.5	1	1	2.5	1.5			2.5		2.5			

허실	주요 증후	처방
실증	옆구리 압박감, 흉협고만, 변비, 정신불안, 억울, 불면, 제상계(변비)	대시호탕
허실중간	정신불안, 사지냉, 복직근긴장, 구고, 구역질, 어깨결림, 손발의 화끈거림	소시호탕
허증	상기上氣, 자한, 복직근긴장, 신경과민, 제상계	시호계지탕

* '○○○병위와 그 처방의 이해'에서는 저자가 자신의 견해를 논술하고 있는 것이 아니라 이 책의 마지막 페이지에 있는 참고자료 및 강의를 인용하여 증례 이해에 필요한 부분을 인용·발췌하고 있다. 대부분 고전으로 이루어져 있어 이 점을 염두에 두고 읽어주셨으면 좋겠다. 상한론의 번역은 역자가 최대한 한글로 풀어서 해석하였다. 다른 상한론 서적을 참고로 하면서 읽어주셔도 좋을 것이다.

(2) 삼사심탕

	황련	황금	인삼	반하	감초	건강	생강	대조	
반하사심탕	8	3		6	1	1	3		구토
생강사심탕	8	3	3	6	1	1	3	2.5	트림, 명치 쓰림
감초사심탕	6	2.5	2.5	4.5	1	1	2.5	1.5	설사, 심번, 불안, 구토

① "心下 但滿而不痛者 柴胡不中與之 宜半夏瀉心湯"*

② "傷寒 汗出解之後 胃中不和 心下痞硬 乾噫食臭 脇下有水氣 腹中雷鳴下利者 生薑瀉心湯主之"**

… 트림, 명치 쓰림

③ "傷寒中風 醫反下之 其人下痢 日數十行 穀不化 腹中雷鳴 心下痞硬而滿 乾嘔 心煩不得安"***

… 설사, 불안

(3) 삼황사심탕

	황련	황금	대황	부자
삼황사심탕	4	4	○	
부자사심탕	○	○	○	○

* 《상한론》 심하부가 단지 그득 찬 느낌이고 아프지 않은 경우 (이것은 비증痞證이니) 시호를 주지 말고 마땅히 반하사심탕을 써야 한다.

** 《상한론》 상한병에 땀을 내어 푼 이후, 위중이 편안하지 않고 심하부가 단단히 뭉치며 트림에 음식냄새가 올라오고 옆구리 아래에 수기가 있으며 뱃속에서 천둥소리가 나며 설사하는 경우 생강사심탕으로 주치한다.

*** 《상한론》 상한 중풍에 의사가 도리어 하법을 써서 환자가 설사를 하루에 수십 회 하고, 음식이 소화되지 않고 뱃속에서 천둥소리가 나며 심하부가 단단하게 뭉치며 그득 찬 느낌이 들고 헛구역질을 하며 가슴이 답답하여 편안하지 않다. (… 감초사심탕으로 주치한다.)

① "心下痞 按之濡 其脈 關上浮者 本方主之"*

② "(위에 대해서) 心下痞 而後惡寒汗出者 本方主之"**

(4) 황련탕

	인삼	반하	건강	대조	감초	황련	황금	계지
황련탕	2	7	1.5	3	3	3		3

반하사심탕에 황금(−), 계지(+). GERD***에 좋다.

(5) 소양병 대표약으로서의 소시호탕①

① 여러 치료로 내려가지 않는 열 증상에 사용한다.

② 흉협고만, 상부의 각이 일반적으로 좁다.

③ 국부 질환, 여러 가지 열이나 기침·담·흉통, 식욕저하

④ 간담위부: 간염, 담낭염, 위염, 위산과다(결핍), 혀가 반들반들함, 위통

⑤ 두경항부: 경부림프절, 원형탈모, 편도염, 중이염, 어깨결림, 기타

⑥ 신염, 신우염

⑦ 고환염, 부인부속기염, 혈도증****

⑧ 음부소양증, 습진, 헤르페스, 두한증

⑨ 신경증질환, 노이로제, 감증疳症, 경련, 분열증, 전간, 멀미

---

* 《상한론》 심하가 그득 찬 느낌인데 누르면 부드럽고 그 맥이 관부위에서 떠오르는 경우 본방(대황황련사심탕)으로 주치한다.

** 《상한론》 심하가 그득 찬 느낌인데 이후 추위를 싫어하고 땀이 나는 경우 본방(부자사심탕)으로 주치한다. ①과 ②는 본래 이어지는 하나의 조문이다.

*** 위-식도 역류 질환(gastroesophageal reflux disease) : 위산이 식도 내로 역류되어 불편한 증상을 유발하거나 식도에 조직 손상을 일으켜 형태학적 변화가 초래되는 질환 (서울대병원 의학정보)

**** 혈도증(血の道症): 일본에서 사용되는 용어인데, 월경·임신·출산·산후·갱년기 등 여성호르몬의 변동에 수반해 나타나는 정신 불안이나 초조함 등의 정신 및 신체 증상이다. 일반적으로 갱년기증후군을 혈도증으로 지칭하는 경우가 많다.

• 간담의 경락에 따라 경추부에서 음부질환에 이른다.
• 체질적으로 사용할 때는 왕래한열往來寒熱·구토에도 자주 사용하며, 흉협고만이 현저하지 않아도 좋다.

(6) 소양병 대표약으로서의 소시호탕②

시호와 황금이 주약

① 합방

㉠ 소시호탕+함흉탕 → 시함탕 … 늑막염(아사다가淺田家)

㉡ 소시호탕+오령산 → 시령탕 … 번갈하리煩渴下痢, 한여름의 역병, 위염, 신증(네프로제)

㉢ 소시호탕+사물탕 … 외감 후 혈열이 계속되는 것, 산욕열, 신우염

㉣ 소시호탕+반하후박탕 → 시박탕 … 노이로제, 발작이 오지 않을까 과도하게 신경 씀, 천식

㉤ 소시호탕+향소산 … 감기 후에 귀가 먹먹함

② 증례

수술 후 불명열(충수염 수술 후 39℃, 왜 그런지는 불명), 자꾸 마른다.

식욕저하(충수염 때문은 아니었다), 백혈구 2만/μL, 혈침 1H 120*, 그 외 특이사항은 없다.

병원에서 허가가 났으므로 소시호탕에 우황을 병용하여 1주 만에 열이 풀렸다.

식욕이 생겨 퇴원하였다. 당분간 소시호탕을 복용시킨다.

---

* 참고로 일반적인 백혈구 정상치는 4000~1만, 혈침검사(ESR)의 정상치는 1시간 후의 값이 남자는 1~10mm, 여자는 2~15mm이다.

(7) 대시호탕

- 태양병으로 십수일 지나 도리어 2~3일 하법을 쓴 후, 4~5일 시호의 증이 있어 먼저 소시호탕을 준다. 구토가 멈추지 않고 심하부가 땅긴다. 초조하여 안달복달 어쩔 줄 몰라 하는 환자는 아직 풀리지 않은 것이다. 대시호탕으로 하법을 쓰면 낫는다.* 소양의 극치에 사용하는 것으로 심하급心下急, 울울번조鬱鬱煩燥를 목적으로 하여 사용한다. 이른바 간증癎症의 울색鬱塞에 사용하면 저효를 가져온다.
- 와다가和田家의 구결에 남녀 모두 머리를 빗을 때마다 머리가 빠지는 것은 간화가 만드는 것으로 이 처방이 좋다.** 또, 소아감증에서 독毒으로 인한 것에는 당귀를 가하여 급증상을 잡고, 이후 소시호탕, 소건중탕으로 조리한다.
- 소양병위에서 병사가 리裏에 충실하여, 심하부에 기가 맺힌 것을 푸는 지실로 기실氣實을 열고, 작약과 함께 근긴장을 완화한다. 대황은 초조함을, 생강은 오심구토를 치료한다.

(8) 시호계지탕

- 소시호탕+계지탕 : 같은 양 또는 한쪽을 증량하여 상태에 대응
- 소시호탕에 표증 있는 것 : 잡병으로서는 심하부 급통急痛(잡병·중편) 등
- 《물오약실방함구결勿誤薬室方函口訣》(이 처방은) 세상의 의사들이 상용 감기약으로 하지만, 그것이 아니라 심하지결을 목표로 한다.*** 금궤요략에서는 한산복통에 사용한다고 되어 있다.

---

* 《상한론》"太陽病 過經十餘日 反二三下之 後四五日 柴胡證仍在者 先與小柴胡湯 嘔不止 心下急 鬱鬱微煩者 爲未解也 與大柴胡湯 下之則愈"

** 《물오약실방함구결勿誤薬室方函口訣》"和田家の口訣に 男婦共に 櫛けづる度に髪ぬけ … 肝火のなす処なり、此の方大いに効ありと云ふ"《물오약실방함구결》은 아사다 소하쿠(浅田宗伯)가 1878년에 출간한 일본 한의서이다.

*** 《물오약실방함구결勿誤薬室方函口訣》"此の方は世医風薬の套方とすれども 左にあらず 結胸の類症にして 心下支結を目的とする薬なり"

• 감기의 열성질환과 심하부가 긴장하여 아픈 것에 사용한다.
• 위궤양, 궤양성대장염, 췌장염, 늑간신경통, 관절통, 노이로제, 화를 잘 냄, 불면, 히스테리, 전간癲癎, 뇌증, 도한, 야뇨증, 녹내장, 피부질환에 사용한다.

(9) 건강, 인삼, 황련, 황금

"傷寒 本自寒下 醫復吐下之 寒格 … 若食入口則吐*"

• 1.5g 건강 : 위장을 따뜻하게 하며 물을 잘 통하게 하고利水, 리한裏寒** 의 설사.
• 3.0g 인삼 : 리裏의 허약을 보강하고, 물의 조절을 꾀한다.
• 3.0g 황련 : 리裏의 열이 위로 핍박하는 것을 치료한다.
• 3.0g 황금 : 심흉중의 열을 식힌다.

(10) 삼황사심탕

고혈압출혈, 뇌충(일)혈, 현기증, 어깨결림, 불면, 피부질환, 신경질환, 전간, 조현병, 주사비, 안면홍조, 이명, 망상, 초조함, 두드러기, 붉어짐과 가려움(열증에는 인진호를 더한다), 변비(출혈은 어혈이 아니기 때문에 선홍화鮮紅化가 핵심).

• 복증 : 심하비, 표면은 유연하고 바닥에 힘이 있다.
• 맥 : 부浮하며 대大, 삭數

대황은 다른 2제(황련·황금)와 함께 피하의 염증과 충혈을 제거한다.

《금궤요략·경계토혈흉만어혈문驚悸土衄下血胸滿瘀血病脈證併治》 심기부족

---

* 《상한론》 상한에 본래 위한하여 설사하는 것을 의사가 다시 토·하법을 사용하여 한격이 되고 …… 음식을 먹으면 바로 토한다.

** 원서에서는 리열裏熱로 되어 있으나 마땅히 리한裏寒으로 인한 설사이어야 한다.

(정신불안정)으로 토혈뉵혈하는 데 사용한다.

뇌졸중 후에 흔히 보이는, 몸이 아프다고 호소하는 데에 좋다.

야카즈 도메이矢数道明는 황련해독탕(후세방)을 많이 사용하였고 증에 따라 대황을 가하였다.

부자사심탕은 이 처방에 부자 0.5~1.0을 더한 것이다. 오한이 있는 자에게 좋고 또 식사하면서 조는 것에 좋다.

"心下痞 按之濡 其脈 關上浮者 本方主之"

(11) 생강사심탕

16세 남자, 방에 혼자 틀어박혀 나오지 않는 은둔형외톨이로, 복동腹動*, 역기逆氣(++), 사람과 만나고 싶어 하지 않는다. 이 처방으로 치유하였다.

열사와 수사가 심하에 맺혀 비경痞硬을 일으키고, 상하에 동요를 일으키며, 구토·복중뇌명·설사 등을 하는 것에 사용한다.

반하사심탕에서 건강을 줄이고 생강을 더한 것. 트림, 식취, 복중뇌명, 설사에 사용한다.

이러한 증상은 위장 내에서 발효가 번성하여 나타나는 것이기 때문에 생강이 좋다. 발효성설사, 과민증, 위확장에 사용한다. 수기의 동요가 심하고, 유음溜飮**, 트림이 있을 때 사용한다.

(12) 감초사심탕

반하사심탕의 감초를 증량한다(2.5g→4.5g).

복중뇌명, 소화되지 않은 설사, 가슴이 답답하고 기분이 좋지 않으며 불안을 느끼는 것에 사용한다.

감초는 급박急迫을 완화한다(건구乾嘔). 감초의 보중익기補中益氣로 무기

---

* 복동腹動 : 복부가 축축연동築築然動하는 증상. (한국전통지식포탈)

** 유음溜飮 : 소화가 안 되어 음식물이 위 속에 정체하여 신물이 나오는 증상이다.

력, 식욕저하, 진흙 같은 대변泥狀便을 치료한다.

몽유병으로 밤에 사람들이 모두 잠들었을 무렵 일어나 춤춘다. 이 처방을 수일 사용하면 효과가 탁월하다.

여성이 성난 고양이에 놀란 후 일상생활뿐만 아니라 울음소리까지 고양이와 같게 된다. 여기에 이 처방을 주어 치유하였다.*

(13) 황련탕

"胸中有熱 胃中有邪氣 胸中痛 欲嘔吐者"**

상열중한上熱中寒, 가슴에 열, 위에 한이 있어서 그 때문에 복통과 구토가 일어난다. 상복부는 배꼽 주위가 그득하고痞 또 통증이 있다. 설태는 황백색으로 습윤하고, 전방은 얇고 안쪽은 두텁다. 맥은 촌은 부浮, 관·척은 침약沈弱하다.

반하사심탕의 황금 대신 계지가 들어간다. 위중이 막힌 것을 계지와 건강으로 따뜻하게 한다.

복통을 치료하고 반하로 오심구토를 멈춘다. 역류성식도염에 좋다.

(14) 반하사심탕

- 심하 : 但滿而不痛者 柴胡不中與之
- 생강 : 汗出解之後 胃中不和 心下痞硬 乾噫食臭 脇下有水氣 腹中雷鳴 生薑瀉心湯主之

… 트림, 명치 쓰림

- 감초 : 傷寒中風 醫反下之 其人下痢 日數十行 穀不化 腹中雷鳴 心下痞硬而滿 心煩不得安 本方主之

---

* 해당 내용은 《생생당치험生生堂治驗》(1804년)에 나오는 전광癲狂의 일례를 든 것이다.

** 《상한론》 가슴 속에 열이 있으면서 위중에 사기가 있어 뱃속이 아프고 토하려고 하는 경우 (황련탕으로 주치한다.)

(15) 황련해독탕

열성병의 급성기에 사용하지만 실열이 만성화한 것에도 좋다.

토혈, 출혈, 코피*, 하혈, 혈뇨, 감증疳症, 두드러기, 피부병, 열성병후의 여열에 사용한다. 또, 광조증狂躁症, 혈도증血道症, 정신병, 고혈압에 사용한다.

삼초의 실열에 의해 일어나는 염증과 충혈에 사용한다.

- 황련 : 심과 비위의 열을 취하여 불안·초조를 잡는다.
- 황금 : 폐·대장의 열을 취하여 객혈·토혈·하혈을 치료한다.
- 황백 : 신·방광의 열을 취하여 이뇨작용을 하며 혈뇨를 치료한다.
- 산치자 : 간·심포·삼초의 열을 취한다.

여기에 시호를 가하면 간담의 열을 취한다.

노소를 불문하고 피부가 마르고 건조하여 꺼칠꺼칠한 감촉을 표적으로 한다. 특히 진액이 마르고 건조할 때는 독삼탕이나 생맥산을 병용할 것(《초창방의해蕉窓方意解**》).

여기에 사물탕을 가하면 온청음이다.

---

* 원서에는 衂血이라 되어 있으나 衄血의 오자로 보인다.

** 《초창방의해蕉窓方意解》 : 와다 도카쿠(和田東郭)가 쓴 책. 와다는 에도 중·후기(1700년대)에 활약한 의가로 요시마스 토도의 문하에서 고방을 배우고 후세 근대의 의술도 섭렵한 절충파의 대표적인 임상의이다.

3. 심·심포·담경 피부염의 증례

증례11 심경

14세 여성, 150cm, 53kg

【주소】 AD, 전신홍피증, 건성피부염

【과거력】 0세부터 발증, 7세까지 스테로이드 사용. 그 후 카비카비요법*(확인 안됨 : 카비카비요법?)

【현증】 인두발적

【복증】 제상계, 양복직근긴장, 양흉협고만

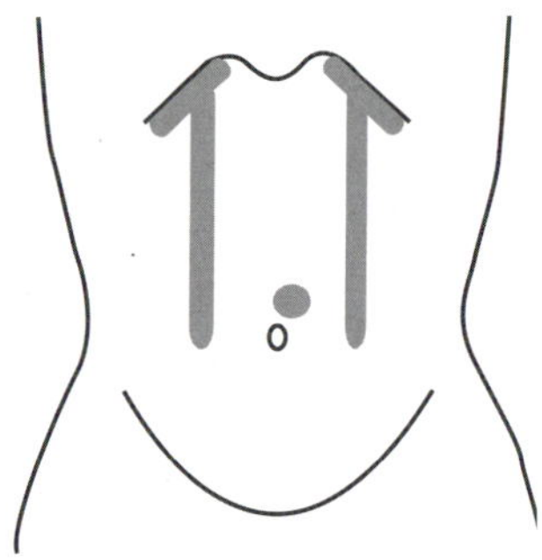

복증

【치료·경과】

- **시령탕** 5.0g, **삼물황금탕** 5.0g, **신이청폐탕** 5.0g 1주분

  상초上焦의 홍반이 치유되었다. 습윤피부염은 방광경에 있어서 이 처방에 의하여 소퇴되어 치유되었다.

- **삼물황금탕** 5.0g, **시호계지건강탕** 2.5g 5주분

* 건조 가비가비요법(乾燥ガビガビ療法) : 가비가비요법은 1996년 나고야 시립대 의학부 피부과 조교수 사토 겐지(佐藤健二)가 발표한 〈중증 성인형 아토피 피부염 환자의 스테로이드 외용제 이탈〉이라는 논문을 바탕으로 한다. 탈스테로이드 후 증상이 가벼워졌을 때 보습제가 악화의 원인이 된다는 내용을 포괄한다. 대중적인 치료법은 아니며, 원저자도 처음 들어보는 내용이라서 물음표를 표시한 것으로 보인다.

외용 : 태을고, Azunol연고*, 목타르(Wood Tar)연고**

음증의 흉협고만(+)에 대하여 시호계지탕, 안면의 홍반에 삼물황금탕을 병용하여 전신이 치유되었다.

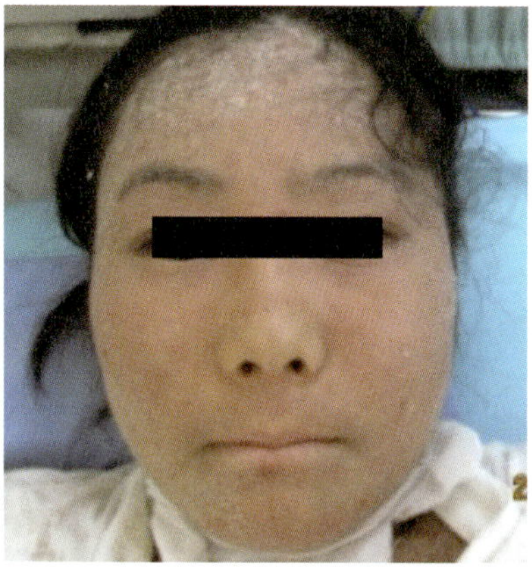

치료 전

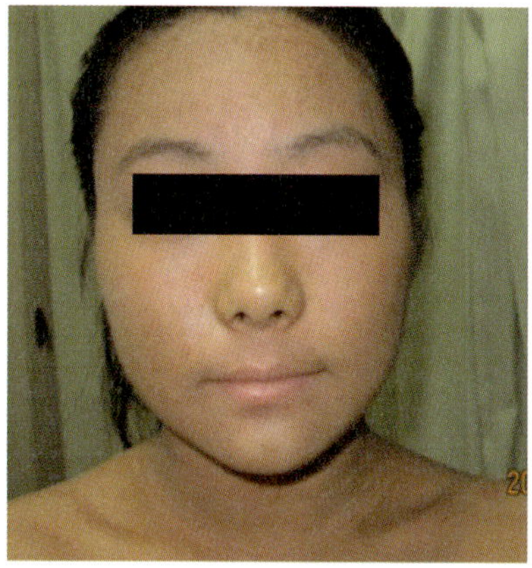

치료 후

* (상품명) 염증성 피부질환 치료제. 성분명은 Azulene이다.

** 목타르(Wood Tar) : 유기성의 식물 및 동물을 건류 혹은 열분해하여 얻을 수 있는 갈색 내지 흑색의 점조성 유상물질油狀物質이다. 요시다(吉田)제약에서 제조하고 있었으나 일본에서 2006년 9월 판매 중지되었다. 목타르는 방부, 살균 및 피부질환 치료제로 오래전부터 사용되었다. 하지만 목타르를 바른 부위에 착색과 타는 냄새가 있기 때문에 사용 시 불쾌감을 주고 약의 유효성을 입증할 만한 과학적 근거가 없어 사용하지 않게 되었다.

증례12 심경

5세 남아, 120cm, 15kg

【주소】 AD·이차감염

【과거력】 1세부터 발증

이전 의사에 의하여 : Banan Dry Syrup

【현증】 전신홍반증

【복증】 위부진수음

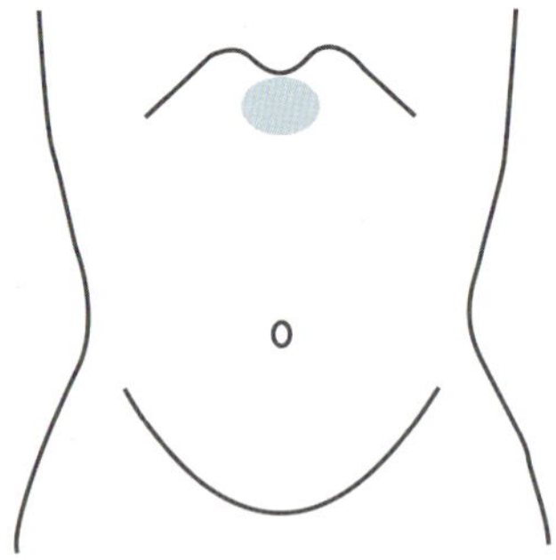

복증

【치료·경과】

- **오령산** 2.5g, **감맥대조탕** 2.5g 4주분
  전신이 좋아졌다.

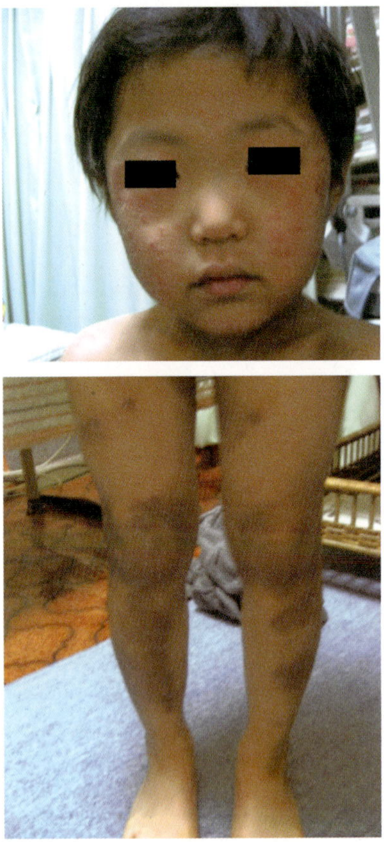

치료 전

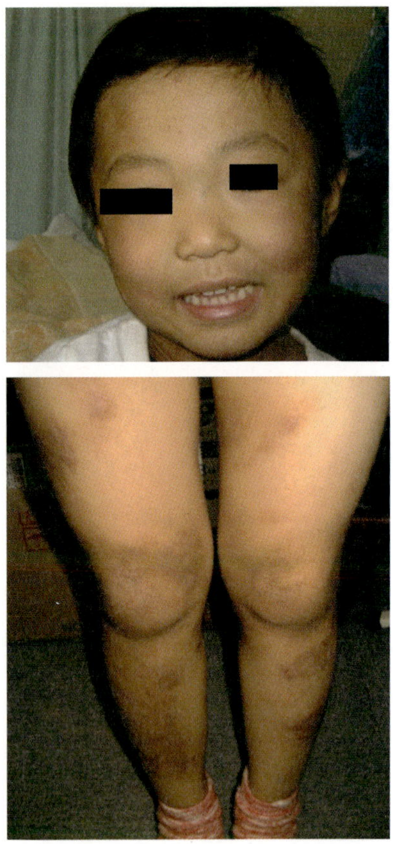

치료 후

증례13 심포경

여성 / 67세 / 159cm / 68kg

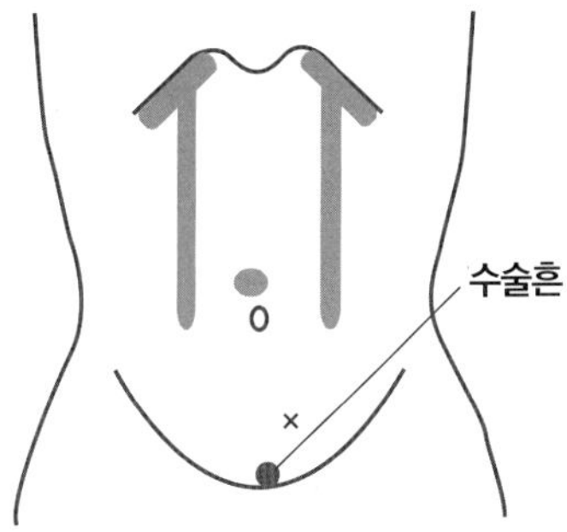

복증

【주소】 UV 피부염, 한포상습진

【현증】 족냉(+), 상기上氣(승升), 고혈압, 동계, 부정맥, 변비(+), 외치外痔

Bp 142/88 → 138/88mmHg

마자인환 복용 중

【과거력】 12세 충수염 수술,

31세 제왕절개,

34세 좌갑상선종 적출.

52세 폐경.

【복증】 양흉협고만, 제상계, 하복부압통, 좌하복부어혈

【설증】 자홍, 박백태(+)

【치료·경과】

- **마황부자세신탕** 2cap(점심), **삼황사심탕** 5.0g 6주분(아침·저녁)

  UV 피부염은 좋아졌지만 상기上氣(+), 화끈거림 심함(+), 붉다.

  삼황사심탕을 사용하여 고혈압이 좋아지고 있으며, 변비가 해소되었다.

증례14 심포경

35세 여성, 161cm, 56kg

【주소】 AD, 신경성위염

【과거력】 2~3세부터 AD 발증,
유아기에 편도염, 중이염.
위폴립 절제(양성폴립)

【현증】 냉기(+), 어깨결림(+), 입 주위의 피부염, 전신의 피부염

【복증】 제상계, 좌복근긴장, 우하복부 수술흔

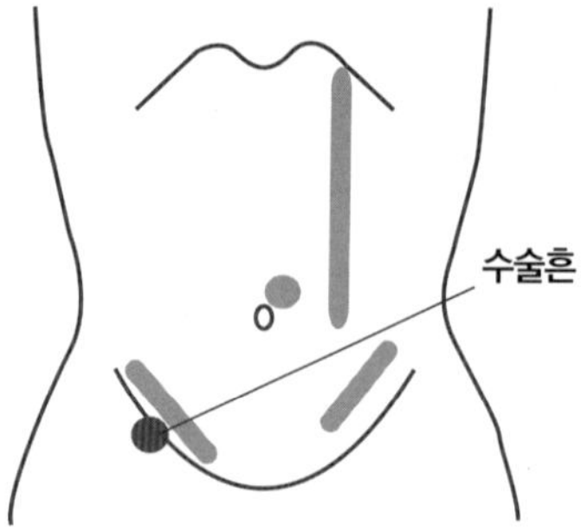

복증

【설증】 홍, 습, 무태

【치료·경과】

- **계지가용골모려탕** 5.0g+**반하후박탕** 5.0g
  장복하여 피부염은 치유되었다.
  때때로 피곤할 때 입 주위에 피부염이 발생한다.
  메슥거리는 느낌, 심하가 답답한 느낌心下痞感을 수반한다.
- **반하사심탕** 5.0g
  2~4주간의 투여로 좋아졌다.

증례15 담경

36세 여성, 164cm, 58kg

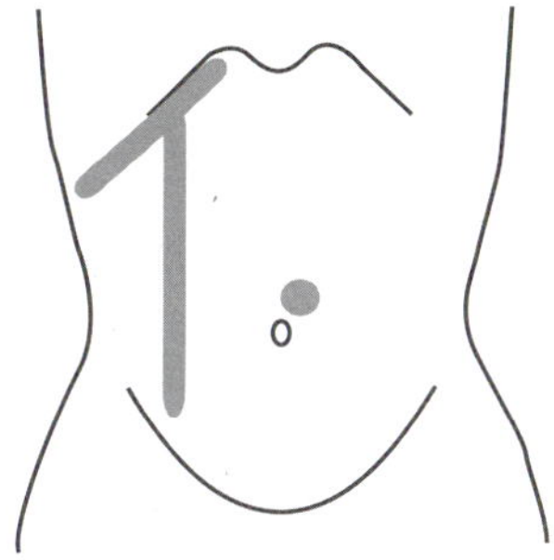

복증

【주소】 AD·이차감염, 위염

【현증】 사군자탕, 시호청간탕, 소풍산을 한약국에서 투여받았고, 여기에 의이인탕까지 복용하여 악화되었다.

【복증】 제상계, 우복직근긴장, 우흉협고만

【설증】 홍반, 무태, 열문裂紋

【치료·경과】

- **사역산** 5.0g, **형개연교탕** 5.0g 4주분
  좋아졌다.

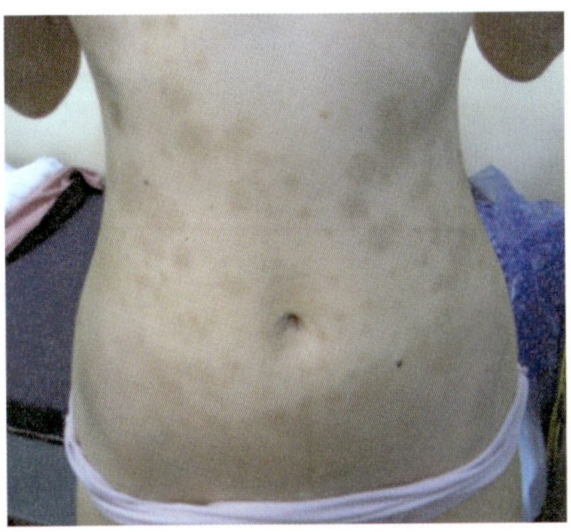

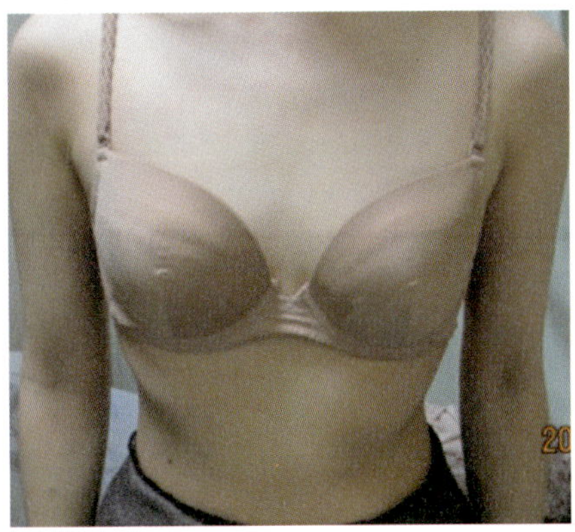

치료 전 → 치료 후

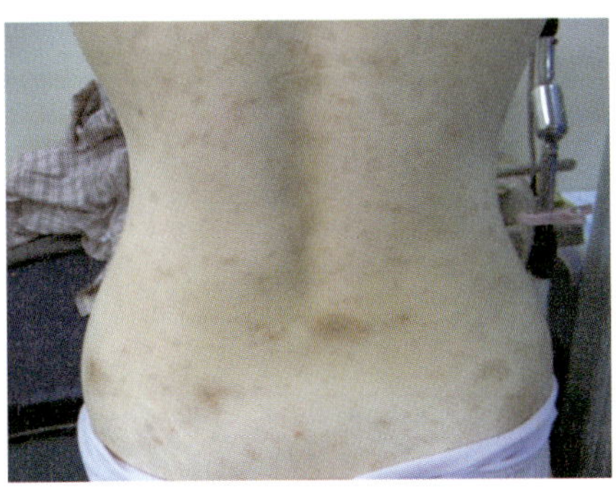

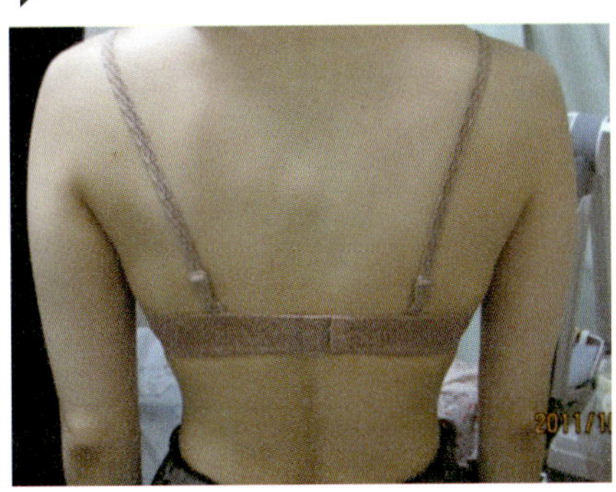

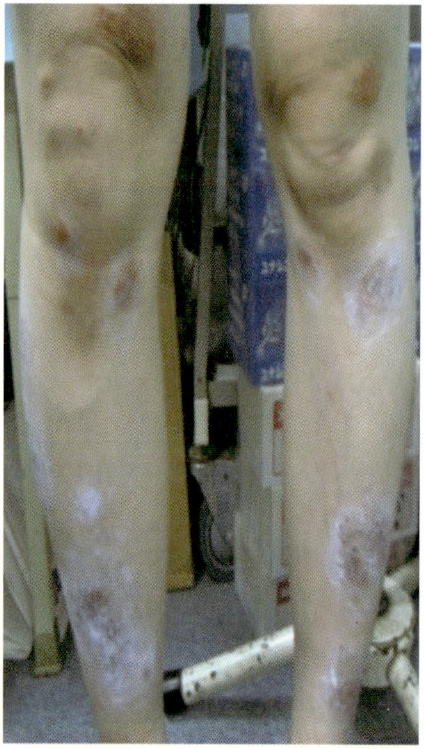

치료 전

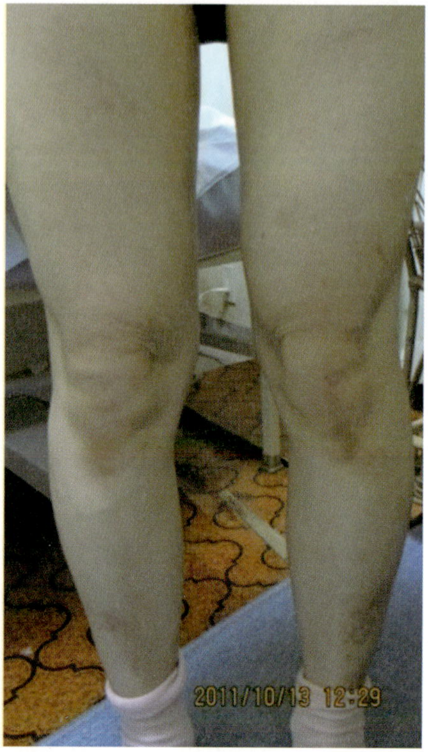

치료 후

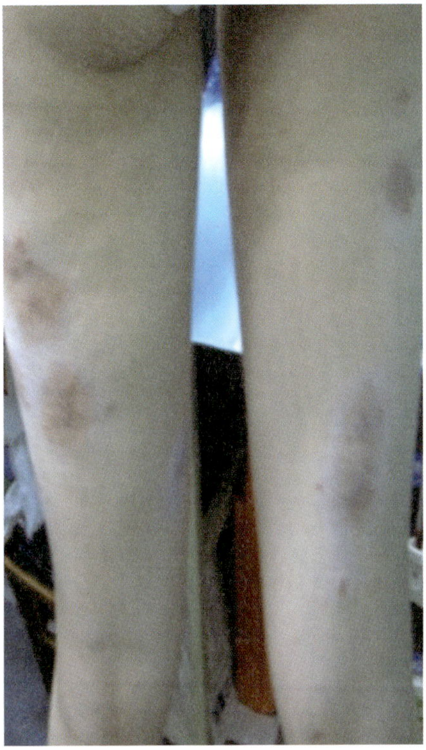

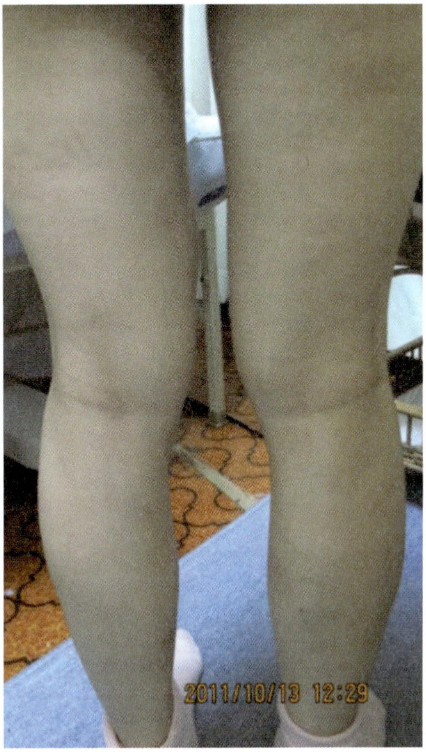

치료 전 → 치료 후

증례16 담경

47세 남성, 182cm, 92kg

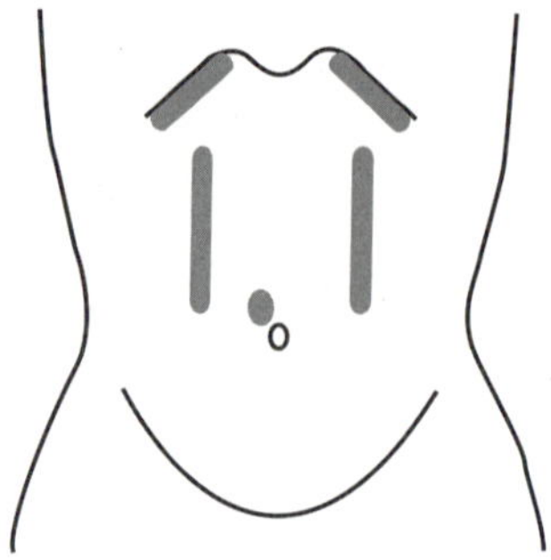

복증

【주소】 장척농포증(PPP)*, 관절통, 늑간신경통

【과거력】 2개월 전부터 통증이 심해졌다. 장척농포증은 10년 전부터 있었다.

음주(+)

【현증】 늑간신경통(가슴에 통증 있음), 손발바닥의 농포, 홍반, 각화균열, 고혈압증, 고요산혈증

손발 : 열, 풍(심경), 위중胃中 : 한랭

가슴의 늑간신경통은 등에 걸쳐 통증이 심함.

【복증】 제상계, 양복직근긴장, 양흉협고만

【설증】 반홍胖紅, 열문, 백태

【치료·경과】

- **월비가출탕** 5.0g+**시호가용골모려탕** 5.0g 3주분
- **시호가용골모려탕** 5.0g+**당귀탕** 5.0g 8주분

  극심한 통증은 소실되었다. 월비가출탕으로는 효과가 없었다.
- **방풍통성산** 5.0g+**시호가용골모려탕** 5.0g 3주분
- Zyloric 1T 10주분

  치유되었다.

* 장척농포증(persistent palmoplantar pustulosis, PPP) : 손·발바닥에 무균성 농포가 생겨 만성의 경과를 거치는 병이다. 경계가 뚜렷한 붉은 반점, 낙설에 다수의 농포를 가진다. (가정의학대전과家庭医学大全科, 6개정 편집)

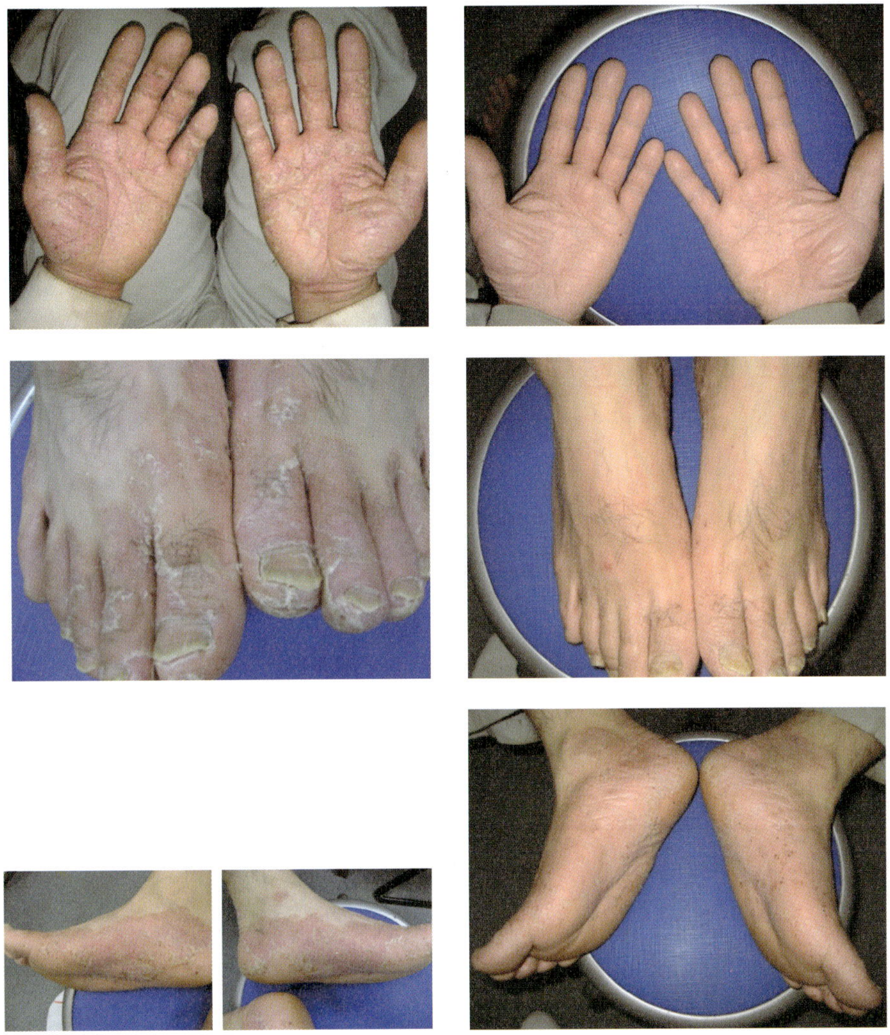

치료 전 → 치료 후

증례17 대시호탕

70세 남성, 167cm, 60kg

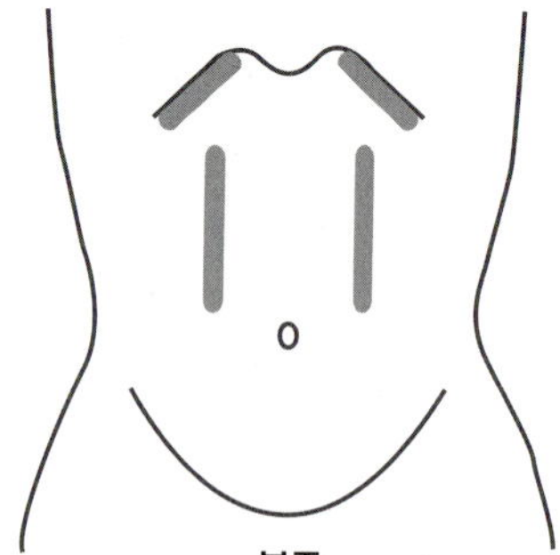

복증

【주소】 범발성피부염, 양진

【현증】 왼쪽 아래팔에 이물, 위궤양, 고혈압증, 고지혈증, 빈혈

【현병력】 5~6년 전부터 전신에 발진, 소양감이 있어서 모 시립병원에서 진료를 받았다.

내복제 : Amlodin, Enapril*, Crestor, Lansoprazole

동물 알레르기로 진단받아 스테로이드(Dermovate) 외용, Pranlukast·Xyzal(2T/일)을 내복해도 낫지 않아 본원에서 진료를 받았다. 내복 Neoral은 본원에서 진료받기 전까지 5년간 복용하고 있었다.

자각증상 : 전신에 양진, 하지 화폐상습진, 인두(붉음), 술을 마시면 잠들고 깨는 것이 좋으나 마시지 않으면 좋지 않다.

수분 3L, 구갈(−), 소변 7~8회·야간 0~4회, 변비(−), 보통변

음주는 소주, 주 3일(미즈와리**로 2합술)

【과거력】 20세 교통사고로 오른쪽 발목 골절.

45세·55세 위궤양으로 입원(식사요법).

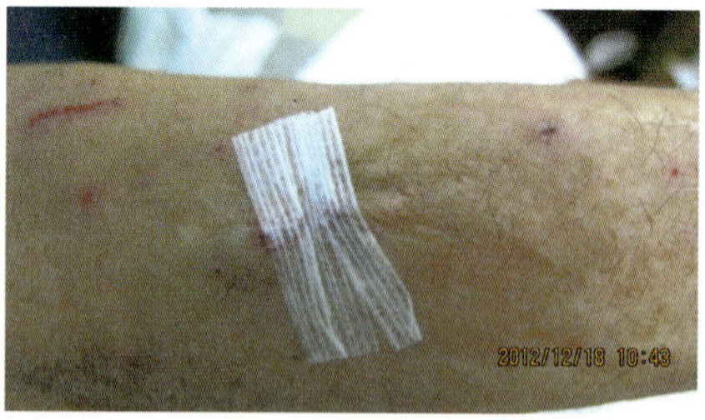

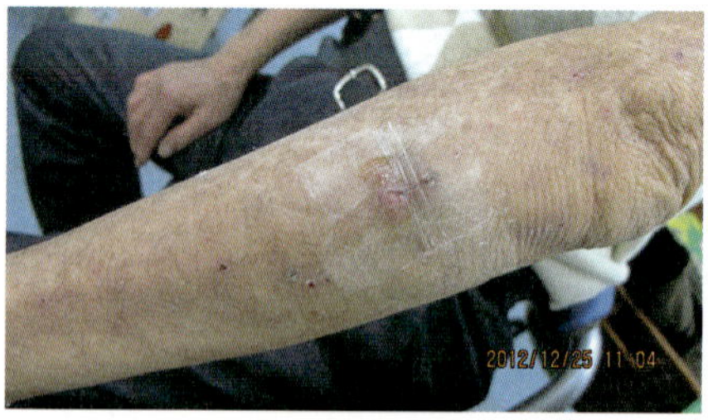

* (상품명) 혈압강하제. 성분명은 Enalapril Maleate. 원래 사용된 약은 카루네토(カルネート).

** 물을 탄 술을 말한다.

50년 전(초등학교 6학년) 왼쪽 아래팔에 연필심이 박힘(아래 사진).

이후 그대로 방치하였다가 2012년 12월 절제하였다.

소변검사(−) : pH 6.0

【복증】 양복직근긴장, 양흉협고만

【설증】 홍, 백태, 중앙열분, 정맥(±)

【치료·경과】

- **시령탕** 6.0g+**십미패독산** 5.0g+**월비가출탕** 5.0g 4주분
  양진이 감소되었다. 홍반은 약간 좋아졌으나, 소양감(+)이 있다.
- **대시호탕** 5.0g+**삼황사심탕** 5.0g+**계지복령환** 5.0g 12주분
  양진이 더욱 감소되어 하지에만 남아 있다.
  왼쪽 아래팔에 있는 연필심의 자흔을 절제하자 전신이 급격히 치유되어 이후 재발이 나타나지 않는다.
- **대시호탕** 5.0g 8주분

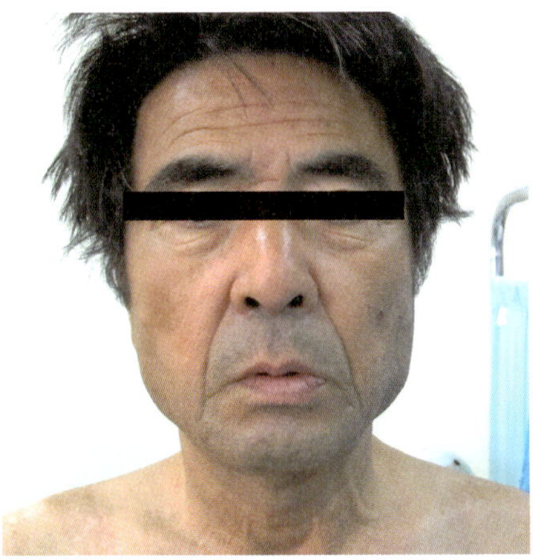

치료 전

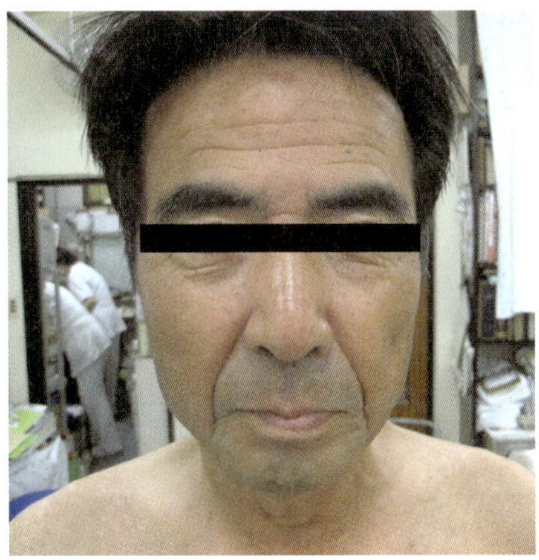

치료 후

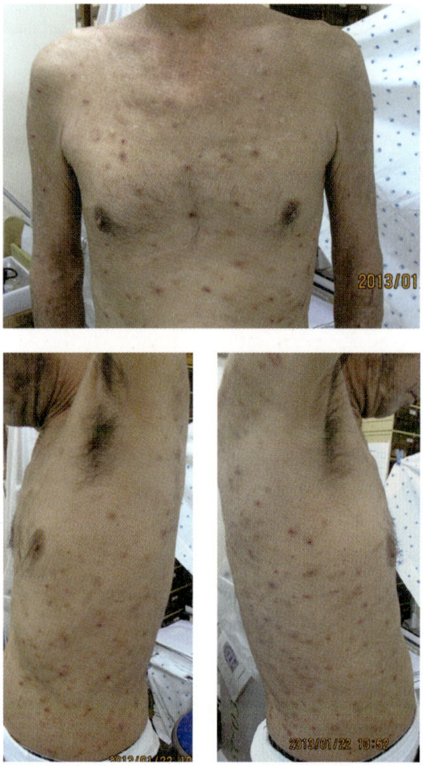

치료 전

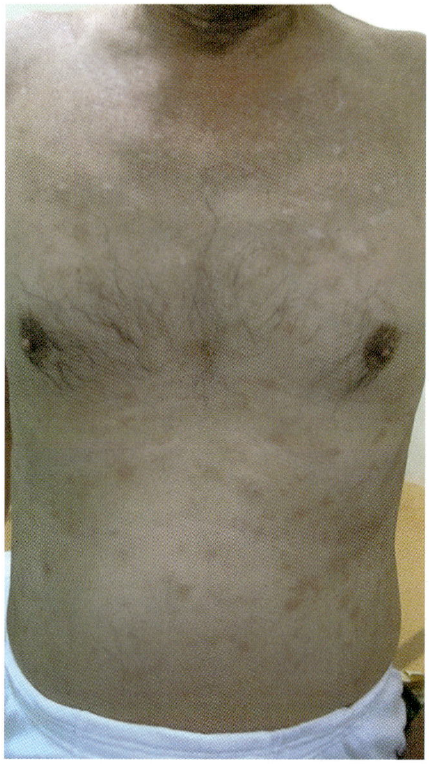

치료 후

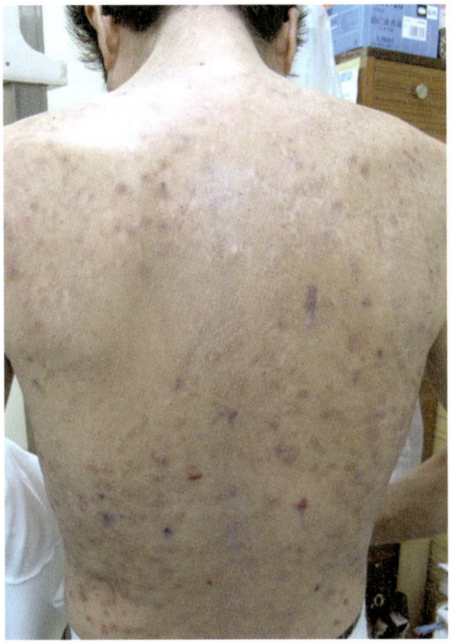

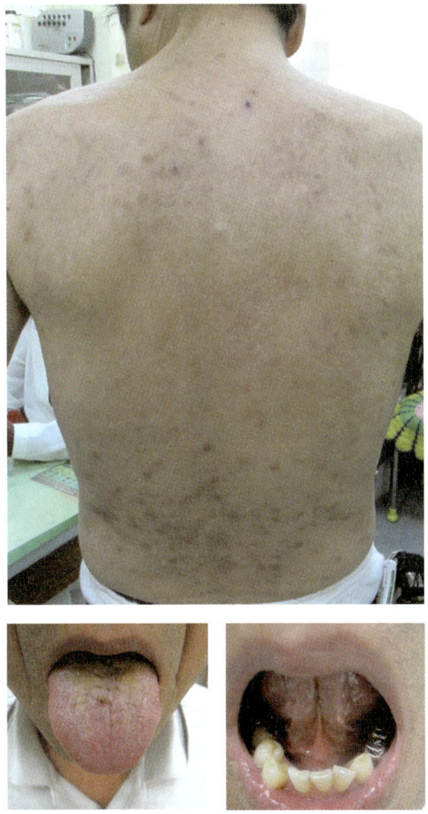

치료 전 → 치료 후

증례18 소시호탕

3세 여아, 86cm, 11kg

【주소】 선천성 홍반각화증

【현증】 전신에 홍반과 인설을 수반한 곳이 있으며, 코피(+).

감증疳症* 이 심하고, 잠을 자지 않는다.

선천적인 것이므로 신腎이 본치라고 생각하였다.

【과거력】 생후 6개월 기관지염으로 입원, 천식 있다.

【복증】 우흉협고만, 우복직근긴장

【치료·경과】

- **자음강화탕** 2.5g+**억간산** 2.5g 4주분
- **소시호탕** 2.5g+**억간산** 2.5g 4주분

  홍반과 각화가 모두 좋아졌다.

  감기에 잘 걸리고 천식을 보인다.

  Onon**, Rhinathiol***, Hokunalin****을 소아과에서 투여받았다.

  소양병위가 되었다고 생각한다.

  소시호탕+억간산을 계속 복용하다가 4주로 종료하였다.

---

* 감증疳症 : 대부분 5세 이내의 소아에서 발생하는 만성 영양장애성 병증. 병인은 여러 가지이나 병변의 주요 관건은 비위에 있다. (한국전통지식포탈, 편집)

** (상품명) 기타의 알레르기용약. 효능효과는 기관지천식, 알레르기비염. 성분명은 pranlukast hydrate이다.

*** (상품명) 진해거담제. 성분명은 L-carbocystein으로 원래 사용된 약은 Mucodyne이며 국내에 시판된 상품명은 Rhinathiol이다.

**** (상품명) 진해거담제. 성분명은 tulobuterol이다.

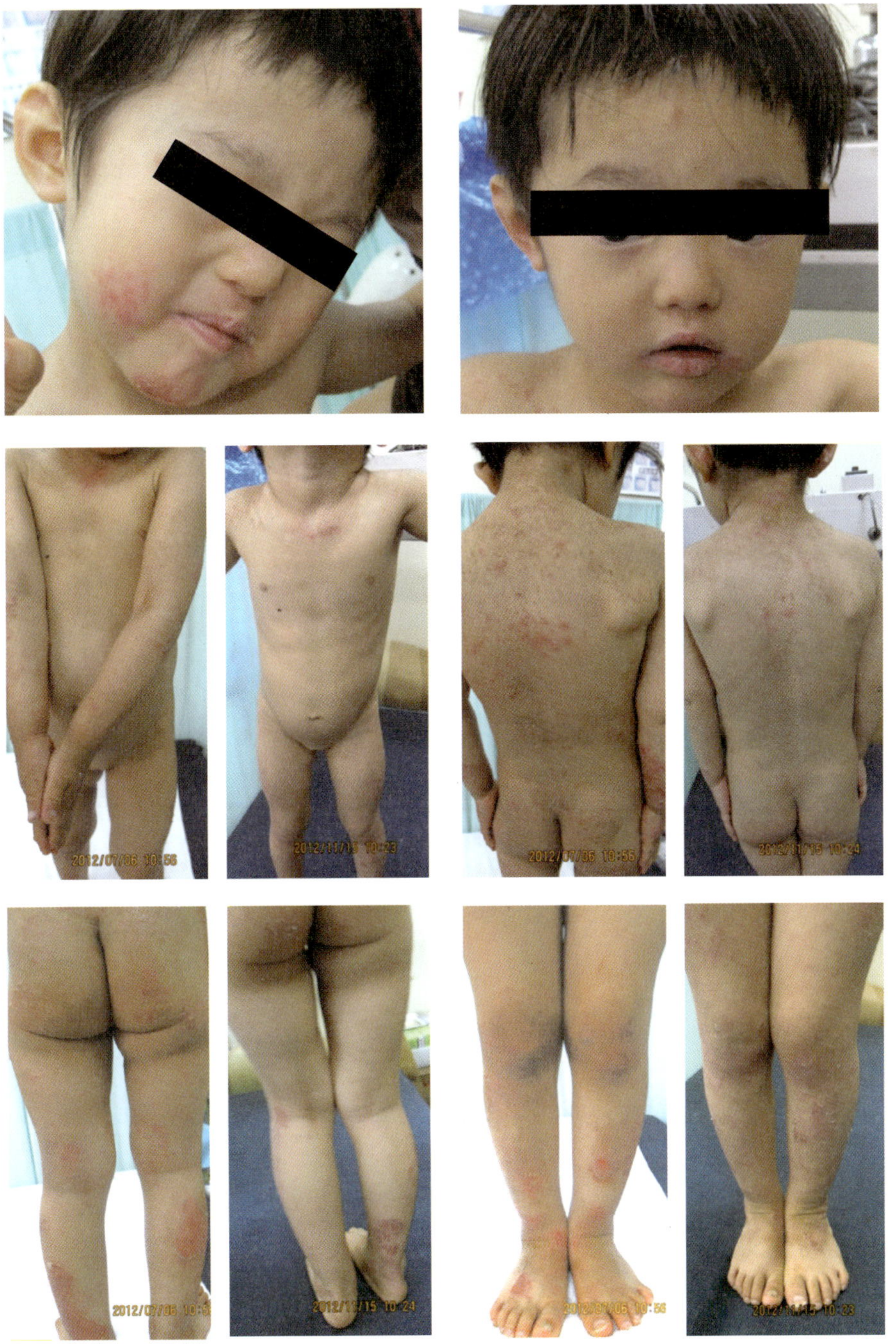

치료 전 → 치료 후

증례19 온청음

40세 여성, 147cm, 42kg

【주소】 두드러기, 비염

【현병력】 생후에 곧 기저귀 피부염이 생겼으며, 주슬관절 부위에 습진이 있다. 고등학생 무렵 손등에 습진이 생겼다.

20세 상반신에도 발생하였다.

23세 단파요법丹波療法*으로 6년간 치료하였다.

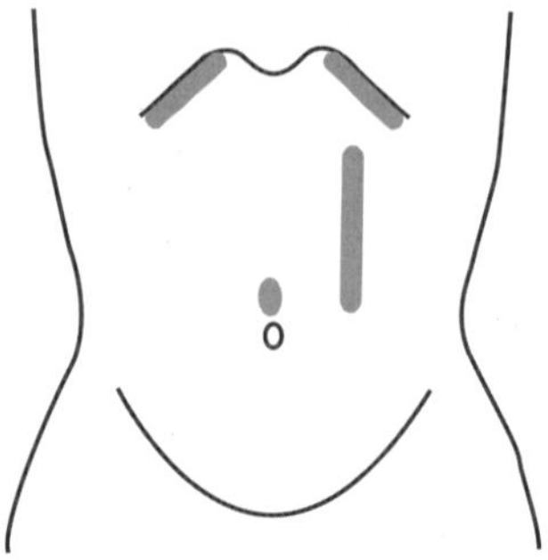

복증

33세까지 진정되어 있었지만 이후 상반신에 습진이 다시 출현하여, 모 병원에서 중의처방을 복용하였다.

4년간 치료해도 경감되지 않아 2011년 10월부터 치료를 그만두었다. 그 후 전신으로 확대되었다.

【현증】 전신홍피증, 수족다한증, 냉증, 위염, 변비증, 인두발적, 한기(++), 수면과 기상 좋음, 수분 1.5L, 구갈(−), 소변 5~6회, 변비(+) 3~4일에 1회, 월경주기 24일, 1주, 통증(−), 양은 보통.

Bp 118/60mmHg

【복증】 양흉협고만, 좌복직근긴장, 제상계

【설증】 홍, 백태건, 정靜(+)

【치료·경과】

- **인진오령산** 5.0g+**온청음** 5.0g+**억간산** 2.5g 4주분
- **진무탕** 5.0g+**온청음** 5.0g+**억간산** 2.5g 4주분

  5개월에 치유되었다.

---

* 단파요법(단우요법) : 토사시미즈(土佐清水) 병원장인 니와(丹羽)가 고안한 요법이다. 아토피 피부염의 원인이 활성산소 때문이라는 것을 기본으로 하여 과산화물제거효소(Superoxide dismutase, SOD) 작용이 있는 성분을 배합한 스테로이드 연고나 건강식품으로 치료한다. 일본에서 비급여항목이다.

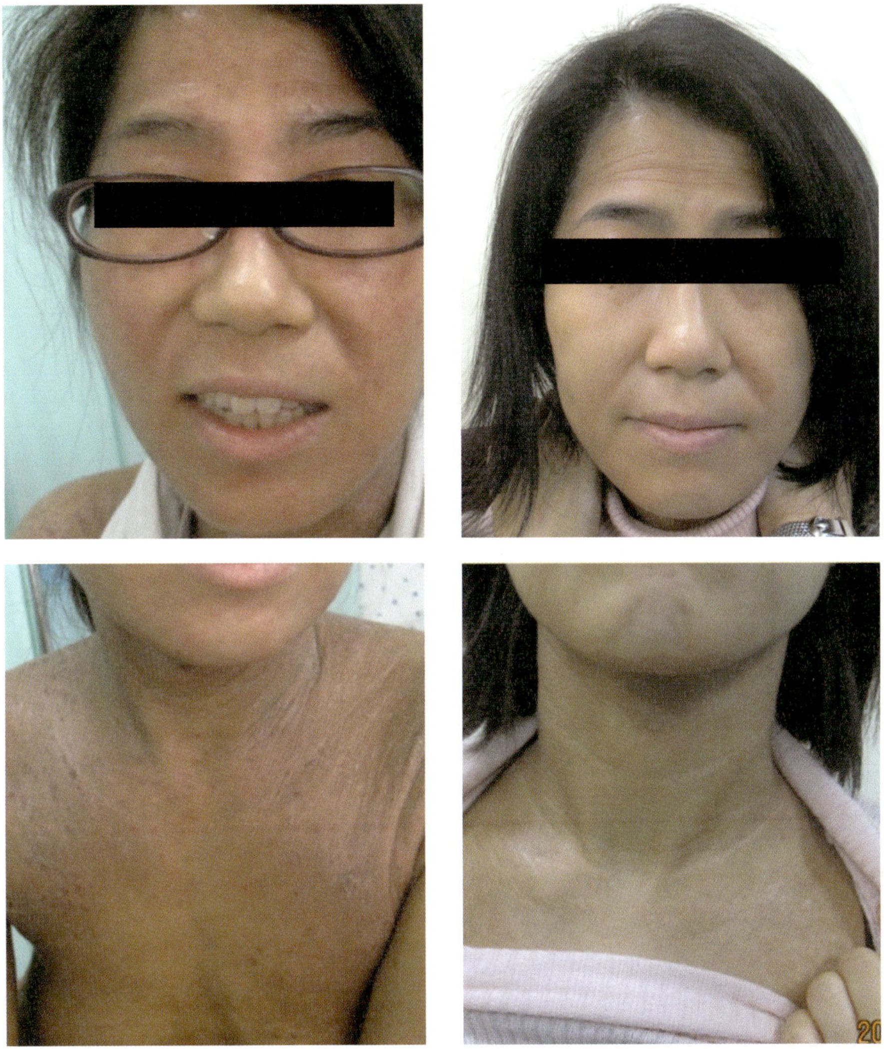

치료 전 → 치료 후

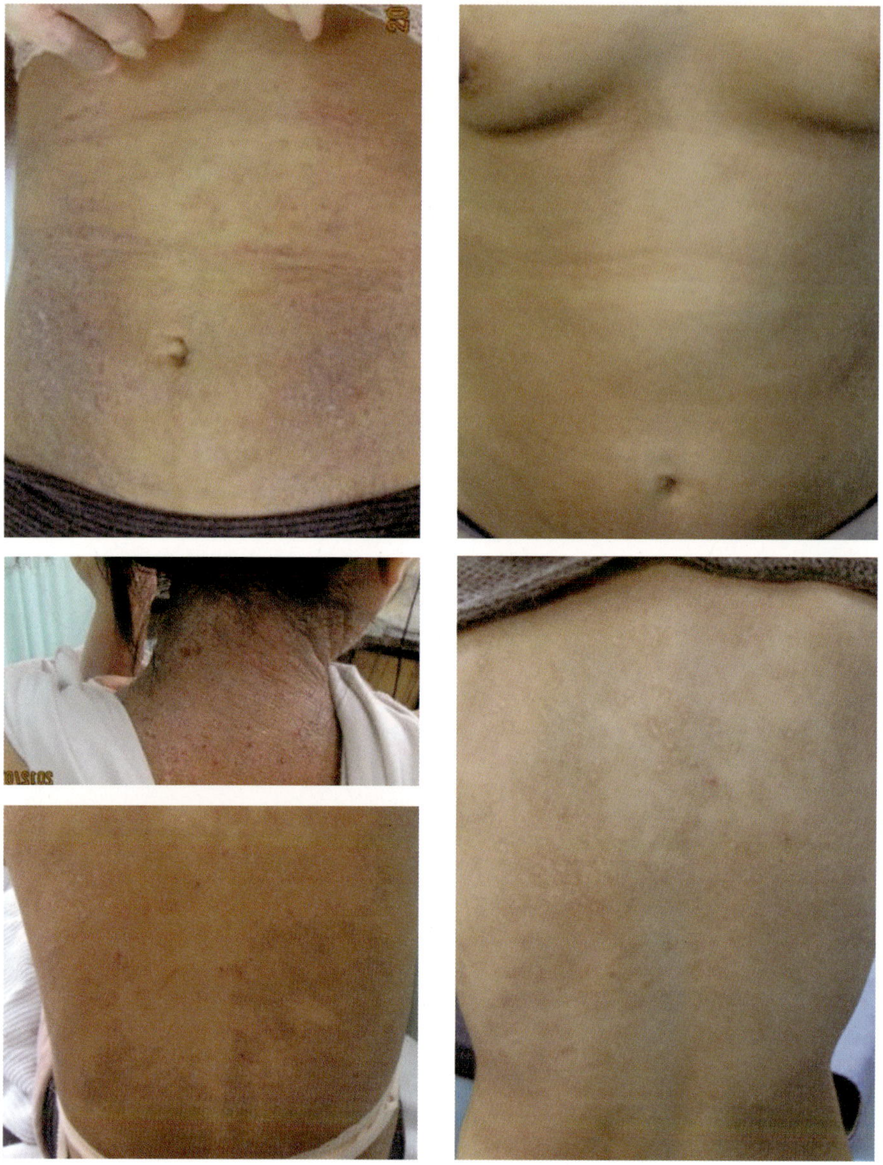

치료 전 → 치료 후

증례20 억간산가진피반하, 인진오령산

49세 남성, 170cm, 64kg

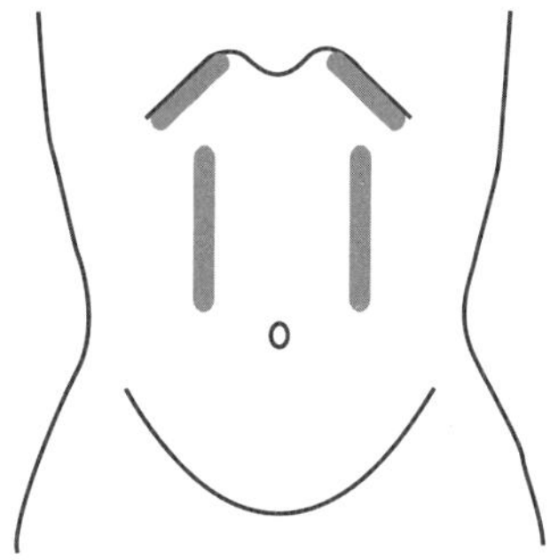

【주소】 AD, 양진

【현병력】 X년 겨울부터 하반신이 가렵고, X+1년 5월경부터 무릎이 구부러지지 않는다. 부종이 있다. 모 의료센터에서 피부과 진료를 받았다.

X+1년 4월, 다른 병원에서 소풍산+온청음을 복용해도 좋아지지 않았다.

5월, 내복 Predonine 5mg, Famotidine D 10mg, Allegra OD 60mg 3일분, 이후 4일분을 복용하였다.

Celestamine, allegra OD 60mg 5월말까지 복용하였다.

이후에는 외용 Dermovate로 치료했다.

【현증】 AD, 양진, 화분증, 사지·측흉부의 소양감 있음, 홍반, 수면과 기상 좋음, 수분 1.5~2L, 소변 6~7회, 변비(–), 보통변, 번조,

흡연(+), 술을 자주 마심, 갈증(+), 초조감(+), Bp 120/70mmHg

【과거력】 3세 우측 서혜부 탈장, 42세 당뇨병

19~42세까지 연구소에서 약품을 다루고 있었으나 당뇨에 걸려 사무직으로 전환하였다. 혈당치 160mg/dL, HbA1c 6.6%, Zetia 1T/일 복용

고지혈증으로 Lipitor, Melbin 복용

【복증】 양흉협고만, 양복직근긴장

【설증】 홍습, 백태, 정맥(++)

【치료·경과】

- **인진오령산** 5.0g+**억간산가진피반하** 2.5g 2주분

  갈증이 상당히 호전, 화끈거림과 땀(+).

- **백호가인삼탕** 6.0g+**형개연교탕** 5.0g+**억간산가진피반하** 2.5g 4주분

※《상한론》"땀이 나면서 갈증이 있으며, 표리의 증이 있고, 목이 마르지만 물을 마시려 하지 않는 자는 오령산으로 주치한다."*

태양병 중·하편에 나오는 처방이지만 소양에도 좋다.

- 인진호 : 리裏의 어열瘀熱을 잡는다. 인진오령산은 리실裏實의 증이 없다. 인진호탕보다 경증이다.
- 형개연교탕 : 일관당** 해독 체질에 사용하는 처방이다.

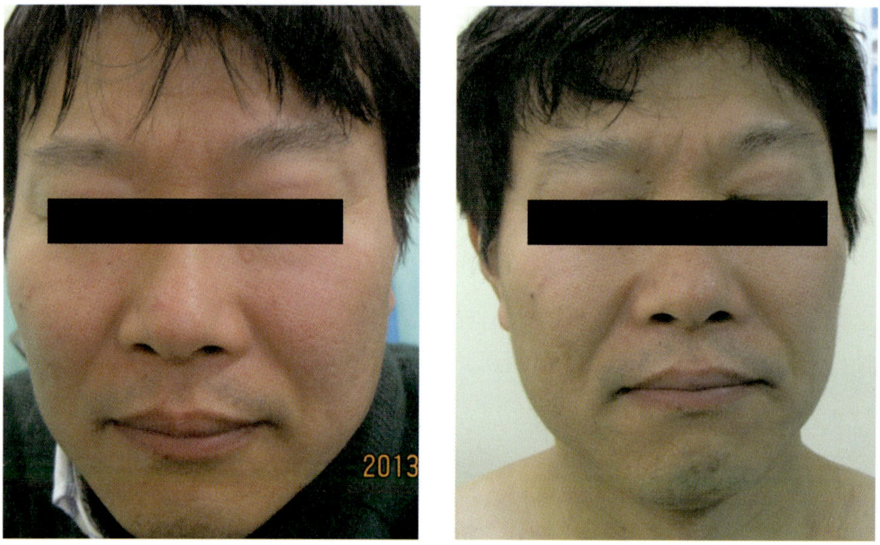

치료 전 → 치료 후

---

* 《상한론》"傷寒 汗出而渴者 五苓散主之 …… 有表裏證 渴欲飲水 水入則吐者 名曰水逆 五苓散主之"

** 일관당의학一貫堂醫學 : 모리 도하쿠(森道伯)가 창시했으며, 사람의 체질을 3대증(혈증·장독증·해독증)으로 분류하고 통도산·방풍통성산·시호청간탕·형개연교탕·용담사간탕의 다섯 처방을 운용하여 체질개선을 실시한다.
본문의 해독증 체질은 결핵에 걸리기 쉬운 체질로, 편도선염·중이염·축농증을 동일한 병으로 하고 선병질腺病質이라 생각하여 해독약을 사용했다. 사물황련해독탕(사물탕합황련해독탕)을 기본으로 한 처방으로 체질을 개선하고 유년기에 시호청간탕(편도선염, 중이염 등)을, 청년기에 형개연교탕(축농증, 늑막염)을, 청년기 이후에 용담사간탕(하초의 질환, 방광염)을 사용한다.

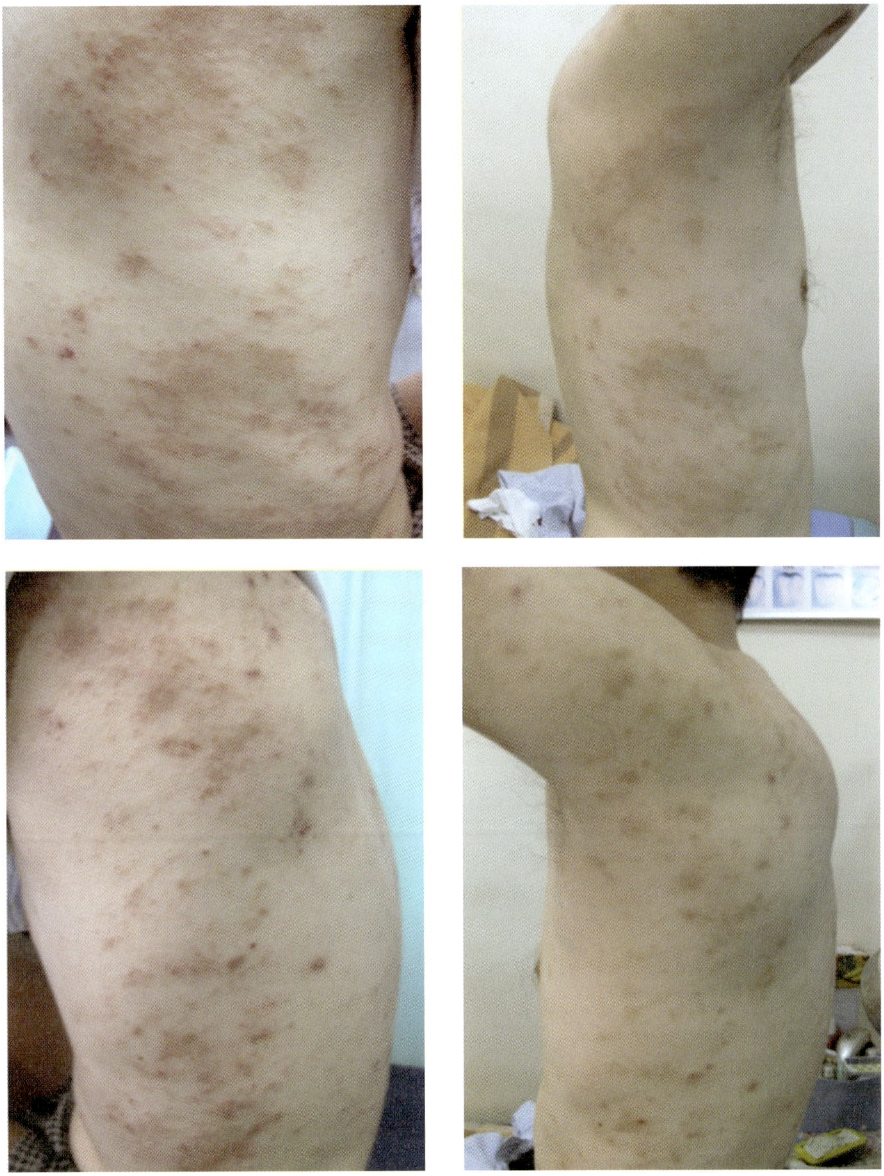

치료 전 → 치료 후

제4장

양명병위
위·소장·삼초·대장·비경의 피부염

표리	표		리									
삼초	상초					중초					하초	
사요	위분		기분							영분		혈분
경락	방광경	폐경	심경	심포경	담경	위경	소장경	삼초경	대장경	비경	신경	간경
육경 열	태양병		소양병			양명병					소음병	궐음병
육경 한			태음병									

1. 양명병위의 치료

양명병위에 관한 내용은《상한론》의 "양명의 병은 위가실胃家實이다."*라는 조문에서 살펴볼 수 있다.

양명병은 족양명위경, 즉 소화기관까지 외사가 침입한 단계로 수手의 소장·삼초·대장경이 이 범위에 포함된다. 위경은 위장증상에 한정된 것이며, 전술한 각각의 경經들은 위장과 관련된 증상을 보인다. 처방이 중복되는 경우가 있지만 모두 위장에 관한 것이므로 대응하는 처방을 사용하면 좋을 듯싶다.

상한론은 열 증상이 강한 증례에서 시작된 것이기 때문에 빠른 경과로 '호전에서 치유'된다. 하지만 만성화된 질병은 경락을 따라 태양병부터 차례로 깊은 쪽으로, 즉 소양·양명·태음·소음·궐음으로 진행하고 사람의 목숨과 관련되므로 그때의 발병상태에 따라 각각의 경락에 따른 치료법을 사용한다.

리증裏證은 외사뿐만 아니라 신체 내에 내상이 있기 때문에 부분적으로 발병된다. 따라서 리증은 외부에 있는 부위와 내부에 있는 내상의 조합을 고민해 볼 필요가 있으며 그런 후에 표증의 피부증상을 아울러 치료한다.

위가실이란 변비를 주증상으로 하는 것이다. 위가실이란 장腸이 충만한

---

* 《상한론》 "陽明之爲病 胃家實也." 원저자가 이 표현을 서두에 적은 것은 위장증상과 관계되는 위·소장·삼초·대장(비)를 양명병위로 포괄하기 위한 것으로 보인다.

것으로, 위는 현대의 장이며 현대의 위는 심하심포이다. 비脾의 열로 인한 증상으로 변비와 가스 때문에 생긴 복명이 있으며 초조해하는 사람이 많다. IBS라면 변비, 무른변, 설사를 보인다. 구토는 물을 마시면 토한다는 오령산에 보이는 정도 이외에는 없다.

- 열실이면서, 조燥한 경우에는 소승기탕, 대승기탕, 조위승기탕을 사용하고, 습濕한 경우에는 인진호탕을 사용한다.
- 열허이면서, 조燥한 경우에는 백호탕, 백호가인삼탕을 사용하고, 습濕한 경우에는 오령산을 사용한다.
- 증상이 복잡한 경우에는 승기탕을 사용한다.
- 후박삼물탕, 후박칠물탕, 후박생강반하감초인삼탕은 반드시 설사한다.
- 태양양명합병, 소양양명합병은 먹은 음식물이 가득 차 있어 즉시 하법을 써야 한다.

[도표4-1] 입체적으로 본 비경(실)의 방증상대方證相對

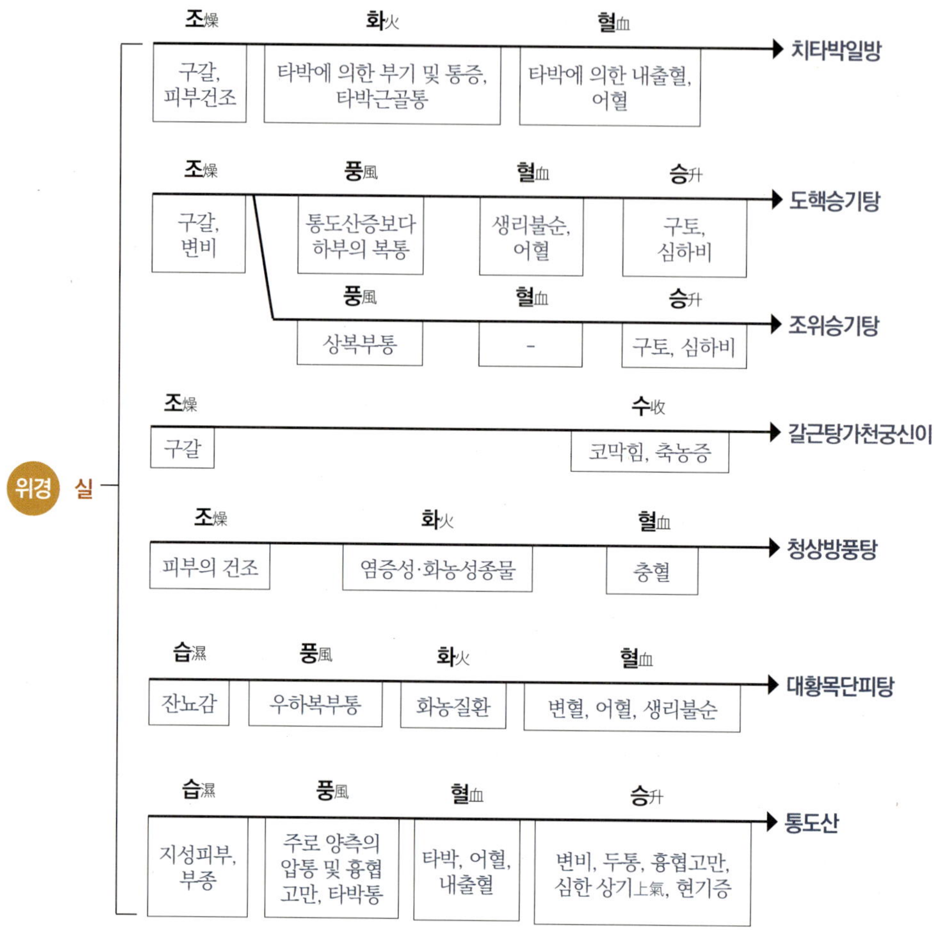

① 소화기증상
상복부이상통증
상복부압통
② 구내증상
③ 안면·뺨의 통증

[도표4-2] 입체적으로 본 비경(실열)의 방증상대方證相對

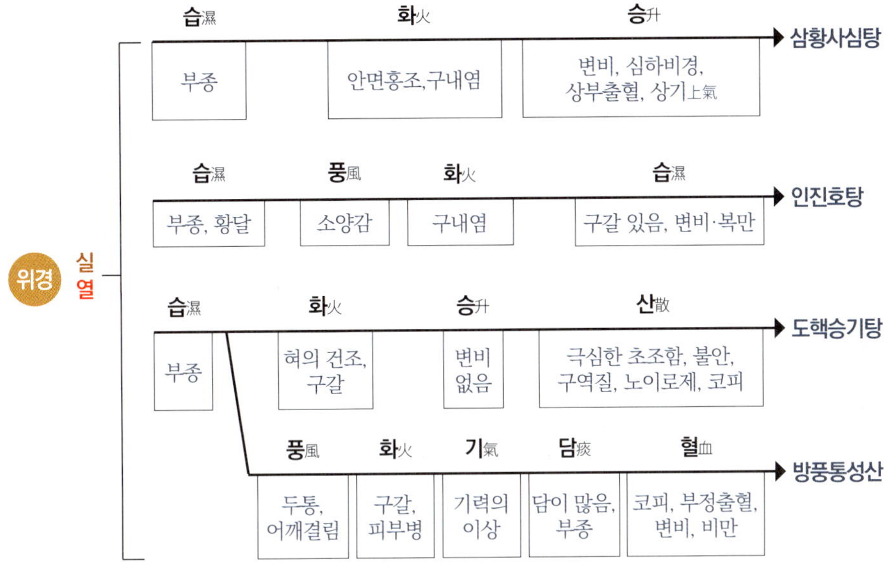

① 소화기증상
상복부이상통증
상복부압통
② 구내증상
③ 안면·빰의 통증

[도표4-3] 입체적으로 본 비경(허, 허한)의 방증상대方證相對

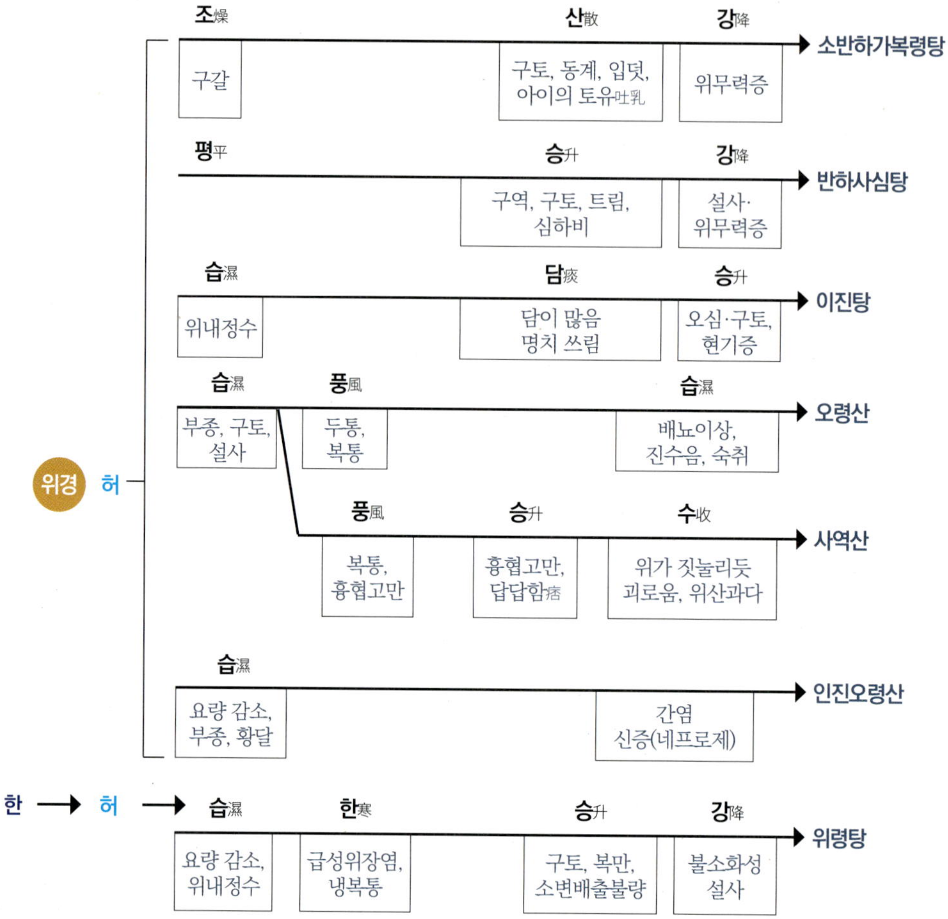

① 소화기증상
상복부이상통증
상복부압통
② 구내증상
③ 안면·빰의 통증

[도표4-4] 입체적으로 본 소장경의 방증상대方證相對

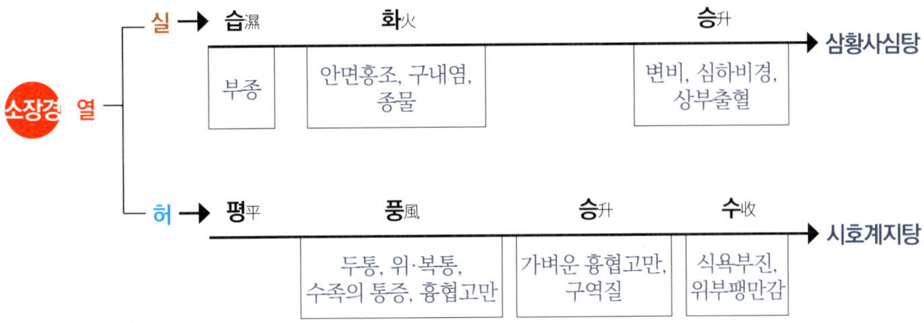

① 양쪽 귀 뒤의 통증
② 목의 회전곤란
③ 안면·뺨의 통증

[도표4-5] 입체적으로 본 삼초경의 방증상대方證相對

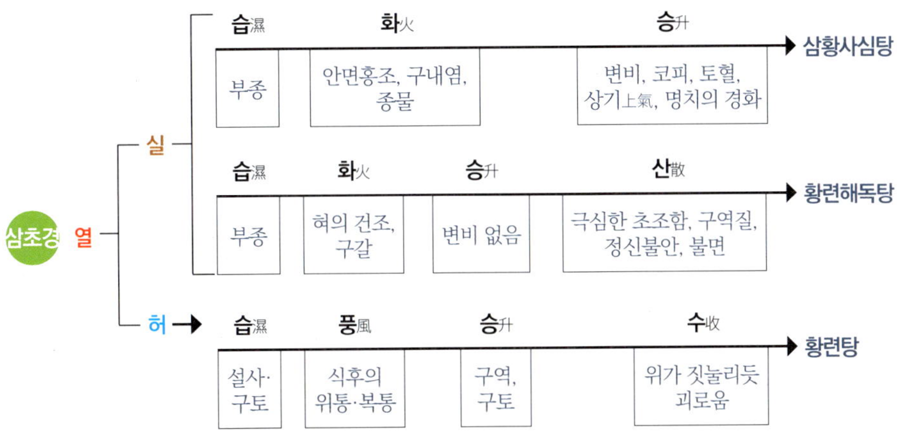

① 흉협고만(좌측에 많음)
② 편두통
③ 후두의 이물감(쉰 목소리)
④ 다한多汗

[도표4-6] 입체적으로 본 대장경의 방증상대方證相對

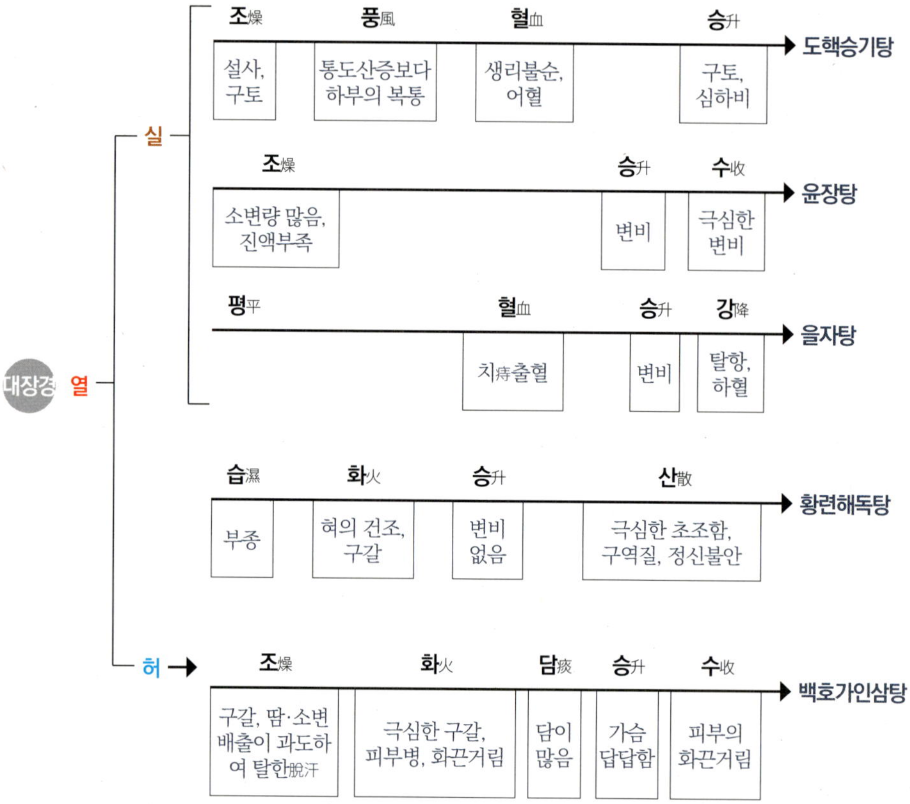

① 비증상(코막힘)
② 안면·뺨의 통증 및 압통
③ 구강증상
④ 눈의 증상

[도표4-7] 입체적으로 본 위경의 방증상대方證相對

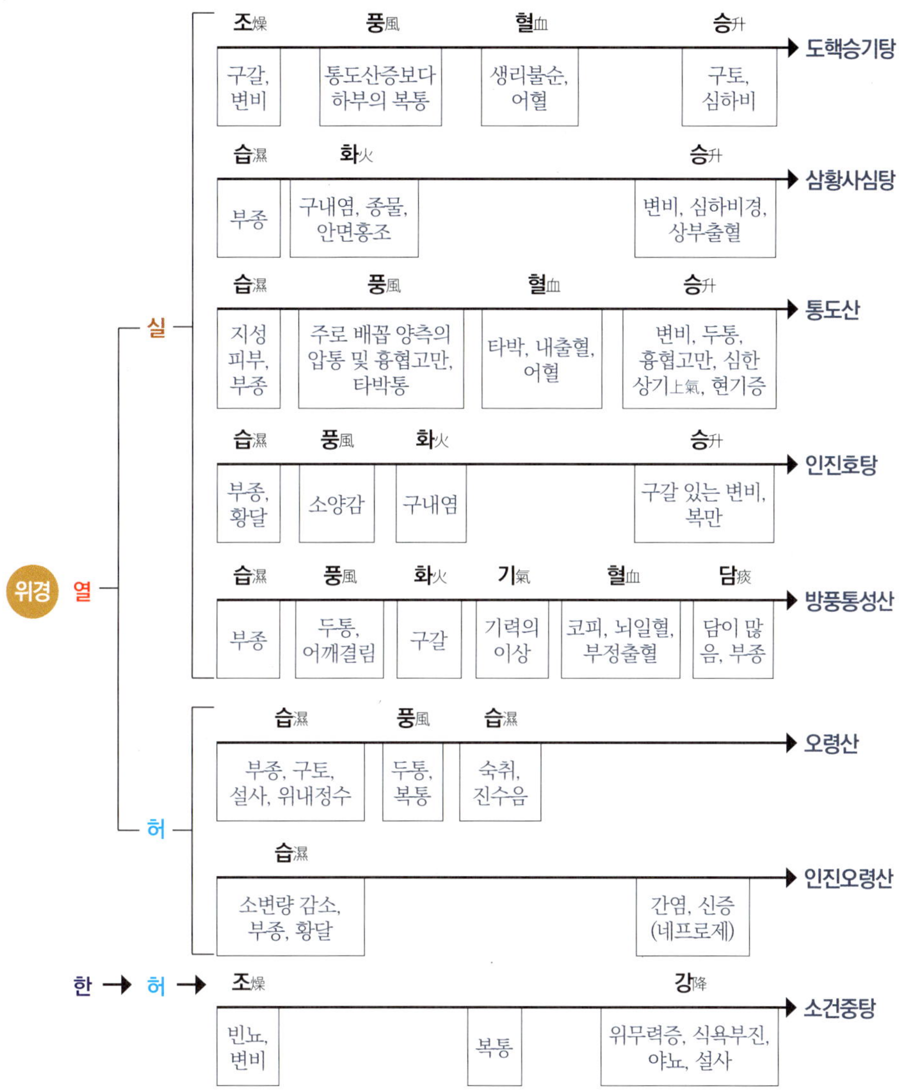

① 소화기증상
  상복부이상통증
  상복부압통
② 구내증상
③ 안면·빰의 통증

2. 양명병위와 그 처방의 이해

(1) 승기탕류

	대황	망초	후박	지실	감초	도인	계지	대조	생강
대승기탕	2	5	8	4					
조위승기탕	2	3			3				
소승기탕	2		4	4					
도핵승기탕	3	3			2	5	4		
후박삼물탕	○		8	3.5					
후박칠물탕	○		5	3.5	2		1.5	1.5	1
후박생강반하감초인삼탕	후박3 생강1 반하4 감초2.5 인삼1.5								

① **대승기탕**

- 망초 : 천연 함수황산나트륨(Sodium Sulfate)
- 지실 : 변비, 복만, 이기理氣

"傷寒 若吐 若下後 不解 不大便 五六日 上至十餘日 日晡所 發潮熱"*

"獨語如見鬼狀 若劇者 發則不識人 循衣摸床 惕而不安 微喘直視 … 大承氣湯主之"**

② **조위승기탕**

대황감초탕+망초

③ **소승기탕**

대승기탕–망초

④ **도핵승기탕**

조위승기탕+도인·계지

⑤ **후박삼물탕**

소승기탕에 후박을 증량한 것. 소승기탕증이면서 복만이 극심한 자를 치료한다.

《금궤요략·복만한산숙식병腹滿寒疝宿食病》에는 아프고 막힌 것이라 되어 있다.***

후박생강반하감초인삼탕은 후박삼물탕의 급성기에 사용한다. "發汗後

---

* 《상한론》 상한병에 만약 토·하법을 사용한 후에 풀리지 않으면, 대변을 못 본 지 5~6일에서 10여 일에 이르렀을 때, 해가 저물 무렵의 파도처럼 온몸에 열이 퍼지고, ……

** 《상한론》(앞의 조문 계속) 귀신을 본 것처럼 혼자 이야기하게 된다. 심한 경우에 사람을 알아보지 못하고 옷자락과 이불을 더듬고 두려워하며 불안해하고 약간 숨을 헐떡이면서 눈을 치켜뜨는 경우 대승기탕으로 주치한다.

*** 《금궤요략·복만한산숙식병》 "痛而閉者 厚朴三物湯主之" 통痛은 복통이며, 폐閉는 대변비결이다.

腹脹滿者 本方主之"* (허증의 복만, 후박삼물탕의 이면)

⑥ **후박칠물탕**

후박삼물탕에 계지거작약탕을 합방한 것이다.

복만기창腹滿氣脹을 치료한다고 하여 약간 실증으로 변비와 가스에 의한 복만에 사용하면 좋다.

변비에는 그 밖에 저당탕, 저당환 등이 좋다.

거머리나 등애 같은 동물생약으로 변비로 인해 광인과 같은 상태가 된 것을 치료하는 경우가 있다.

(2) **백호탕류**

	석고	갱미	지모	감초	인삼	계지
백호탕	15	9	5	2		
백호가인삼탕	15	9	5	2	3 (1.5)	
백호가계지탕	15	9	5	2		4

① **백호탕**

"傷寒 脈浮滑 白虎湯主之"

"三陽合病 腹滿 身重 難以轉側 口不仁而面垢 譫語 遺尿 若自汗出者 白虎湯主之"**

* 《상한론》 땀을 낸 후 배가 부풀고 그득해지는 경우 후박생강반하감초인삼탕으로 주치한다.

** 《상한론》 삼양합병에 배가 그득하고 몸이 무거워 돌아눕기가 힘들며 입과 혀가 뻣뻣하고 안면에 때가 끼고 헛소리하고 소변을 흘리고 … 만약 스스로 땀이 나는 경우 백호탕으로 주치한다.

② **백호가인삼탕**

"服桂枝湯 大汗出後 大煩渴不解"*

"傷寒 若吐 若下後 七八日不解 表裏俱熱 時時惡風 大渴 舌上乾燥而煩 欲飮水數升者 白虎加人蔘湯 主之"**

* 《상한론》 계지탕을 복용하고 크게 땀을 낸 후 심하게 답답하며 갈증이 나는데 풀리지 않고(…… 백호가인삼탕으로 주치한다).

** 《상한론》 상한에 토·하법을 쓴 후 7~8일이 되어도 풀리지 않고 표리에 모두 열이 있으며 때때로 추위를 싫어하고 갈증이 심하게 나며 혀가 건조하고 번조가 있어서 물을 몇 되라도 마시려 하는 경우 백호가인삼탕으로 주치한다.

[도표4-8] 위장단계(위경)—열증

		실증	허증
열증	풍사·기상	대시호탕	시호계지탕
	서사·화사	삼황사심탕	반하사심탕
	조사	조위승기탕	백호가인삼탕
	습사·담사	삼황사심탕	반하사심탕
	혈상血傷	대황목단피탕	시호가용골모려탕
	승향升向	황련해독탕	반하사심탕
	강향降向	갈근황련황금탕	승마갈근탕
	산향散向	황련해독탕	시호가용골모려탕
	수향收向·울상鬱傷	갈근황련황금탕	황련탕

[도표4-9] 위장단계(위경)—한증

		실증	허증
한증	풍사·기상	반하후박탕	계지가작약탕
	서사·화사	반하후박탕	계지가출부탕
	조사	윤장탕	소건중탕
	습사·담사	위령탕	복령감초탕
	혈상血傷	계지가용골모려탕	계지가용골모려탕
	승향升向	반하후박탕	반하후박탕
	강향降向	갈근탕	소건중탕
	산향散向	계지가용골모려탕	계지가작약탕
	수향收向·울상鬱傷	평위산	안중산

[도표4-10] 면역단계(소장·삼초·대장경)—열증

		실증	허증
열증	풍사·기상	사역산	소풍산
	서사·화사	황련해독탕	반하사심탕
	조사	마자인환	백호가인삼탕
	습사·담사	인진호탕	오령산
	혈상血傷	도핵승기탕	저령탕
	승향升向	황련해독탕	반하사심탕
	강향降向	갈근황련황금탕	승마갈근탕
	산향散向	황련해독탕	시호가용골모려탕
	수향收向·울상鬱傷	방풍통성산	황련탕

[도표4-11] 면역단계(소장·삼초·대장경)—한증

		실증	허증
한증	풍사·기상	계지가작약대황탕	이출탕
	서사·화사	계지가작약대황탕	계지가작약탕
	조사	윤장탕	소건중탕
	습사·담사	위령탕	방기황기탕
	혈상血傷	계지복령환	당귀건중탕
	승향升向	계지가작약대황탕	계지가작약탕
	강향降向	갈근탕	황기건중탕
	산향散向	계지가용골모려탕	계지가작약탕
	수향收向·울상鬱傷	평위산	안중산

3. 위·소장·삼초·대장·비경 피부염의 증례

증례21 위 · 대장경/조위승기탕

27세 남성, 165cm, 52kg

【주소】 AD, 홍피증(10세부터 있다)

【현증】 변비로 딱딱한 변, 수족다한증, 자율신경불안증, 안면홍조, 항상 복부가 부풀어 있다. 편도선염(+), 인두발적, 수족냉기(+), 수면과 기상 나쁨, 수분 1L, 소변 3~4회, 판매업으로 시간은 2교대제(5:00~15:30, 7:30~15:30)

Bp 102/50mmHg

【복증】 양흉협고만, 제상계, 좌제방압통

【설증】 홍

【치료·경과】

- **조위승기탕** 5.0g+**마행의감탕** 5.0g 7일분
  홍반과 건조가 남았다.
- **조위승기탕** 5.0g+**대황** 1.0g 2주분
  대부분 좋아졌다.

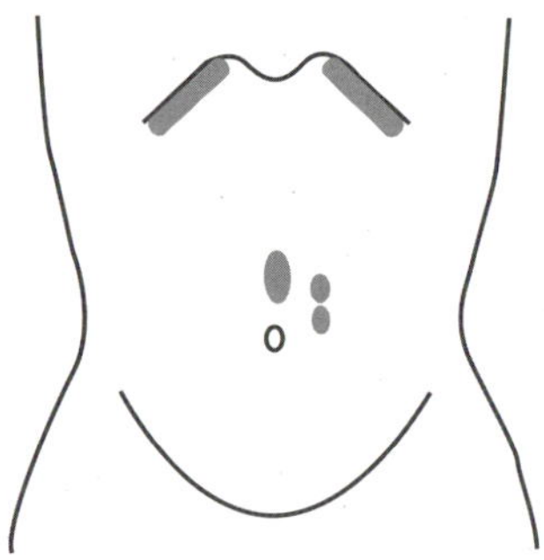

복증

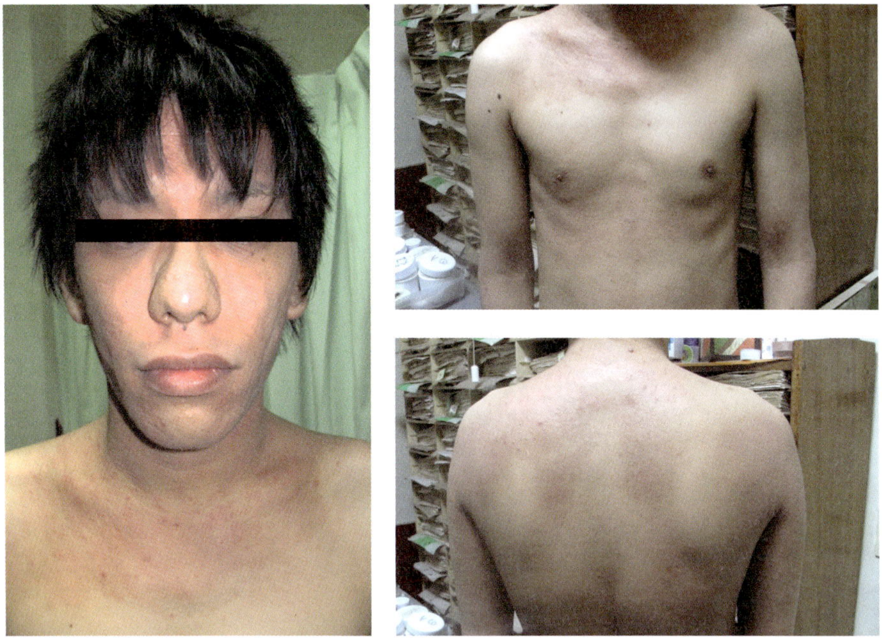

초진 시

증례 22 위경/대황목단피탕

40세 여성, 159cm, 65kg

【주소】 안면홍반, 부종

【현증】 조현병*으로 2개월간 입원하여 정신과약, 항간질약(Selenica, Landsen), 수면제, Risperdal, Laxoberon을 처방받음.

변비(+), 인두발적, 양쪽 하복부통 있음, 어혈(+), 수분 1.5L, 소변 4~5회(적음), 월경 30일 주기로 양 많음, Bp 110/60mmHg

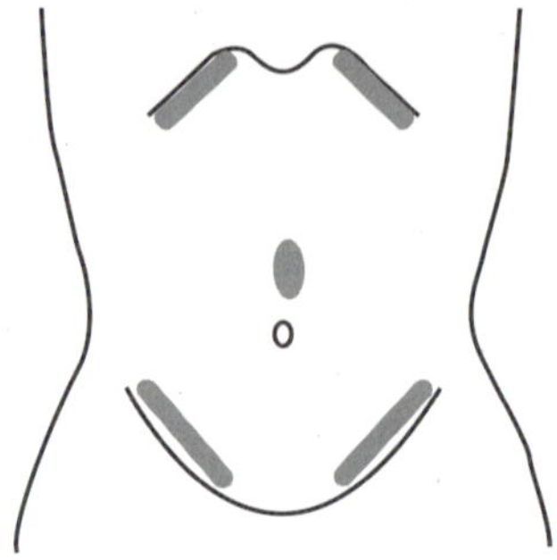

복증

축혈畜血 → 정신이상을 초래한다

【복증】 양흉협고만, 제상계, 양하복부압통

【설증】 홍습, 정맥(+)

【치료·경과】

- **대황목단피탕** 5.0g+**억간산** 2.5g(자기 전) 4주분
- **치자백피탕** 2.0g(점심), 사프란 0.5g

조현병의 증상이 모두 치유되었다.

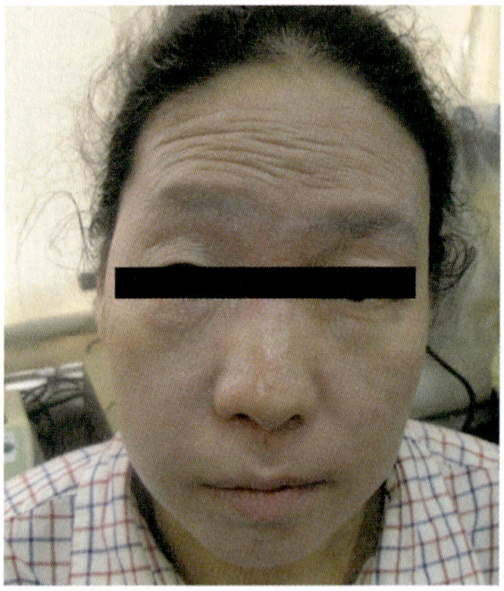

초진 시

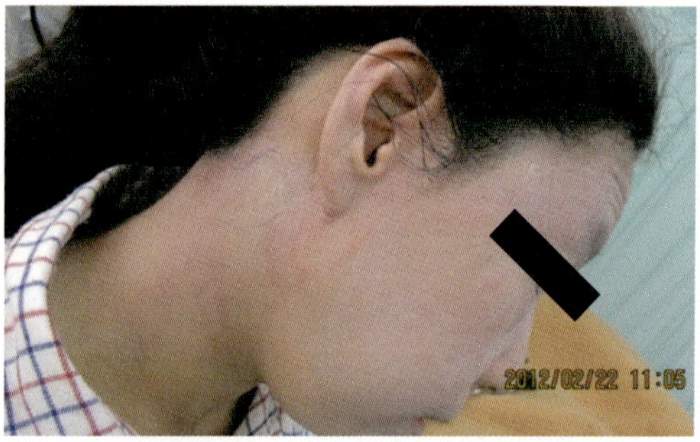

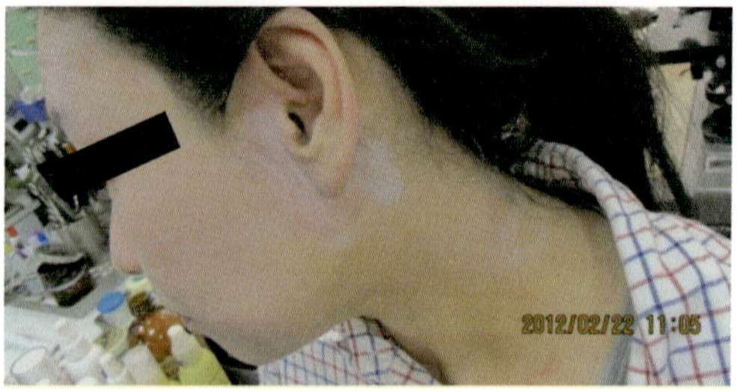

* 일본에서는 2002년부터 정신분열증을 통합실조증으로 부르고 있으며, 국내에서는 2011년부터 조현병으로 부르고 있다.

증례23 위경/통도산

27세 여성, 157cm, 65kg

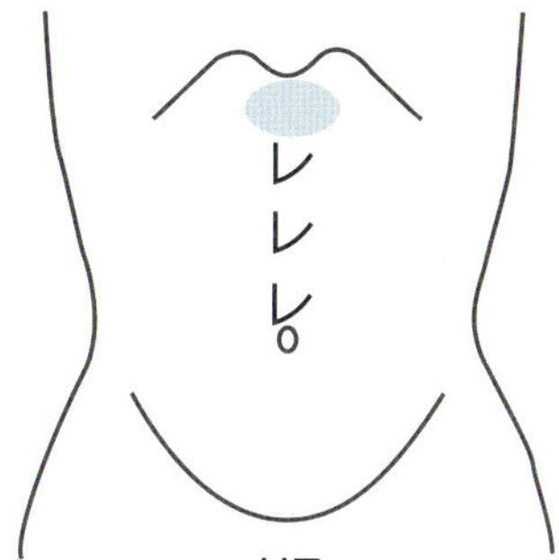

복증

【주소】 두드러기

【현증】 어깨결림, 월경불순·무월경, 신경통, 담석치료 중, 비만.

지적장애시설에 입소해 있다. 유소년부터 시설에서 자랐으며 이번이 네 번째 진료.

잠들기가 힘듦, Depas, Risperdal, Tegretol

안면과 목에 홍반(+), 변비(+), Bp 110/60mmHg

【복증】 제상계, 심하비

【설증】 홍, 습, 치흔, 정맥(+)

【치료·경과】

- **인진오령산** 5.0g+**도핵승기탕** 5.0g 4주분

  인진오령산은 홍반, 도핵승기탕은 변비를 목표로 하였으나 변비에는 효과가 없었다.

- **통도산** 5.0g+**대승기탕** 5.0g 6주분

  기의 순환을 좋게 하기 위하여 투여하였다.

- **통도산** 5.0g+**사역산** 5.0g+**대황** 0.5g+사프란 0.5g 8주분

  월경이 정상으로 돌아왔고, 변비가 호전되었다.

  정신상태 매우 좋다. 체중이 10kg 줄었다.

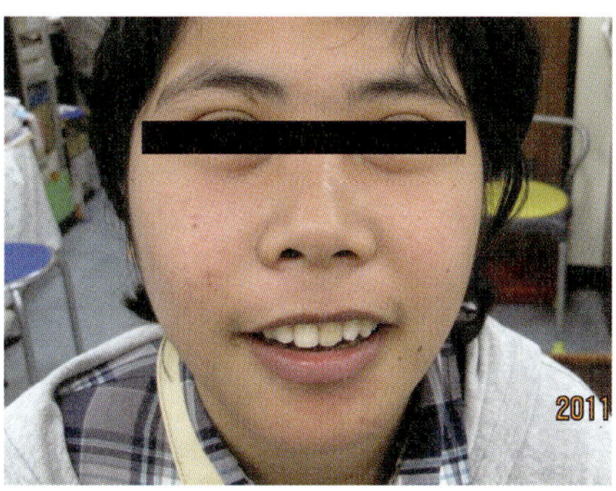

초진 시

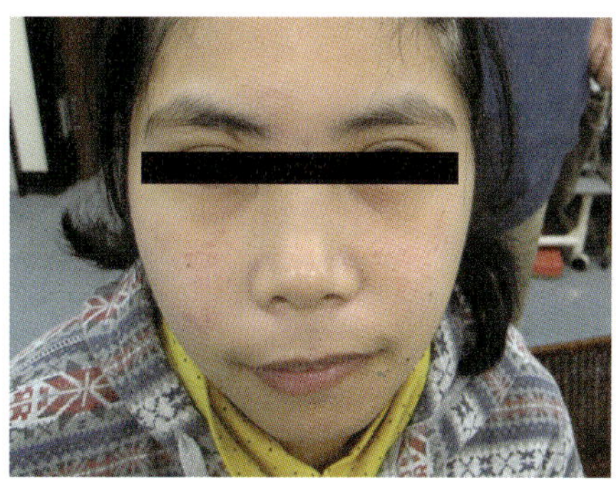

이번 회(4진)

증례24 위 · 소장경/열실/삼황사심탕

81세 남성, 172cm, 67kg

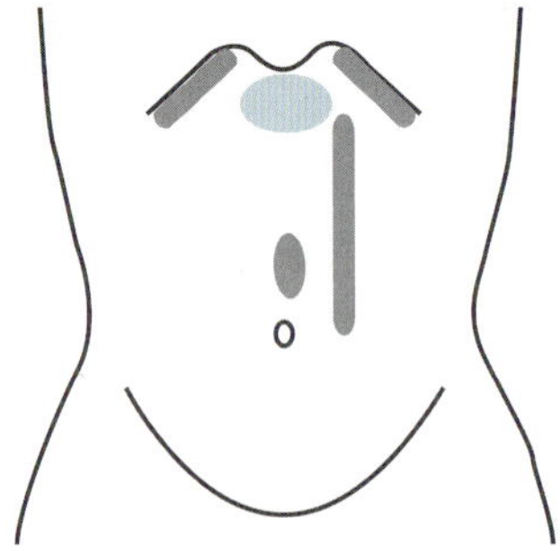

복증

【주소】 두드러기

【현증】 고혈압, 변비, 부정맥, 숨참, 상부홍조, 안색불량, 냉기, 14년 전 뇌경색, 심비대, Dg(+), 야간뇨 3회

Bp 122/80mmHg

[복용하고 있던 약제] Alesion, Gascon, Talion, Miya–BM*, Empynase, Pariet, Meiact, 쯔무라계지가작약탕, Inspra**, Bio–Three산***, Warfarin, Gasmotin, 산화마그네슘

【복증】 양흉협고만, 제상계, 좌복직근긴장, 복만(가스팽만)

【치료·경과】

- **시호가용골모려탕** 5.0g+**삼황사심탕** 5.0g, Ebastel 1T 2주분
  Bp 132/82mmHg
- **삼황사심탕** 5.0g, Ebastel 1T 4주분
  Bp 122/80mmHg, 부정맥이 좋아졌다, 복만이 잡히고, 흉협고만이 소퇴되었다. 제상계가 좋아졌고, 소양감도 대부분 좋아졌다.

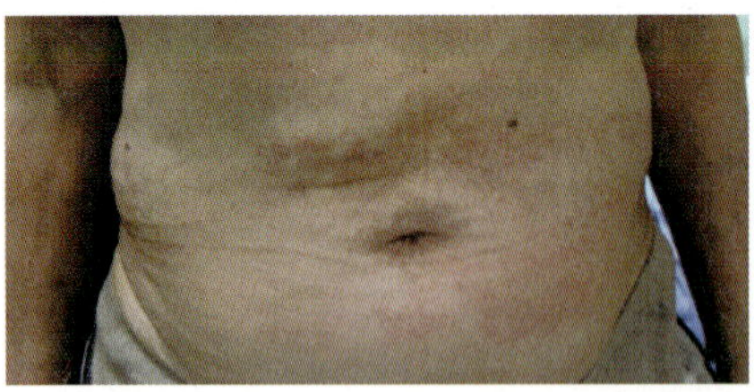

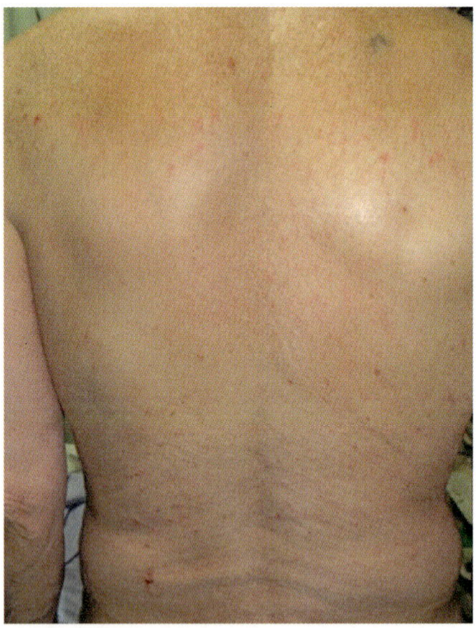

초진 시

* (상품명) 활성생균제제. 성분은 낙산균(*Clostridium butyricum*)으로 국내에는 시판되지 않지만 그대로 기재하였다.

** (상품명) 혈압강하제. 성분은 Eplerenone. 원래 사용된 약은 세라라(セララ)이다.

*** (상품명) 활성생균제제. 성분은 유산균(*Streptococcus faecalis*), 낙산균(*Clostridium butyricum*), 당화균(*Bacillus mesentericus*)으로 국내에는 시판되지 않지만 그대로 기재하였다.

증례25 황련해독탕

72세 여성

【주소】 안면홍조, 부종

【현증】 위장허약, 수족다한증, 고혈압, 빈혈, 어깨관절염, 위염, 비염, 폐결핵, 불안초조, 발의 냉기(++), 손의 습진, 수면과 기상 좋음, 수분 1L, 소변 낮 3~4회, 야간 1회, 폐경 48세, Bp 134/80mmHg

【복증】 제상계, 좌흉협고만, 좌제방압통

【설증】 홍, 백태, 건乾, 정맥(+)

【치료·경과】

- **황련해독탕** 4cap, Ebastel 1T 4주분

  대부분 좋아졌다.

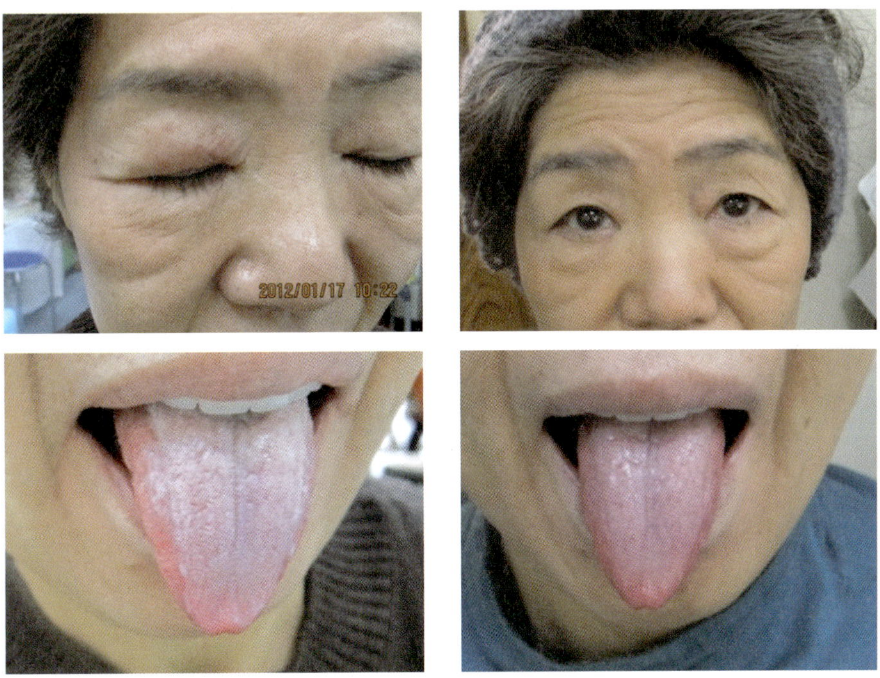

치료 전 → 치료 후

증례26 황련해독탕

23세 여성, 152cm, 47kg

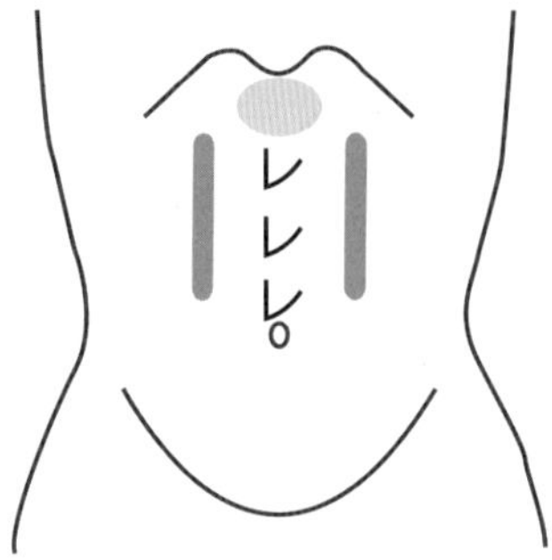

복증

【주소】 지루성피부염, 주사양피부염, 초등학교 3학년부터 신염, 남동생도 마찬가지로 유전성 신염이 있다.

수족다한증, 두드러기, 결막염, 기관지염, 인두발적, 냉기(++), 구갈, 설조舌燥, 수면과 기상 나쁨, 수분 1.5L, 소변 12회·야간1～2회, 변비(+),

월경 30일·5일간, 통증(+), 첫날만.

Bp 110/62mmHg

【검사】 잠혈(+), pH 6.5(신염이 의심되어 소변검사 시행)

【복증】 제상계, 양복직근긴장, 복만(가스팽만)

【치료·경과】

- **황련해독탕** 2cap(점심)
- **당귀사역가오수유생강탕** 2.5g, Allelock 2T 4주분(저녁)
- **황련해독탕** 2cap+**마황부자세신탕** 2cap 4주분

  무른 변으로 되었다. 지루성피부염이 치유되었다. UV(자외선)의 영향을 감안하여 마황부자세신탕을 투여하였다.

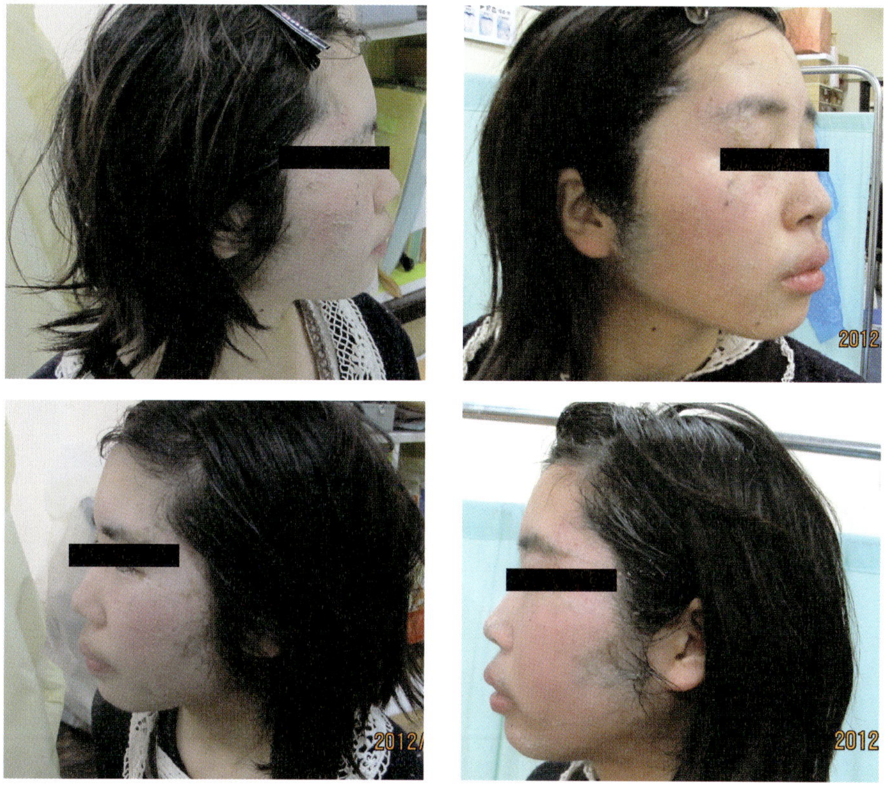

치료 전 → 치료 후

증례27 삼초·비경/오령산

5개월 여아

【주소】 AD(전신), 이차감염

【초진】 5개월, 체중 6.0kg, 모유영양, 4~5회 황색 좁쌀 같은 것이 많은 무른 변

【현병력】 생후 2개월에 발진, 미열이 난다.

다른 병원(소아과)에서 외용 스테로이드 Eumovate Ointment*를 사용

다른 병원(피부과)에서 호전과 악화를 반복하면서 전신으로 확대되었다. 전신홍반(+)

【현증】 안면부 습윤

【치료·경과】

- **오령산** 2.5g 7일분
- 외용 : AZM, KI, PPH

  얼굴의 꺼칠함·건조·홍반이 경감되었다.

  전신이 건조해져 홍반(−), 모유의 식사지도를 한 결과 모유도 양호하다.

---

* (상품명) 진통, 진양, 수렴, 소염제. 성분명은 Clobetasone Butyrate. 원래 투약된 약은 킨다베이트(キンダベート)이다.

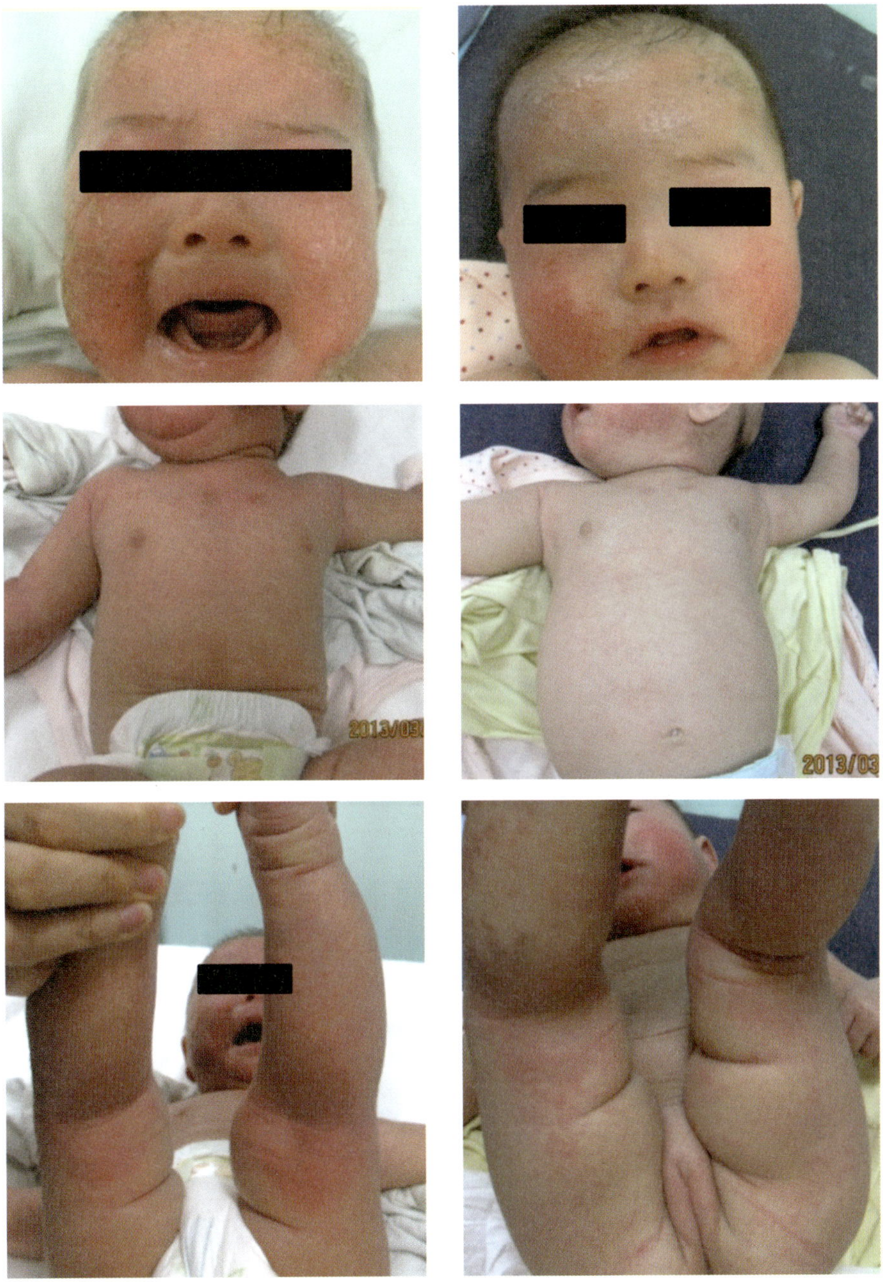

치료 전 → 치료 후

증례28 삼초 · 비경/오령산

5개월 여아

【주소】 AD

【초진】 5개월, 체중 6.4kg, 모유영양, 황색 수양변 4~5회가 계속된다.

【현병력】 생후 2개월경부터 습진이 생겼다. 소아과, 피부과에서 스테로이드 외용. 그 후 전신으로 퍼져나갔다.

【현증】 안면·전신에 홍반과 미란이 있다. 미열, 갈증

【치료·경과】

- **오령산** 2.5g 4주분
- **소청룡탕** 3.0g 4주분
- 외용 : AZM, KI, PPH

  침흘림流涎, 콧물, 전신의 꺼칠함이 남아 있지만, 보습제 외용만으로 전신의 피부염은 치유되었다.

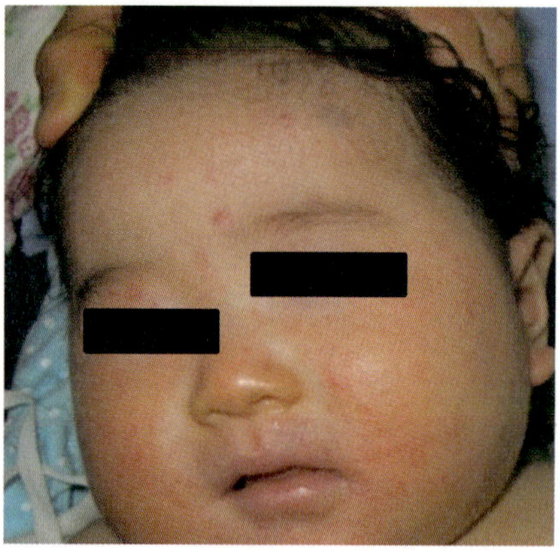

치료 전

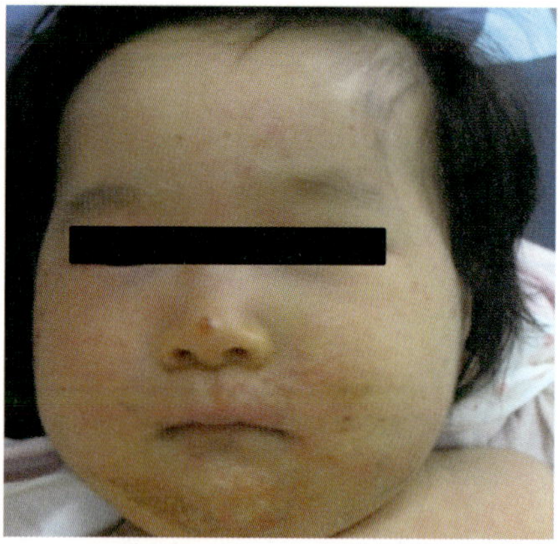

치료 후

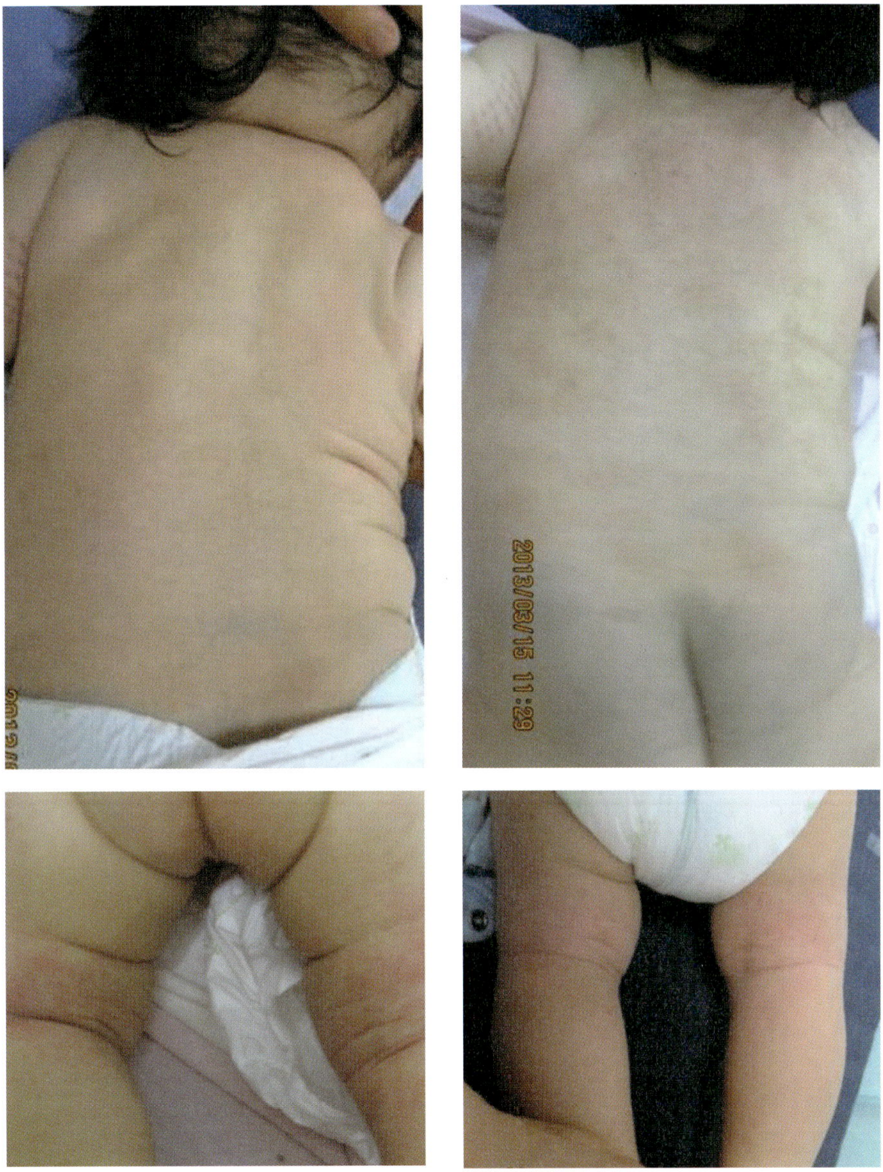

치료 전 → 치료 후

증례29 대장 · 비경/인진오령산

17세 남성, 163cm

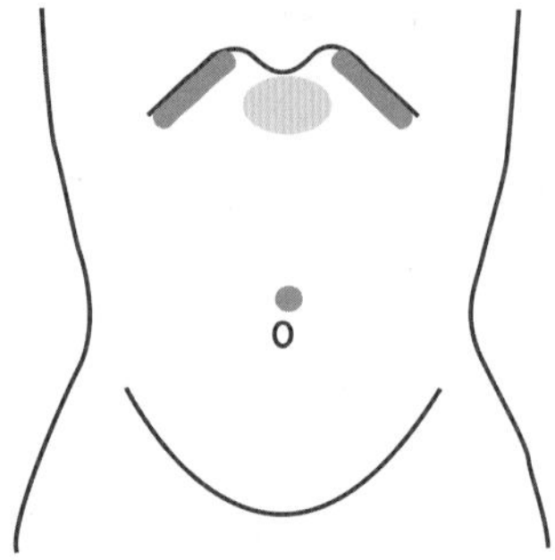

복증

【주소】 AD, 홍피증, 수족다한증

【현병력】 0세부터 AD 있음, 전신홍반

0세~초등학교 1학년까지 외용 스테로이드 사용.

3세~초등학교 1학년이 끝날 때까지 싱가포르에 살고 있었다. 땀으로 전신이 붉어져 스테로이드 사용.

초등학교 2학년, 일본(시즈오카)으로 돌아와도 전신에서 심하며 안면에도 생겨 소아과에서 진료받음. 스테로이드를 중지하고 목타르, 항알레르기제 사용.

전신에서 호전되어 중학교 3학년까지는 괜찮았으나 고등학생이 되면서 심해져서 본원에 소개받아 왔다. Bp 100/52mmHg

밴드 동아리에서 드럼 연주.

【현증】 안면 36.5℃, 손 22℃, 발 21℃(피부 따뜻함)

전신홍반, 건조(꺼칠꺼칠)·소양감(+), 습윤 있음, 잠들기 힘듦(가려워서 잘 수가 없다)

갈증(+), 수분 2L, 소변 4~5회, 변비(−), 손발이 차갑다.

【복증】 양흉협고만, 위부진수음, 제상계

【설증】 홍, 무태, 습

【치료·경과】

- **억간산진피반하** 2.5g
- **인진오령산** 5.0g+**형개연교탕** 5.0g 2주분
- **천마** 2.0g(저녁), Ebastel 1T

소변이 좋아졌고, 습윤감과 갈증이 없어졌다.

- **육미환** 5.0g+**형개연교탕** 5.0g, **억간산가진피반하** 2.5g, **천마** 2.0g(저녁), Ebastel 1T 6주분

  잠드는 것이 좋아졌고, 야간의 소양감이 소퇴되었다.

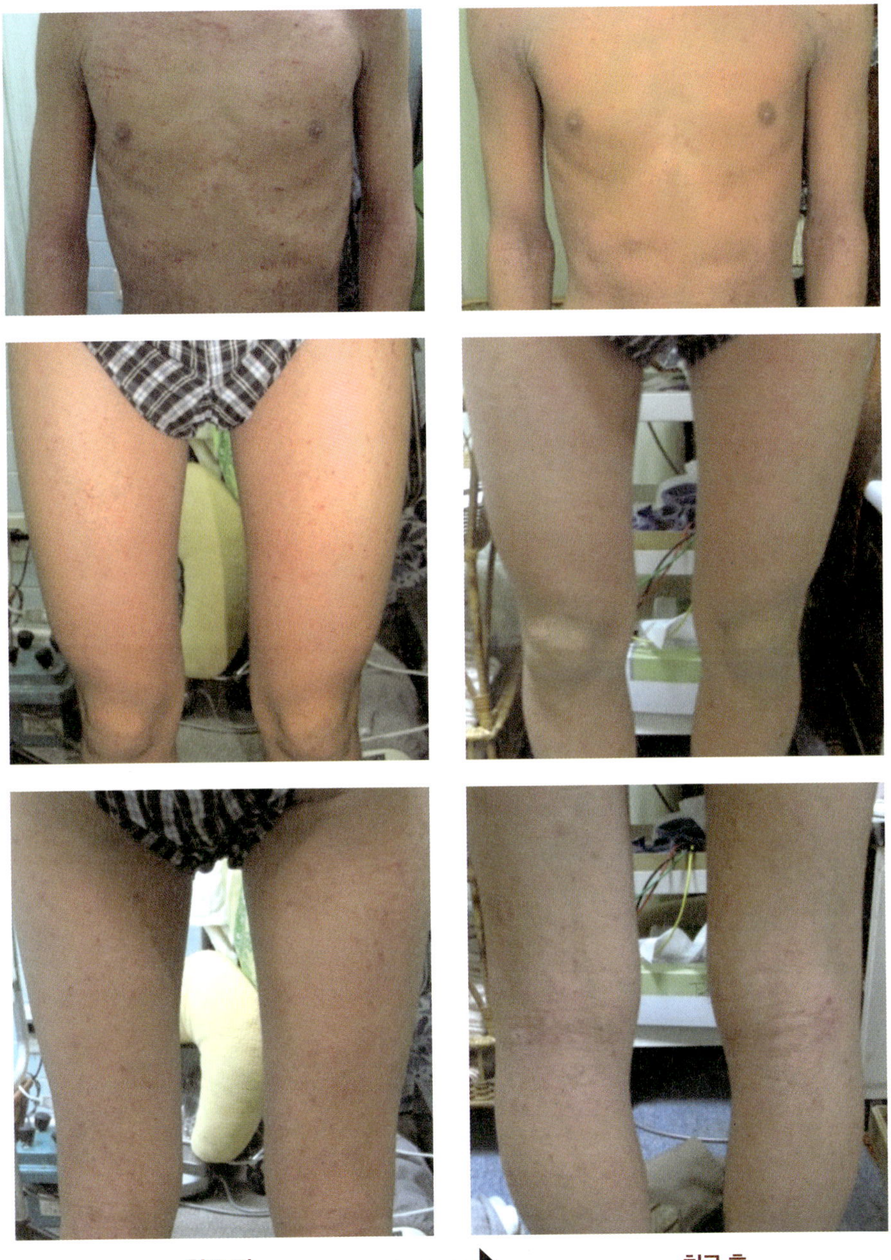

치료 전 → **치료 후**

◉ 증례30 대장 · 비경/도핵승기탕

14세 여성, 160cm, 50kg

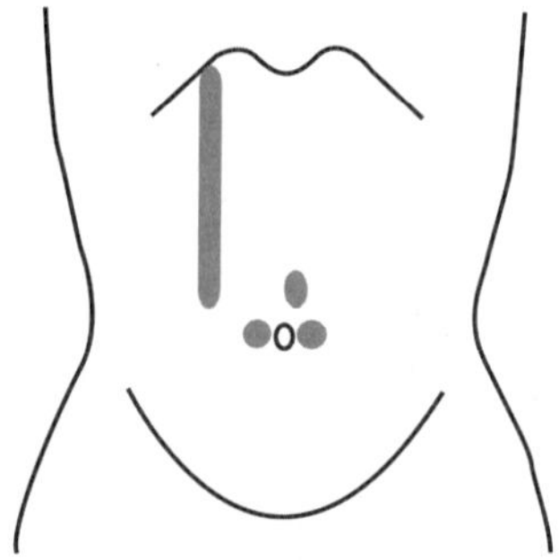
복증

【주소】 농포성좌창, 지루성피부염

【현병력】 12세경부터 안면에 여드름이 생겼다. 모 피부과에서 Dalacin, 비타민C를 복용하면서 1년간 치료했으나 등에도 생기게 되어 본원에서 진료를 받았다.

방광경에 열(+)로 혈액순환이 잘 안 된다(월경 1주간).

【현증】 손 26℃, 발 20℃, 발의 냉기(+)

안면 전체·등·견갑골부에 붉은 구진이 있다.

수면과 기상 좋음, 수분 1L, 소변 4~5회, 변비(+) 3~4일에 1회, 월경 30일 주기로 1주간, 통증(±), 출혈량 보통.

발이 차갑고, 수족다한증

Bp 110/60mmHg

모던발레를 하고 있다.

【복증】 우복직근긴장, 제상계, 양제방압통, 혈액순환이 안 되어 하복부에 습체(소복급결小腹急結)

【치료·경과】

- **도핵승기탕** 5.0g+**배농산급탕** 5.0g 2주분

  변비(−), 농포 소실. 월경통(−)으로 되었다.

- **계지복령환가의이인** 5.0g+**십미패독탕** 5.0g 4주분

  구진을 위주로 한 피진이 남아 있기 때문에 처방을 바꾸었고, 피진은 소퇴되었다.

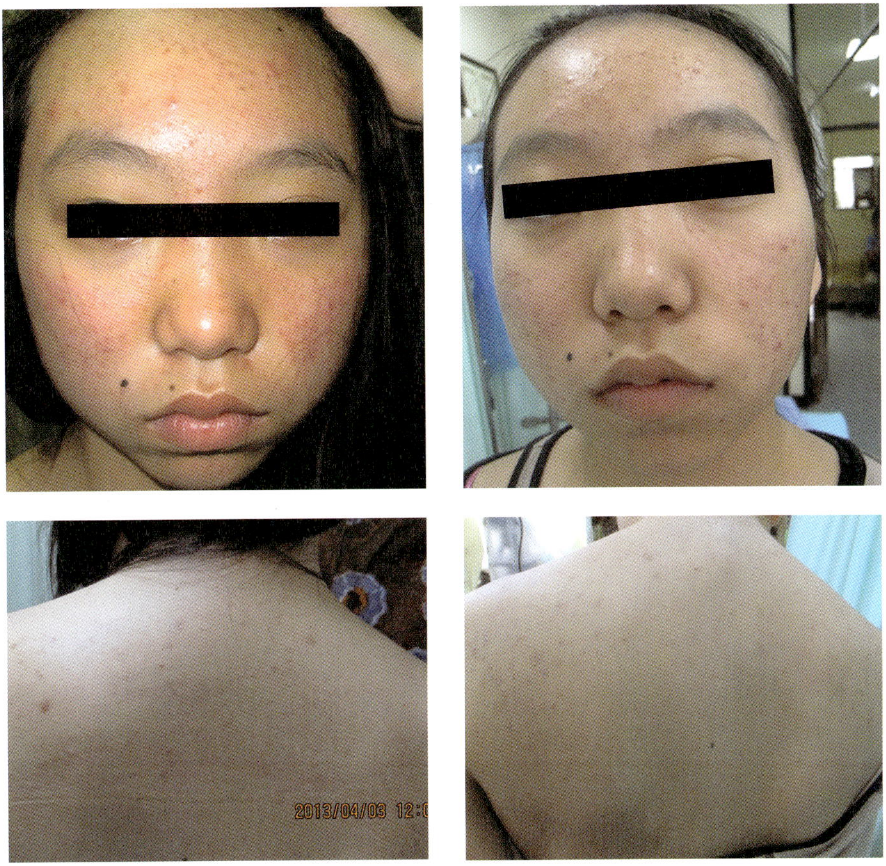

치료 전 → 치료 후

증례31 대장 · 비경/도핵승기탕

37세 여성, 163cm, 48kg

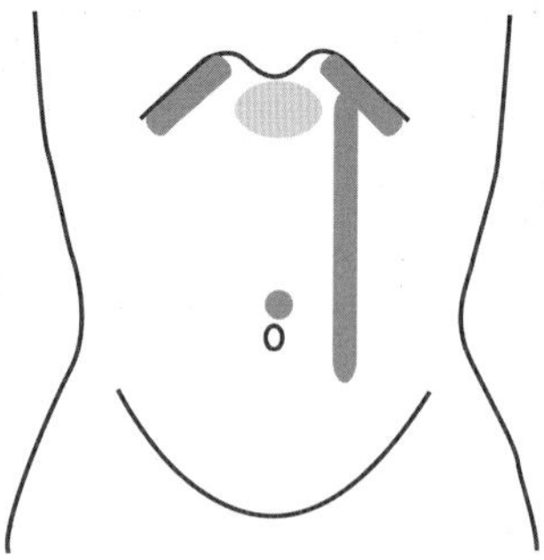

복증

【주소】 AD 전신악화

【현병력】 생후 6개월경부터 AD가 있었고 외용 스테로이드를 사용하였다.

이후 관절부위에 심하지 않게 남아 있었다. 20세에 간호사로 일하게 되면서 전신으로 악화되었지만 외용 스테로이드를 사용하면서 경과를 보고 있었다. 스테로이드 내복은 하지 않는다. 27세에 결혼하고 29세에 출산하였다. 증상은 좋아졌으나, 34세에 둘째를 출산하고 전신으로 악화되었다. 35세에 일을 다시 시작하였다. 36세에 다른 병원에서 진료를 받고 십전대보탕, 배농산급탕을 3주간 복용해도 호전되지 않아 본원을 소개받았다.

【현증】 안면 36.8℃, 손 26℃, 겨드랑이 38℃, 발 22℃

전신이 꺼칠꺼칠, 가려움, 긁어서 생긴 습윤이 있고, 수면과 기상 좋음, 수분 1L, 소변 5~6회, 변비(+) 2~3일에 1회, 월경 28~30일 주기로 6일간, 통증(−), 양 보통

수족다한증, 냉증, 체간상초부에 열이 있는 듯하다.

Bp 110/60mmHg

【복증】 양흉협고만, 심하비, 제상계, 좌복직근긴장, 소복급결

【설증】 홍, 황태, 정맥(+)

【치료·경과】

- **도핵승기탕** 2.5g(저녁), **십전대보탕** 5.0g(아침·점심) 2주분
- **육미환** 5.0g 2주분

허증으로 쉽게 피곤해지는 것을 목표로 하여 십전대보탕을 처방하였다.

표리축열表裏蓄熱은 육미환 병용으로 호전되었다.

변비와 소복급결은 도핵승기탕으로 호전되었다.

- **사역산** 5.0g+**온청음** 5.0g, 사프란 0.5g 2주분

전신의 건조나 홍반 경향에 대하여 온청음을, 수족다한증과 족냉에 대하여 사역산을 병용하여 치유하였다.

- **육미환** 5.0g+**온청음** 5.0g, 사프란 0.5g 8주분

호전된 상태를 유지하기 위하여 당분간 위의 처방을 복용하였다.

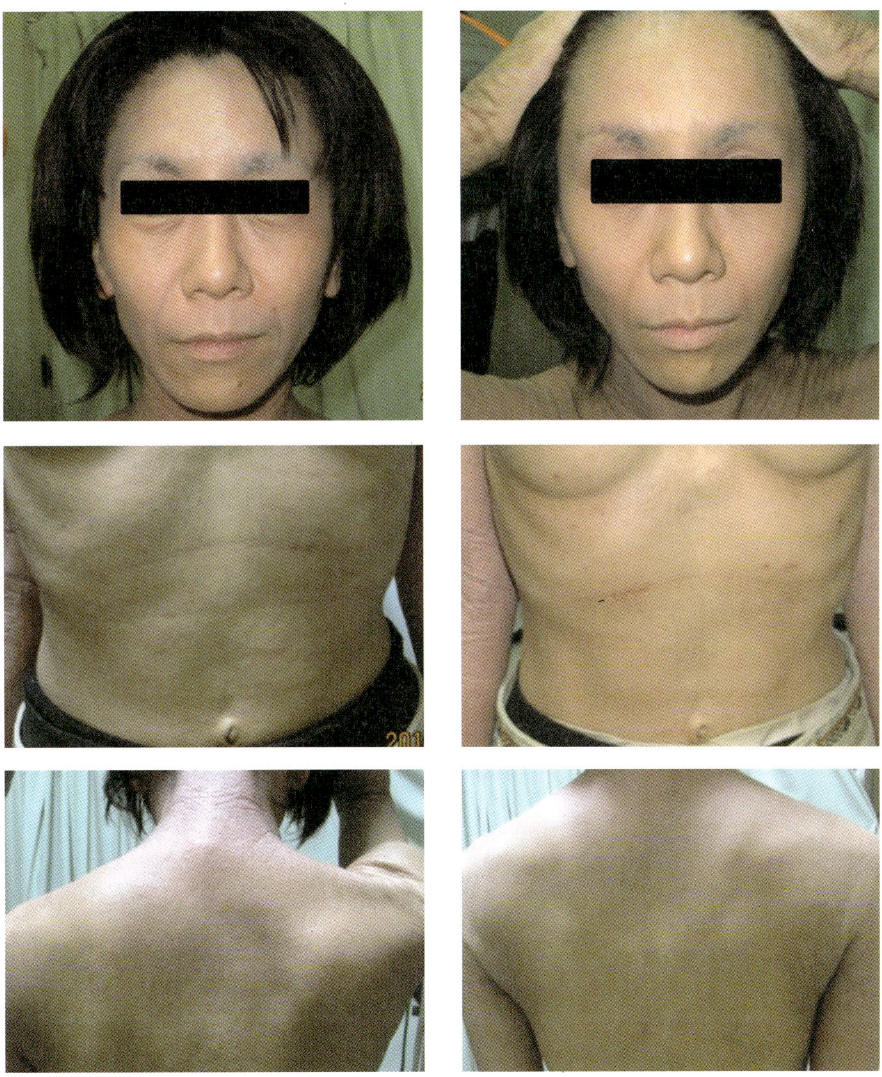

치료 전 → **치료 후**

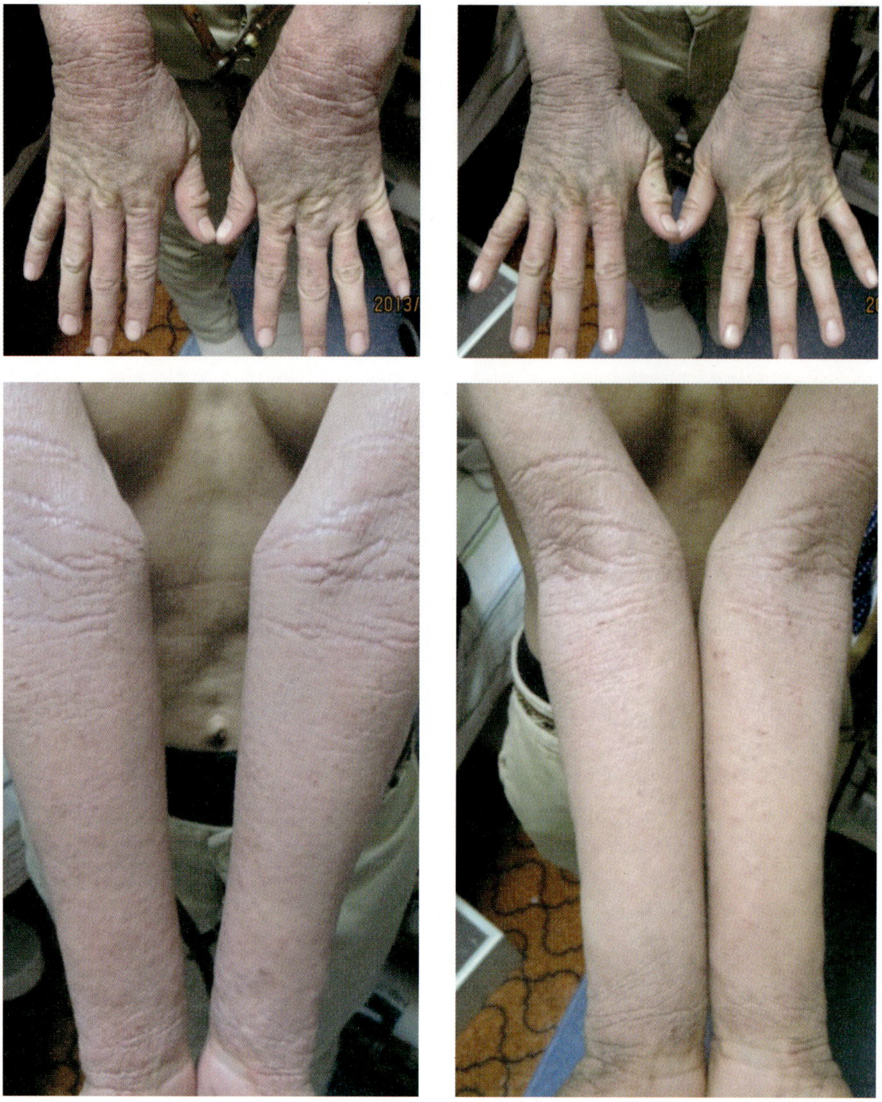

치료 전 → 치료 후

제5장

태음병위 비경의 피부염

<table>
<tr><td colspan="2">표리</td><td colspan="2">표</td><td colspan="10">리</td></tr>
<tr><td colspan="2">삼초</td><td colspan="5">상초</td><td colspan="5">중초</td><td colspan="2">하초</td></tr>
<tr><td colspan="2">사요</td><td colspan="2">위분</td><td colspan="7">기분</td><td colspan="2">영분</td><td>혈분</td></tr>
<tr><td colspan="2">경락</td><td>방광경</td><td>폐경</td><td>심경</td><td>심포경</td><td>담경</td><td>위경</td><td>소장경</td><td>삼초경</td><td>대장경</td><td>비경</td><td>신경</td><td>간경</td></tr>
<tr><td rowspan="2">육경</td><td>열</td><td colspan="2" rowspan="2">태양병</td><td colspan="3">소양병</td><td colspan="5">양명병</td><td rowspan="2">소음병</td><td rowspan="2">궐음병</td></tr>
<tr><td>한</td><td colspan="8">태음병</td></tr>
</table>

1. 태음병위의 치료

태음비경에서는 가장 많은 처방을 볼 수 있다. 이것은 에도시대부터 비위허약이 많았던 것에서 기인한다고 생각된다. 열실 처방은 적고 한실·한허 처방 위주로 되어있는 것에서도 미루어볼 수 있다. 최근에도 많은 일본인들이 식생활을 등한시하고 있기 때문에 의외로 위장허약·이상을 호소하는 케이스를 많이 본다. 비경(태음)의 처방은 일상에 많은 도움이 될 것이다.

• 태음병은 '병위대조표'(145쪽)에 있는 것처럼 심경에서 비경까지 한허증이 기본이 된다. 다른 관점에서 상한론의 소양병과 양명병의 한증 부분이라고 할 수 있다(상한론에서 소양병과 양명병은 열증밖에 없다).

• 태음병은 삼음三陰 중의 하나로 얕은 단계에서 비허인 사람이 한사를 받아서 되기 쉬우며, 또 삼양병에 대한 치료가 부적절하여 비의 양기가 손상되어 한이 발생하고, 나아가 습이 체내에 생기고 정체되어 여러 증상이 나타난 상태이다. 증상으로는 복만구토, 식욕부진, 설사 등이 있고 때로 복통도 생긴다.

• 복령감초탕은 습을 치료하는 방제이며, 계지가작약탕은 풍사를 치료하는 방제이다. 이 두 처방은 "기분氣分"으로 상한론 류로 말하자면 소양병(담경)과 양명병(위경)의 한증 및 허증의 방제이다. 인삼탕은 본래 태음병(비경)

방제로 나온다. 태음병(리한증)의 실증 부분은 《상한론》에서 단지 계지가작약탕에 대황을 더한 계지가작약대황탕뿐이다. 소건중탕은 계지가작약탕증에서 허증이 더 심한 경우 아교를 넣어 대응한 것이다.

• 복령감초탕은 태음병의 가벼운 부분(기분氣分=정식으로는 심경부터 대장경까지)의 기본처방이다.

• 태음병의 중한 부분(본래의 비경 부분)은 인삼탕이 기본이 된다. 인삼탕을 기본으로 하여 전개해 나가는 것은 한이 강한 경우로 《금궤요략》의 대건중탕이 있다.

• 《상한론》·《금궤요략》에서는 전개가 여기서 멈춘다. 하지만 인삼탕에서 사군자탕이 파생되었고, 사군자탕에서는 예컨대 육군자탕·보중익기탕, 삼령백출산·계비탕·반하백출천마탕 등의 여러 방제가 조합되었다.

• 만약 태음병에 표증이 얽혀 있을 경우, 가벼운 부분은 우선 경과를 지켜보기 위하여 태양병의 갈근탕이나 마황탕으로 먼저 표증을 없애고 나서 본래 태음병의 방제로 이행한다.

• 비경 부분은 이 두 단계의 작전을 할 수 없기 때문에 인삼탕에다 표증에 대처하는 계지를 넣은 계지인삼탕을 만들어 대응하고 있다.

• 복령감초탕을 기본으로 하여 대표적인 처방이 전개되어 나간다. 《상한론》에서는 영계출감탕을 만들어냈다. 복령감초탕은 다음 페이지의 [도표 5-1]과 같은 구성으로 되어 있다.

• 복령감초탕은 '복령+감초'가 기본이기 때문에 명명되었다. 복령감초탕의 생강을 백출·창출로 바꾼 것이 영계출감탕이다.

• 《상한론》에는 없지만 복령감초탕의 생강을 대조로 바꾼 영계감조탕*이나, 계지를 빼고 생강을 건강으로 바꾸고 창출·백출을 가한 영강출감탕은 모두 《금궤요략》에 나온다. 모두 태음병에서도 가벼운 기분의 방제군이다.

---

* 《금궤》뿐만 아니라 《상한론》에도 영계감조탕이 나온다. "發汗後 其人 茯苓桂枝甘草大棗湯主之"
한편, 영강출감탕은 《금궤요략》에만 나온다.

[도표5-1] 복령감초탕

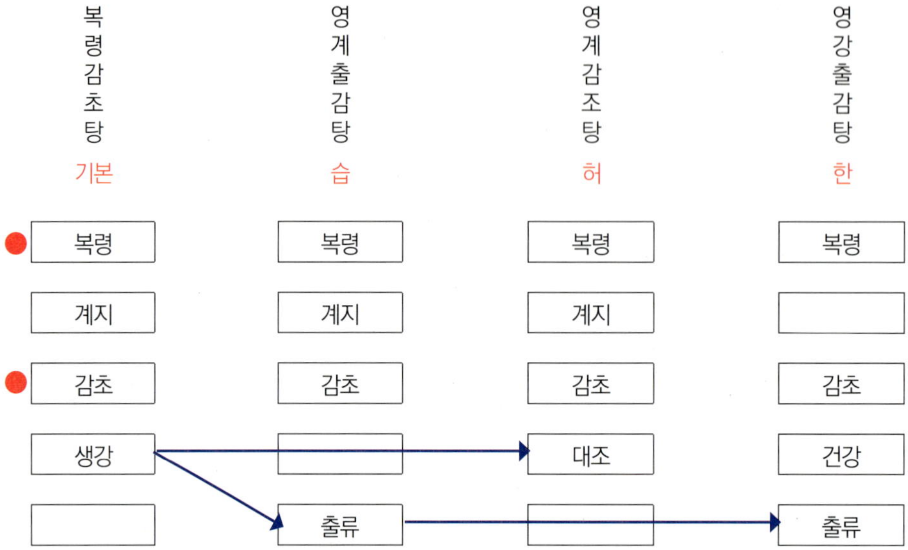

[도표5-2] 입체적으로 본 비경(열·실)의 방증상대方證相對

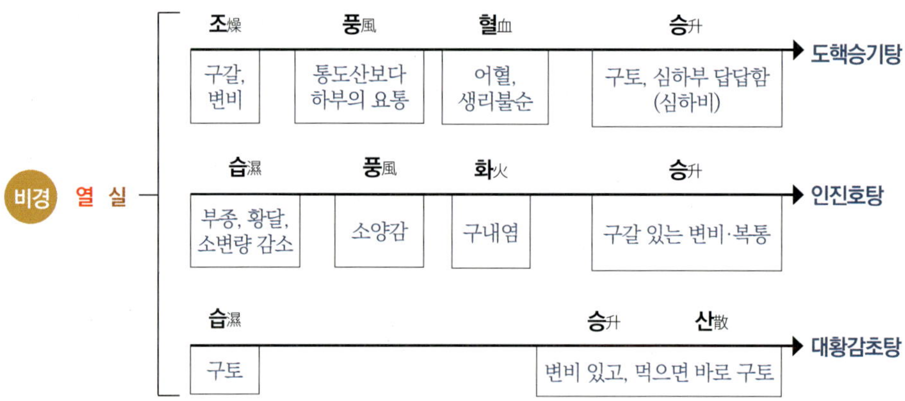

① 배고픔을 느끼지 못함
② 먹으려 하면 먹을 수 있음
③ 소화기 증상(구토, 설사, 소화불량)
④ 부인과 증상(월경통 및 자궁출혈)
⑤ 신경 증상(초조함, 불면, 불안)

[도표5-3] 입체적으로 본 비경(열·허)의 방증상대方證相對

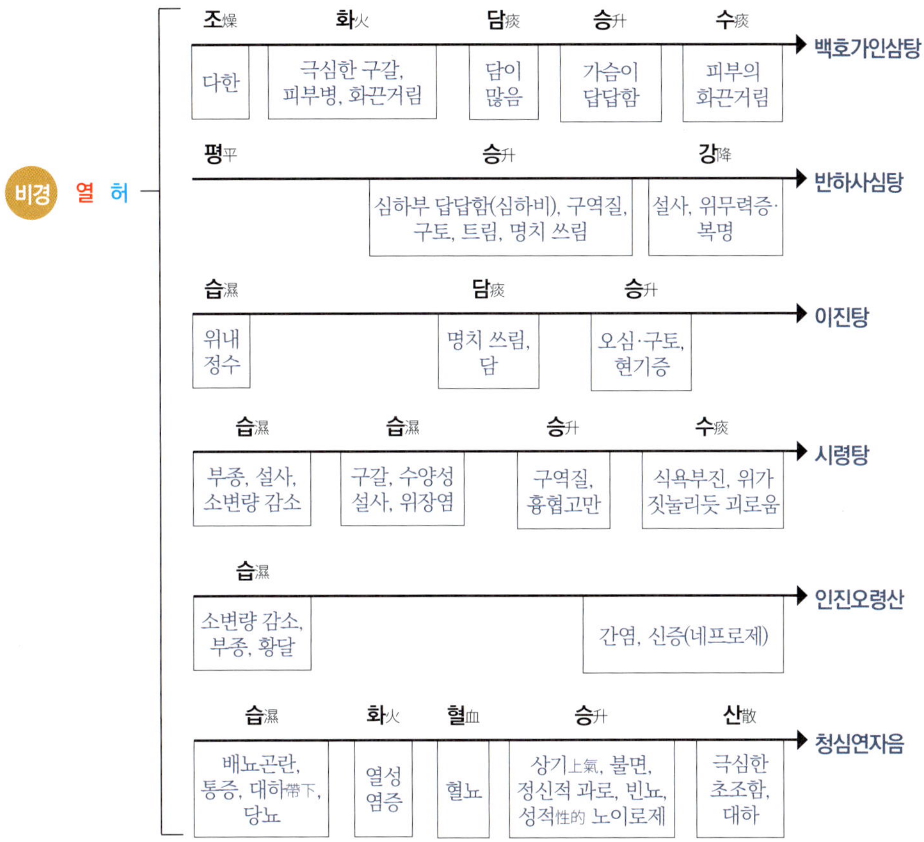
비경 열 허
조燥
화火
담痰
승升
수痰
다한
극심한 구갈, 피부병, 화끈거림
담이 많음
가슴이 답답함
피부의 화끈거림
백호가인삼탕
평平
승升
강降
심하부 답답함(심하비), 구역질, 구토, 트림, 명치 쓰림
설사, 위무력증·복명
반하사심탕
습濕
담痰
승升
위내 정수
명치 쓰림, 담
오심·구토, 현기증
이진탕
습濕
습濕
승升
수痰
부종, 설사, 소변량 감소
구갈, 수양성 설사, 위장염
구역질, 흉협고만
식욕부진, 위가 짓눌리듯 괴로움
시령탕
습濕
소변량 감소, 부종, 황달
간염, 신증(네프로제)
인진오령산
습濕
화火
혈血
승升
산散
배뇨곤란, 통증, 대하帶下, 당뇨
열성 염증
혈뇨
상기上氣, 불면, 정신적 과로, 빈뇨, 성적性的 노이로제
극심한 초조함, 대하
청심연자음

① 배고픔을 느끼지 못함
② 먹으려 하면 먹을 수 있음
③ 소화기 증상(구토, 설사, 소화불량)
④ 부인과 증상(월경통 및 자궁출혈)
⑤ 신경 증상(초조함, 불면, 불안)

[도표5-4] 입체적으로 본 비경(한)의 방증상대方證相對 – 조燥

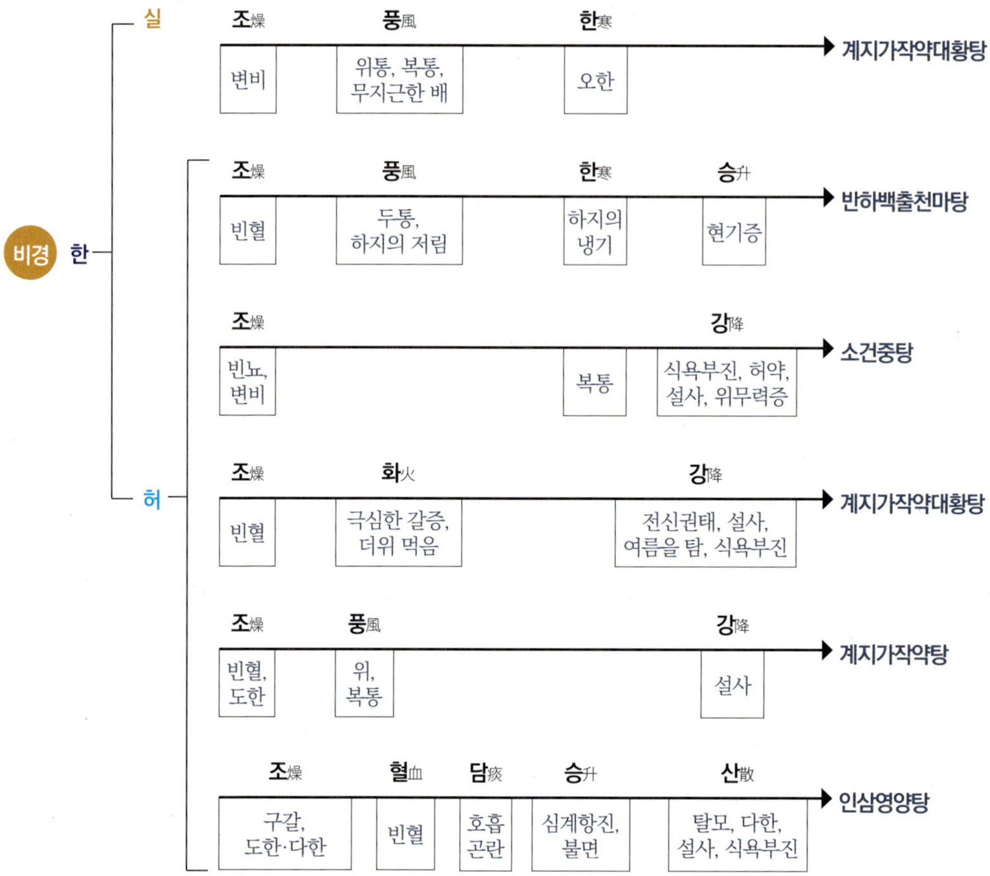

① 배고픔을 느끼지 못함
② 먹으려 하면 먹을 수 있음
③ 소화기 증상(구토, 설사, 소화불량)
④ 부인과 증상(월경통 및 자궁출혈)
⑤ 신경 증상(초조함, 불면, 불안)

[도표5-5] 입체적으로 본 비경(한·허)의 방증상대方證相對 – 평平

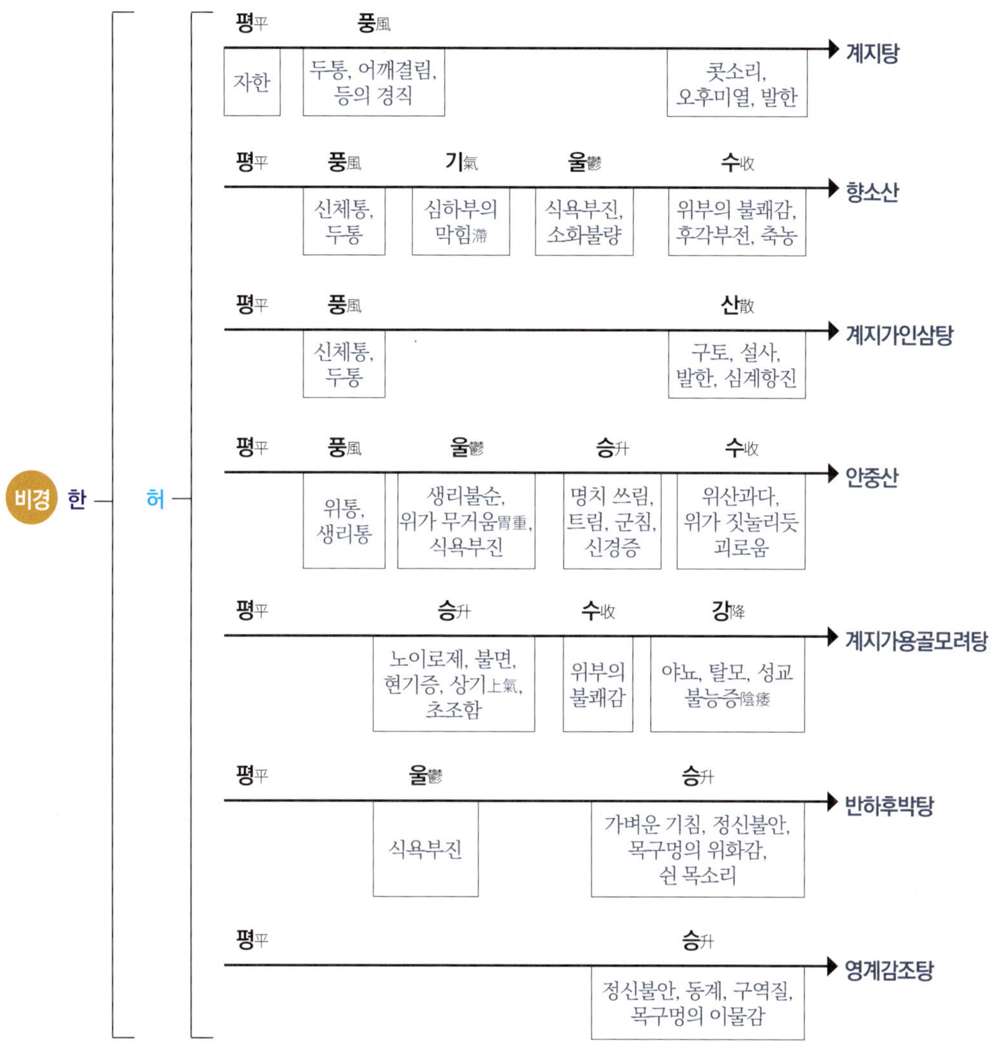

① 배고픔을 느끼지 못함
② 먹으려 하면 먹을 수 있음
③ 소화기 증상(구토, 설사, 소화불량)
④ 부인과 증상(월경통 및 자궁출혈)
⑤ 신경 증상(초조함, 불면, 불안)

[도표5-6] 입체적으로 본 비경(한·허)의 방증상대方證相對 – 습濕

비경 한 – 허

- **소경활혈탕**: 하반신의 통증, 신경통
  - 습濕: 환부 수체
  - 풍風: 관절통, 신경통, 사지통, 요통, 근육통
  - 혈血: 자반병, 복부의 어혈
- **오수유탕**: 손발이 차갑고, 목덜미 결림, 구토+두통
  - 습濕: 위내 정수
  - 풍風: 편두통
  - 승升: 구토, 구역질, 현기증, 딸꾹질, 입덧
- **영계출감탕**: 빈혈의 현기증은 절충음折衝飮(영계출감탕·사물탕)
  - 습濕: 구역질
  - 풍風: 복통
  - 승升: 현기증, 구역질, 동계, 초조함, 난청
- **평위산**
  - 습濕: 설사
  - 울鬱: 소화불량, 식욕부진, 위가 무거움胃重
  - 승升: 구역질, 명치 쓰림
  - 수收: 위내 팽만감
- **귀비탕**
  - 습濕
  - 화火: 위부에 열이 정체熱滯
  - 기氣: 기력이 쇠한 것에 의한 식욕부진
  - 혈血: 혈뇨, 뇌출혈, 자궁출혈
  - 승升: 불면, 히스테리, 심계항진, 건망증
- **가미귀비탕**: 시호·세신
  - 화火: -
  - 기氣: 기력이 쇠한 것에 의한 식욕부진
  - 혈血: 혈뇨, 빈혈, 자궁출혈
  - 승升: 불면, 히스테리, 심계항진, 건망증
- **대건중탕**
  - 습濕: 구토, 설사
  - 한寒: 심부·흉부·상복부의 냉기에 의한 복통
  - 승升: 구토
  - 강降: 식욕부진, 허약, 설사, 위무력증
- **복령음합반하후박탕**: 복령·창출·진피·인삼·지실·생강
  - 습濕: 소변량 감소, 구역질 / 편도선염, 위무력증
  - 울鬱: 위부의 팽만감
  - 승升: 기침, 목·식도부의 이물감, 동계, 현기증, 명치 쓰림, 입덧, 정신불안
- **이출탕**
  - 습濕: 부종
  - 풍風: 팔과 어깨의 통증, 오십견
  - 강降: 소화기의 허약

① 배고픔을 느끼지 못함
② 먹으려 하면 먹을 수 있음
③ 소화기 증상(구토, 설사, 소화불량)
④ 부인과 증상(월경통 및 자궁출혈)
⑤ 신경 증상(초조함, 불면, 불안)

[도표5-7] 입체적으로 본 비경(한·허)의 방증상대方證相對 – 기타

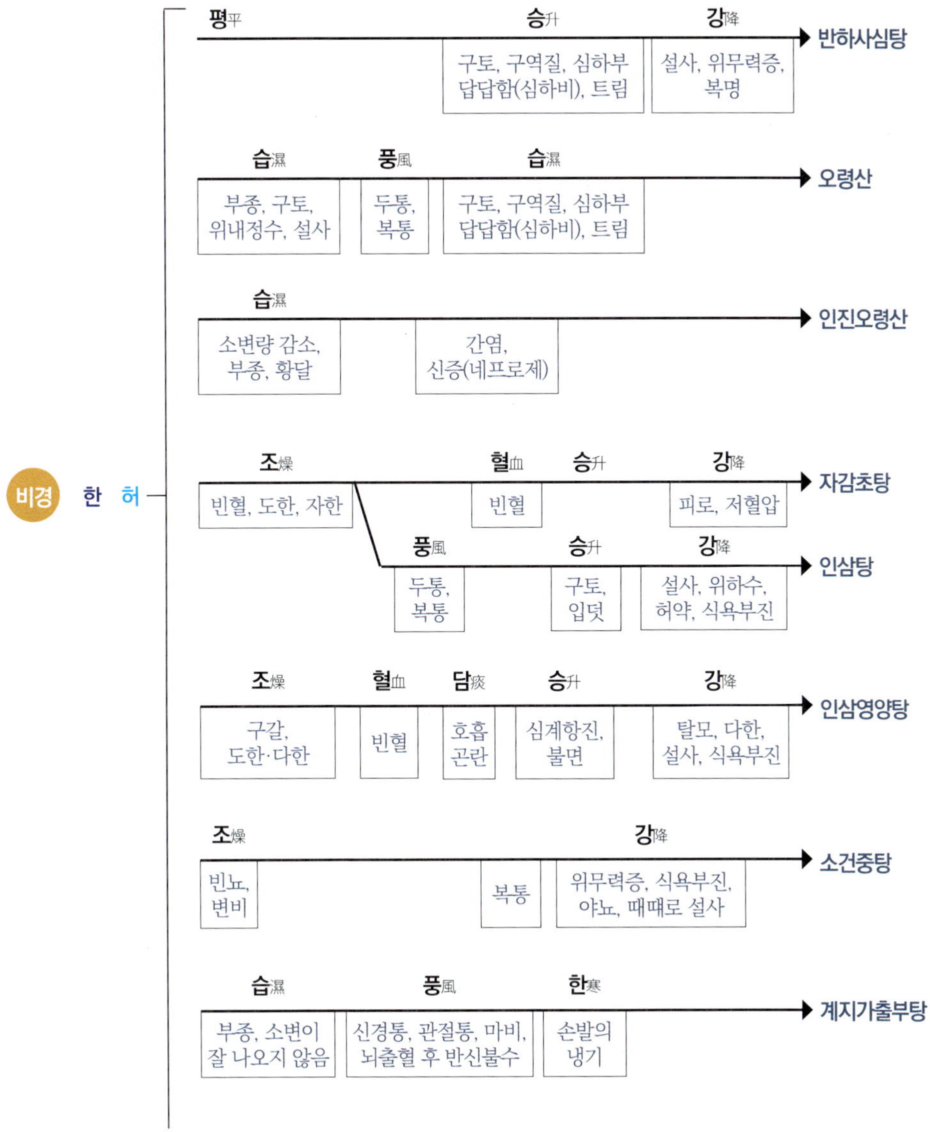

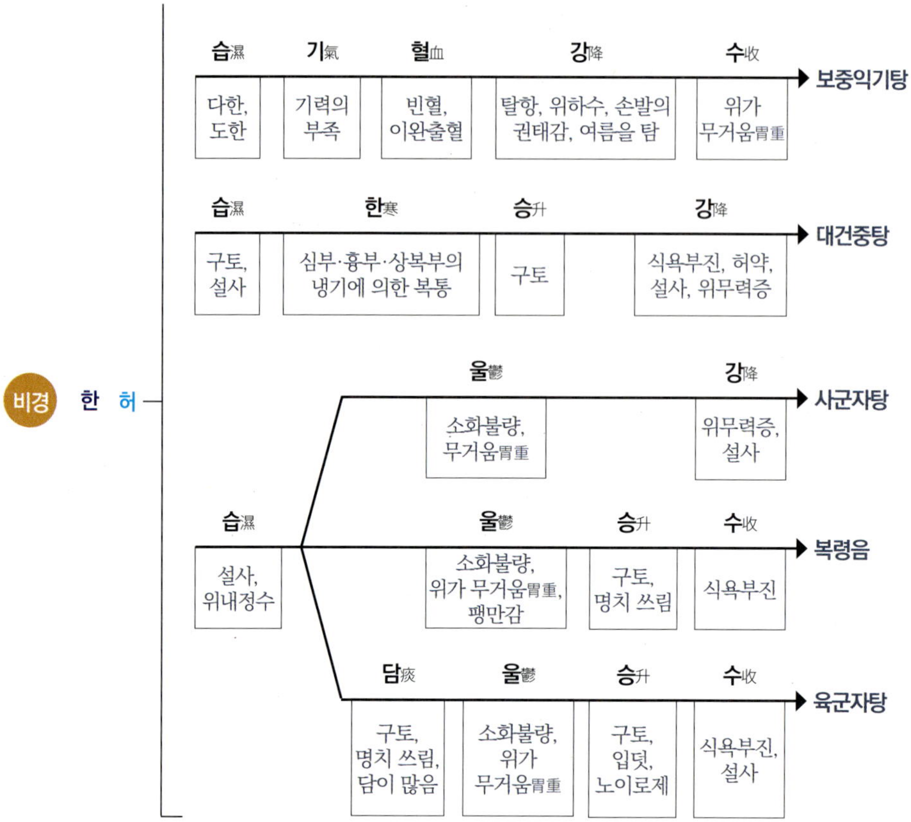

① 배고픔을 느끼지 못함
② 먹으려 하면 먹을 수 있음
③ 소화기 증상(구토, 설사, 소화불량)
④ 부인과 증상(월경통 및 자궁출혈)
⑤ 신경 증상(초조함, 불면, 불안)

2. 비경 피부염의 증례

증례32 소건중탕

9세 남성, 149cm, 37kg

【주소】 야뇨증, 수족다한증, 냉증, 신경증

【현병력】 1세부터 야뇨가 있으며, 현재 초등학교 4학년인데 주간 요실금이 있어 기저귀를 차고 통학하고 있다.

초등 2~3학년 때 1년간 도쿄의 비뇨기 전문 클리닉에서 항생제를 내복하고 항이뇨호르몬을 점비点鼻하였으나 효과가 없다.

겨울이 되면 발에 가벼운 동상이 발증한다.

합창, 장기, 영어회화, 수영을 배우고 있고 IQ 138인 천재이다.

양기가 상승하여 머리에 약을 바르는 한편, 하반신에는 양기가 부족하여 기가 순환되지 않고 있다.

【현증】 안면에 홍반이 있어서 해질 무렵부터 뜨겁다고 호소. 체간에서 그 상부에 야간발한이 있어 옷을 두 번 갈아입는다.

수면과 기상 좋음, 수분 1~1.5L, 소변4~5회, 변비(−), 보통 변

【설증】 홍, 습, 무태, 정맥(+)

【복증】

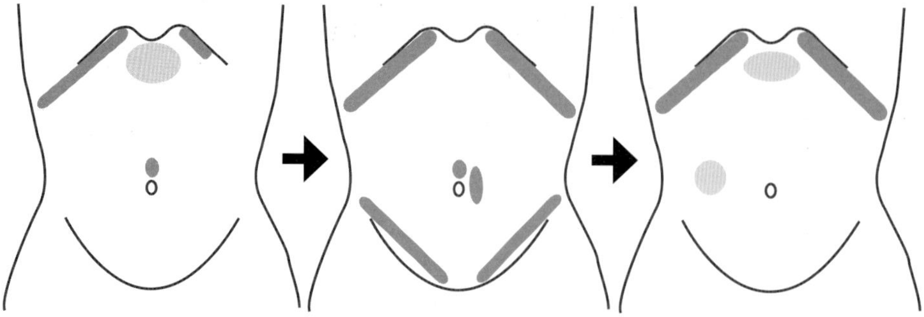

【치료·경과】

- **소건중탕** 6.0g(아침)+**억간산** 2.5g(저녁) 4주분

  신경腎經에 고주파를 조사하였다.

  소건중탕 : 비위허약, 신경증, 야뇨증, 피로권태에 사용(혈수허로血瘦虛勞)

- **소건중탕** 3.0g+**소시호탕** 2.5g

  기의 순환을 좋게 하기 위하여 소시호탕으로 중초를 교반하여 상하에 통하게 하였다.

- **사역산** 2.5g 입욕전 6주분

  태어나서 처음으로 밤에 소변 실수를 하지 않았으며 주간에도 소변 실수가 없었다.

- **소건중탕** 6.0g+**소시호탕** 2.5g 6주분(아침·저녁)

  주간의 소변 실수가 거의 없다. 야뇨증은 치유되었다.

【온도측정】

머리(초진 시/4주 후) 36.1℃/36.7℃

손(초진 시/4주 후) 24.0℃/25.0℃

발(초진 시/4주 후) 20.0℃/24.0℃

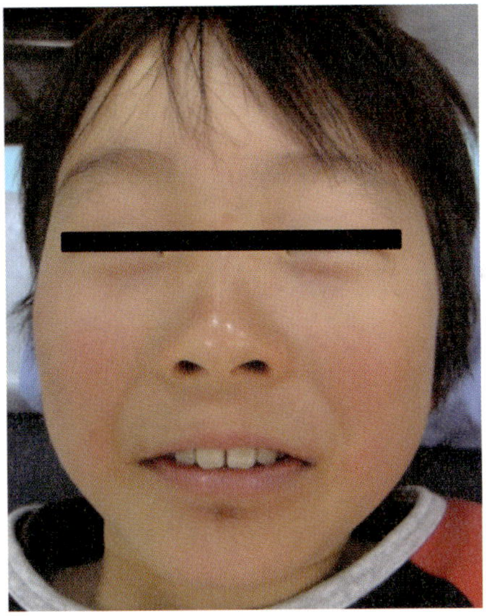

치료 전

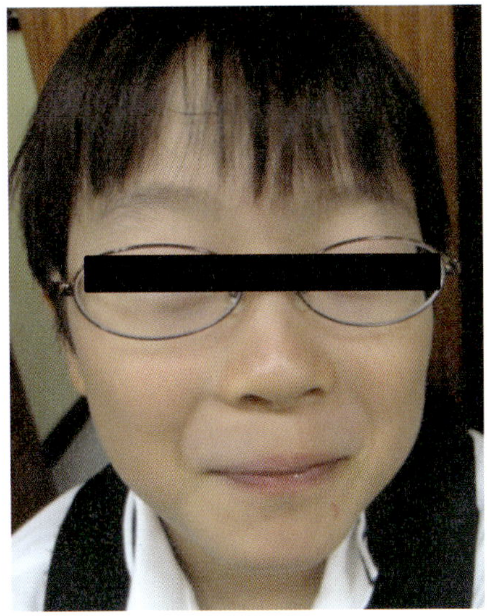

치료 후

증례33 반하후박탕

40세 여성, 163cm, 48kg

【주소】 AD, 두드러기, 원형탈모

【현증】 인두통, 신경증, 변비, 월경곤란증, 저혈압, 손의 습진

2007년경부터 다발성원형탈모증이 생겨서 2010년 12월에 치유되었다.

수면과 기상 좋음, 수분 1.5L, 구갈은 없지만 초조함 있음, 소변 4~5회, 변비(+), 설사경향, 월경통 2일(+)

Bp 110/70mmHg

【설증】 홍, 황태

【치료·경과】

- **맥문동탕** 5.0g+**계지가용골모려탕** 5.0g 7일분

  목에 따끔거림이 있다.

- **반하후박탕** 5.0g+**온경탕** 5.0g 4주분

  목의 위화감은 좋아졌으나 목에 답답한 느낌이 있다.*

  위부까지 답답하며, 변비도 있다.

- **반하후박탕** 5.0g+**조위승기탕** 5.0g 7일분

  인후부부터 그 아래로 답답한 느낌에는 반하후박탕이 유효하고, 위부로부터 그 아래로 답답한 느낌에는 보통변이나 변비경향일 때 조위승기탕이 유효하다. 두 처방의 단기병용에 의해 탁월한 효과가 있었다.

* 히스테리구(매핵기) : 목의 막힌 느낌·이물감·위화감 등의 자각증상을 인정하는데, 내시경 등으로 목을 검사해도 아무런 이상도 발견되지 않는 질환이다. 반하후박탕은 매핵기에 쓰는 처방 중 하나다.

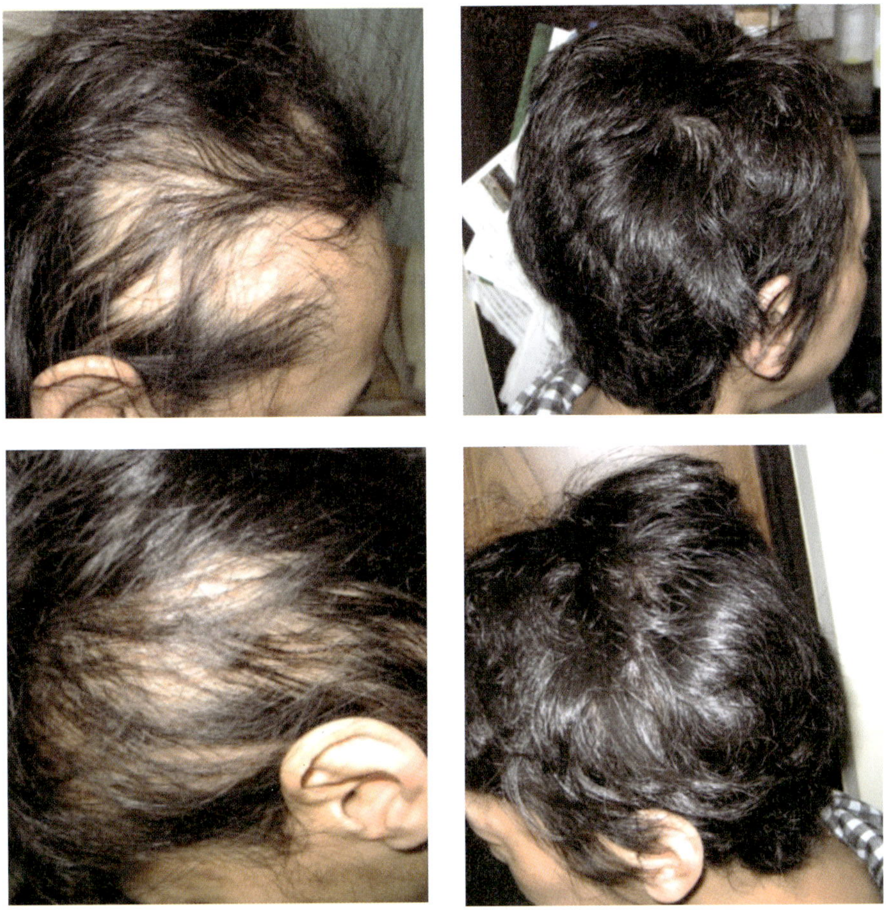

치료 전 → 치료 후

증례34 인삼양영탕

57세 여성, 152cm, 48kg

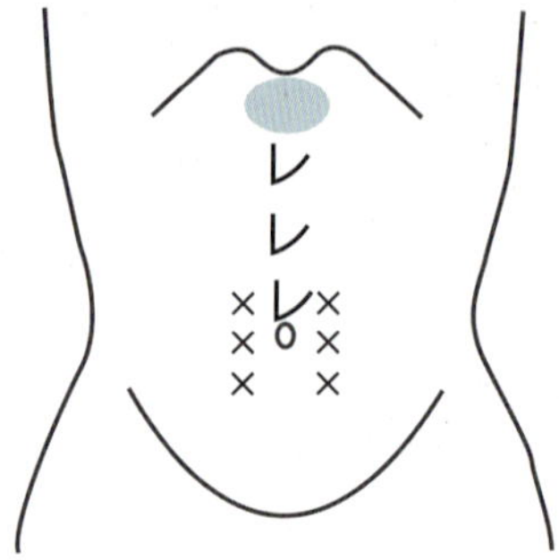

복증

【주소】 대상포진

【현증】 수족다한증, 냉증, 위염, 불면증, 인두통, 기관지천식, 동계動悸, 방광염, 중독진, 수면과 기상 좋음, 소변 5~6회, 변비(−), Bp 122/75mmHg

【설증】 자홍색, 치압흔(+), 정맥(+), 어혈(+)

【복증】 심하비, 제상계, 양제방압통

【치료·경과】

- 동계(++)의 경우는 **자감초탕**을 사용하였다.
- **인삼양영탕** 6.0g+**계지가용골모려탕** 5.0g 2주분
  치유되었다. 하지만 치유 후 또 동계가 있으며, 피로로 인해 아래와 같이 투여했다.
- **인삼양영탕** 3.0g+**반하후박탕** 2.5g 6주분
  어깨결림(−), 전체적으로 좋다.
- **인삼양영탕** 6.0g+**반하후박탕** 5.0g 4주분
  1주간의 프랑스 여행 중에는 괜찮았다.
- **인삼양영탕** 6.0g 30주분
  후지산에 등정하였다.
- **인삼양영탕** 3.0g+**자감초탕** 2.5g, **마황부자세신탕** 2cap(햇빛차단), 사프란 0.5g 4주분
  때로 동계가 심해졌다. 자감초탕을 돈복*으로 내복하였다.
  아침에 기상 후 1시간 동안 산보하기 시작하였다.
- **인삼양영탕** 6.0g 8주분
  반하후박탕 및 자감초탕이 이제 불필요해졌다. 전신상태가 매우 좋다.

---

* 돈복頓服 : 일정한 양의 약을 여러 번에 나누지 않고 한 번에 다 먹는 것을 일컫는다.

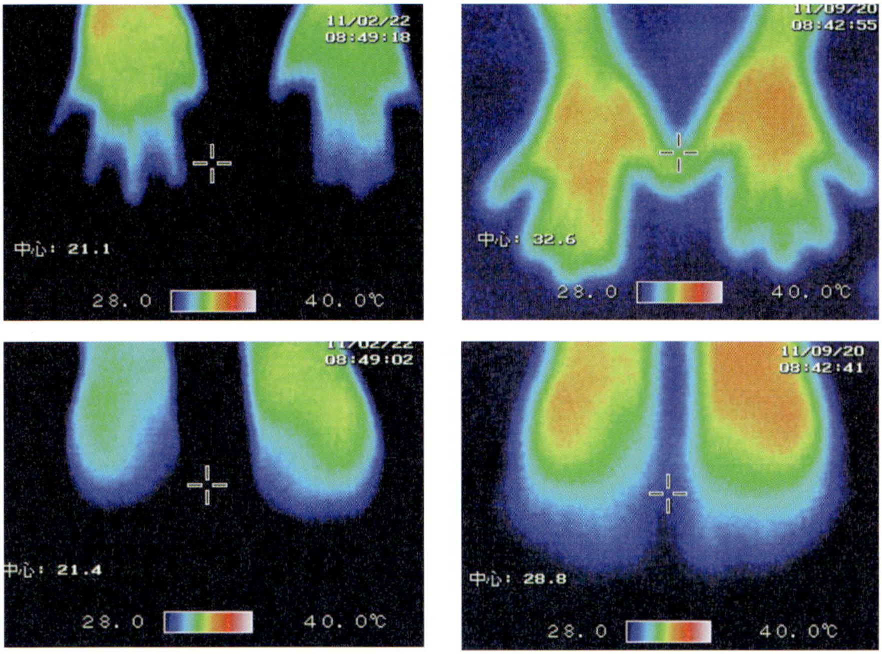

치료 전 → 치료 후

손발의 온도변화(Thermography)

증례35 복령음합반하후박탕

51세 여성, 154cm, 53kg

【주소】 두드러기

【현증】 요통증, 변비증, 어깨관절통, 수족다한증, 위염, 냉증, 돌발성난청, 이명, 위부가 답답하고 막힌 느낌痞塞感.

수면과 기상 좋음, 수분 1.5~2L, 소변 10회·야간1~2회, 지난해 5월 폐경.

Bp 110/60mmHg

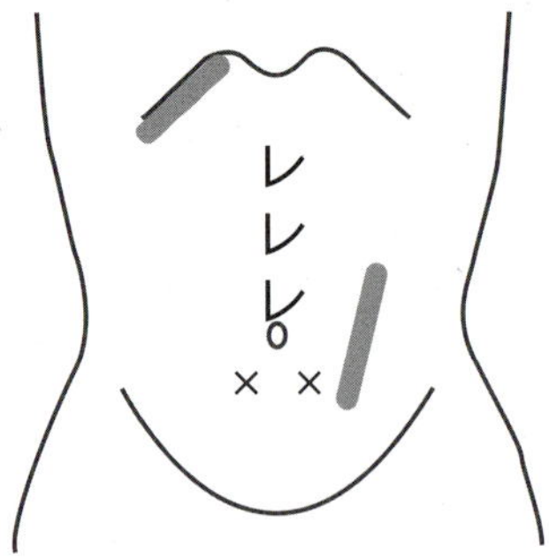

복증

【설증】 변연백태, 태습苔濕

【복증】 우흉협고만, 제상계, 양제방압통

【치료·경과】

더부룩함과 요통에 대하여 아래와 같이 처방하였다.

- **복령음합반하후박탕** 5.0g+**소경활혈탕** 5.0g, **대황** 1.0g 6주분
- **오호탕** 2.5g, **소경활혈탕** 5.0g+**영강출감탕** 5.0g, **부자** 1.0g 8주분

  기침(+). 더부룩함이 소실되었고, 요통만 남았다. 냉기가 심하기 때문에 영강출감탕을 사용하였다.

  냉기가 잡히면서 치유되었다.

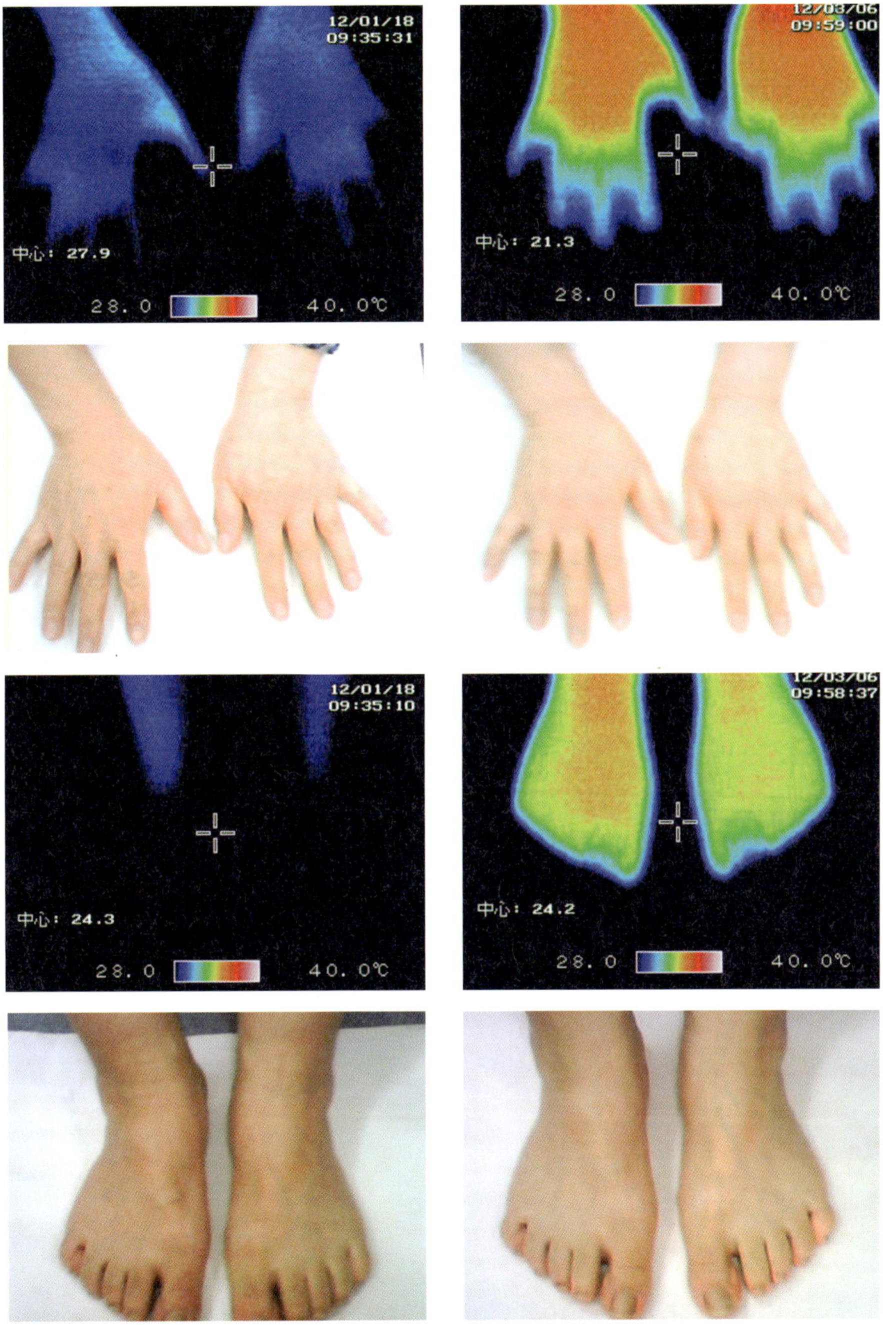

손발의 온도변화(Thermography)

치료 전 → 치료 후

증례36 영계출감탕

32세 여성, 155cm, 46kg

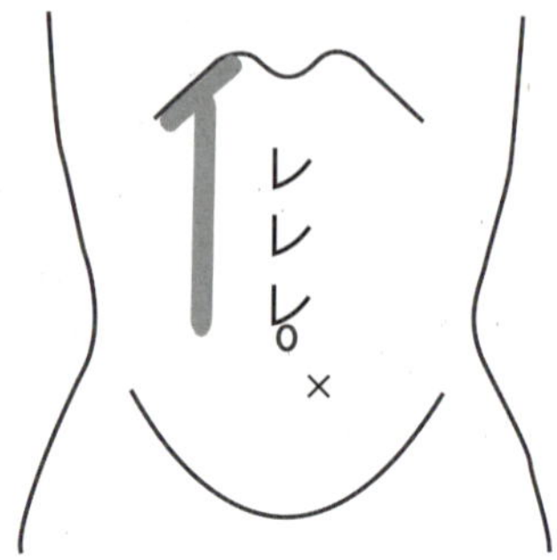
복증

【주소】 AD, UV 피부염, 손의 습진, 범발성피부염, 사지양진

【현증】 다한증, 위장허약, 중이염, 비염, 억울抑鬱, 초조함, 현기증

전신 습윤성 피부염으로 특히 음부에 소양감 있음, 현기증 항상 있음, 수면과 기상 나쁨, 수분 2L, 구갈(+)

소변 6~7회·야간 2~3회, 변비(–), 무른 변, 설사

월경순조, 한때 무월경

Bp 98/40 → 118/70mmHg

【설증】 자홍색

【복증】 우흉협고만, 우복직근긴장, 제상계, 좌제방압통

【치료·경과】

- **사역산** 5.0g+**용담사간탕** 6.0g 8주분

  양진과 전신의 피부염이 서서히* 좋아지고 있다.

- **영계출감탕** 5.0g+**보중익기탕** 5.0g
- **부자** 0.5g, **홍삼** 1.5g 4주분

  현기증·저혈압을 목표로 사용하였다.

  현기증이 사라졌으며, 혈압은 거의 정상이 되었다. 전신상태가 좋으므로 치료를 중지하였다.

---

* 원서는 除々に로 되어 있으나 徐々に의 오자로 보인다.

현기증 그 자체는 수독水毒에 의한 것이 많다.

소변불리	진무탕, 영계출감탕, 오령산, 택사탕
이비耳鼻과적인 것	시호제, 영계출감탕
정신과적인 것	시호제, 계지가용골모려탕
부인과적인 것	계지복령환, 도핵승기탕, 당귀작약산, 소반하가복령탕
현기증·진수음	영계출감탕, 복령택사탕, 오령산, 복령음, 소반하가복령탕

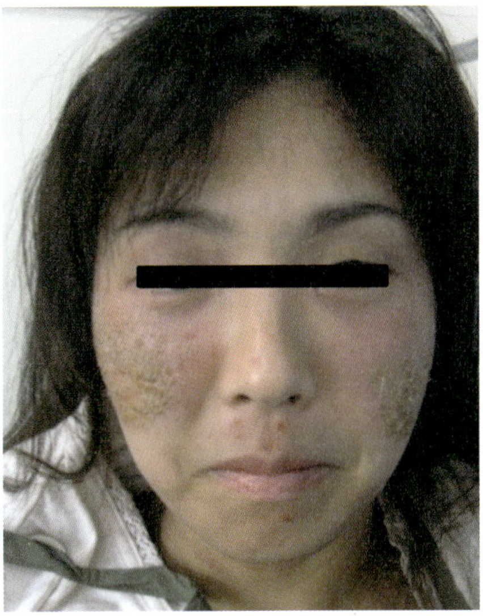

치료 전

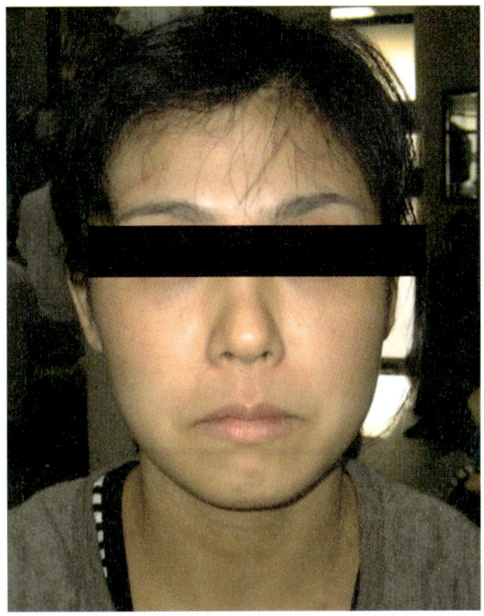

치료 후

증례37 인진오령산

55세 여성, 153cm, 45kg

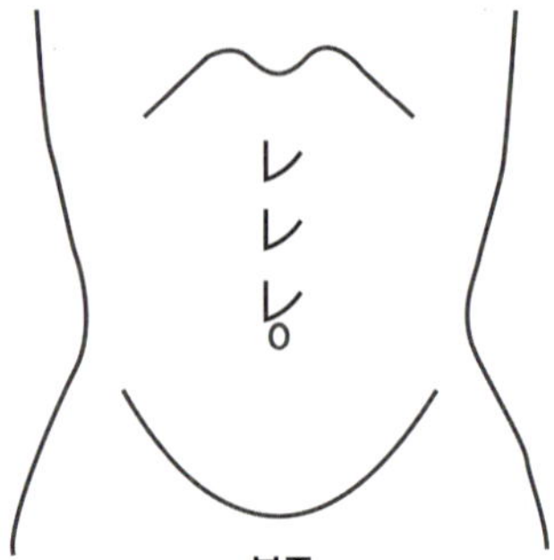

복증

【주소】 접촉성피부염, 양 손발등에 태선, 약진

【현증】 수족다한증, 화분증, 손등의 켈로이드, 변비(+), 췌장염, 금속알레르기, 요추분리증, 위염, 위궤양

수면과 기상 좋음, 수분 1L, 소변 4~5회·야간 1회, 변비(–), 보통변

월경 28일 주기로 5일간, 월경통(–), 월경량 보통.

3월경 좌안의 시력이 떨어져서 콘택트렌즈를 새로 맞추려고 안과에서 진찰받았고 검사결과 모 대학병원에 소개되었다.

뇌종양(9cm)으로 진단되어(양성) 수술하였고, 수술 후 3일간 의식이 없었다.

내복약 복용 중. Excegran정 100mL, Pantoprazole* 30mg, Rinderon정 0.5mg, GaslonN OD정 4mg

그 후 약진이 생겨서 전신에 소양감이 있고, 발진하며 열감을 느낀다.

Bp 120/70mmHg

【설증】 설, 홍, 습

【복증】 제상계

【치료·경과】

- **인진오령산** 5.0g+**소풍산** 5.0g, Ebastel 1T, 사프란 0.5g 7일분
  전신의 소양감은 소실되었다.
- **인진오령산** 5.0g+**용담사간탕** 5.0g, Ebastel 1T, 사프란 0.5g 2주분
  사지에 홍반이 남았다. 하반신에 약간의 소양감과 홍반이 남아 있기 때문에 사용하였다.

---

* (상품명) 소화성궤양용제. 성분명은 Lansoprazole. 원래 사용된 약은 타케푸론(タケプロン)이다.

약진이 치유되었다. 따라서 이전 의사에게 돌려보냈다.

【온도측정】

손바닥(치료 전/치료 후) 24.0℃/26.0℃

발바닥(치료 전/치료 후) 19.0℃/23.0℃

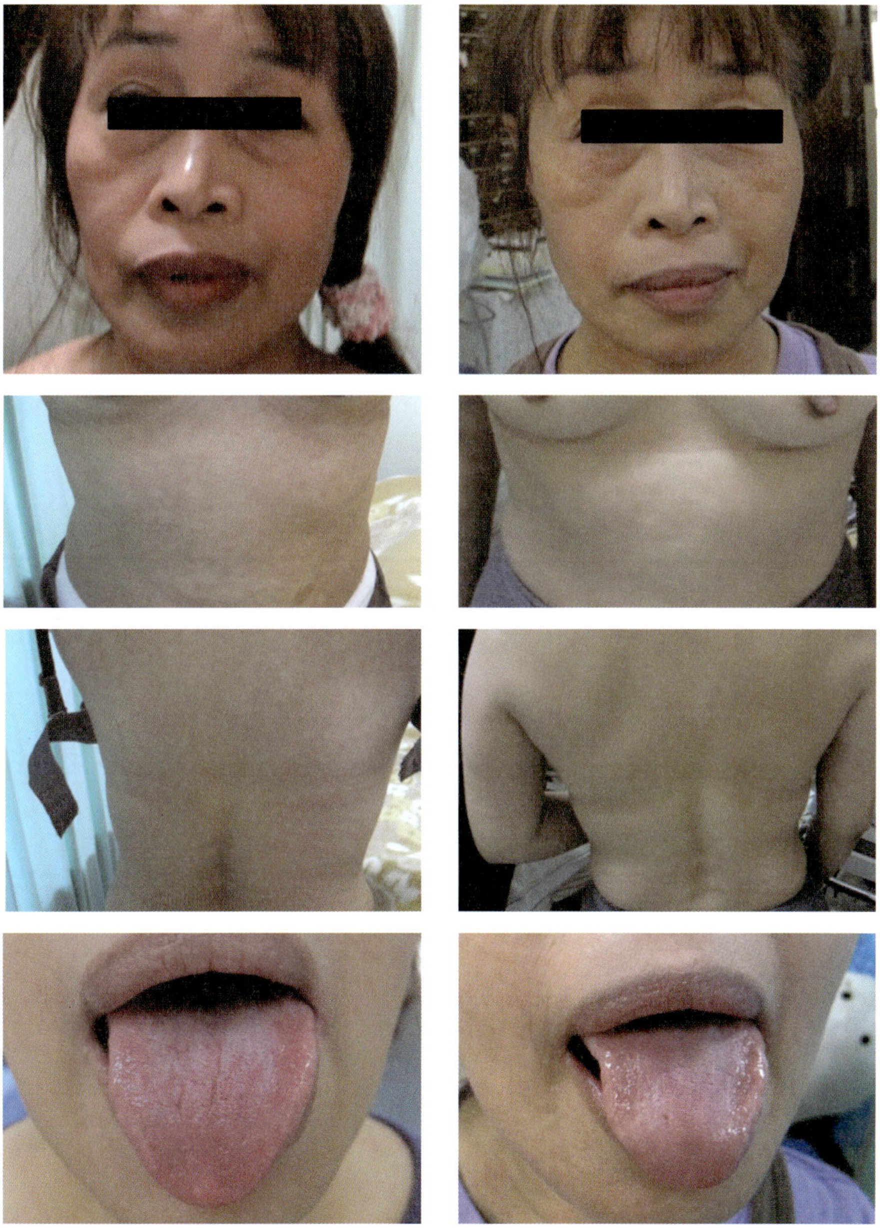

치료 전 → 치료 후

증례38 인삼탕

6개월 남아, 65cm, 7.2kg

【주소】 AD, 이차감염

【현병력】 생후 3개월경부터 안면과 두부에 습진이 발생하였다. 다른 병원에서 Bandel* 연고, Hirudoid, Propeto** 를 외용했으나 호전되지 않고 전신으로 확대되었다.

【현증】 안면·두부에 지루성피부염이 증가하여 홍반을 보이고, 체간에도 홍반이 있다. 소양감(손이 가므로 가렵다고 보았다). 모유수유를 하고 있다, 변은 무른 변 4회.

【치료·경과】

- **오령산** 1.25g, 외용 MZ베이스, AZM 2주분
  안면의 습윤이 감소했으며, 이차감염이 치유되었다.
- **배농산급탕** 2.5g 2주분
- **황기건중탕** 3.0g, 외용 PPH 2주분
- **육미환** 2.5g, **감맥대조탕** 2.5g 2주분
  사지가 거칠거칠하고, 무른 변, 화끈거림(+)
- **억간산** 2.5g 2주분
  얼빠진 눈을 하고, 눈에 힘이 없기 때문에 억간산을 투여하였다. 안력이 생겼다.
- **오령산** 2.5g, **감맥대조탕** 2.5g, 외용 PPH GMZ 2주분
  요구르트를 먹은 후 전신을 가려워한다.
- **인삼탕** 2.5g, **소풍산** 2.5g 4주분
  위와 같이 계속 복용하였다. 대부분 치료된 것으로 인정한다.

---

* (상품명) 진통, 진양, 수렴, 소염제. 성분명은 hydrocortisone butyrate 0.1%. 원래 사용한 약은 로코이도(ロコイド) 연고다.

** (상품명) 백색 바셀린(White petrolatum). 일본에서 시판되는 약이지만 백색바셀린은 일반의약품으로 쉽게 구할 수 있기 때문에 그대로 기재하였다.

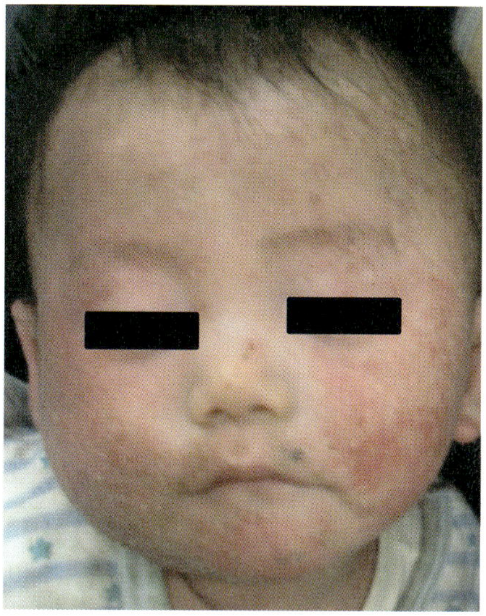

치료 전

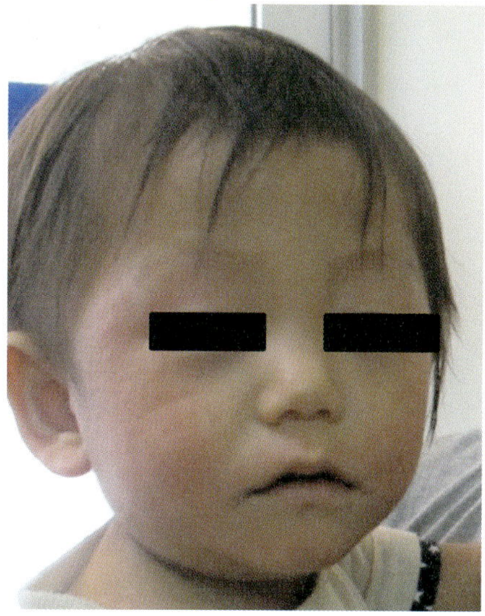

치료 후

증례39 계지가작약대황탕

20세 여성, 163cm, 54kg

【주소】 AD

【현증】 IBS, 수족다한증, 냉증, 생리불순, 어깨결림

수면과 기상 좋음, Esilgan* 복용

수분 1.5~2L, 구갈(+), 소변 3~4회, 변비(++) 2~3일에 1회 딱딱함, 월경 23일 주기, 통증(+), 월경량 적음, 2~3일에 끝남.

전신의 홍반이 꺼칠꺼칠하며, 소양감 있음, (표열리한)인두발적

다른 병원의 소개로 진료받았다. Bp 102/50mmHg

【설증】 암적, 건, 황태

【복증】 양흉협고만, 양복직근긴장, 제상계

【치료·경과】

- **도핵승기탕** 5.0g+**저령탕** 5.0g+**용담사간탕** 4.0g 2주분

  그 후 카포시가 되어 아래와 같이 처방하였다.

- **월비가출탕** 5.0g, **십미패독산** 5.0g 7일분

  한 주만에 호전되어 치유되었다.

- **계지가작약대황탕** 2.5g, **형개연교탕** 5.0g+**십전대보탕** 5.0g 3주분

  변비(+)이지만 배변 뒤에 설사로 된다. 도한과 나른함이 있다.

- **계지가작약대황탕** 2.5g+**온청음** 5.0g 4주분

  변이 약간 딱딱하다, 상반신이 뜨겁다.

  대체로 치료되었다. 여름에 차가운 것을 마시면, 변이 무르다.

---

* (상품명) 수면진정제 및 신경안정제. 성분명은 estazolam. 원래 처방된 약은 유로진(ユーロジン). 에스타졸람은 일본에서 개발된 항불안제이며, 강한 최면작용을 지닌다. 항불안제보다는 최면제로 사용되며 우울상태의 불면에도 효과가 있다.

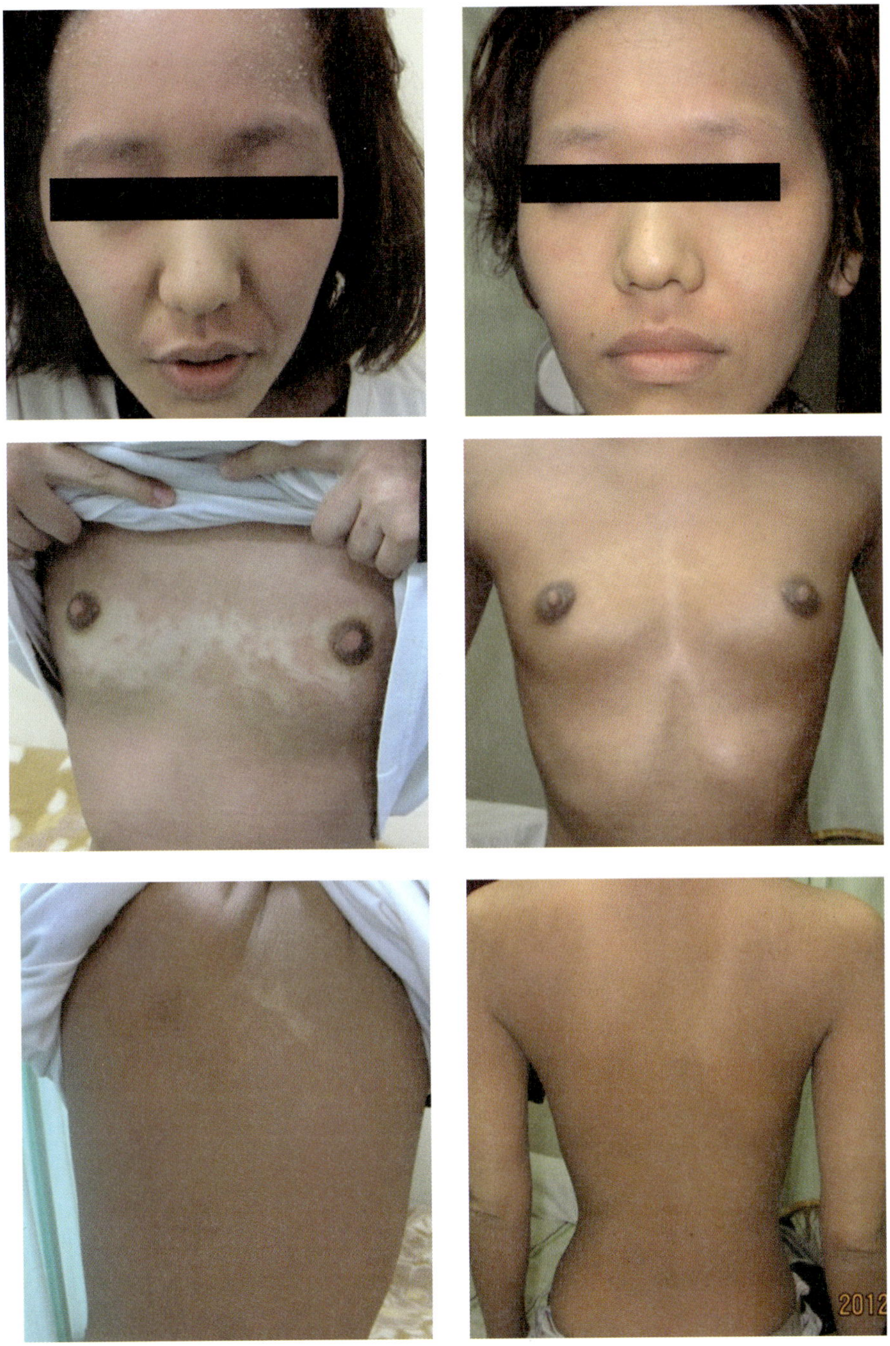

치료 전 → 치료 후

증례40 계지인삼탕

68세 여성, 150cm, 44kg

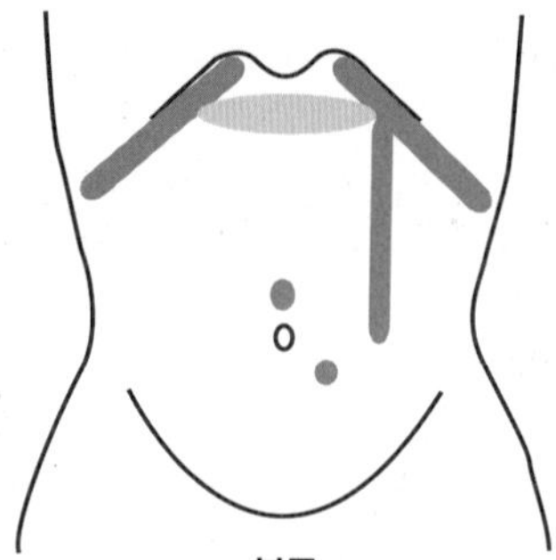
복증

【주소】 UV 피부염, 갱년기피부염, 신경성다한증, 현기증

【현병력】 작년 10월 운동회에서 햇볕을 쬐었다. UV 차단용 모자 등을 착용하고 있었지만 얼굴·목이 붉어졌다. Protopic을 발랐다.

올해 6월부터 또 안면이 붉어져 본원에서 진료를 받았다.

【현증】 안면홍반과 동계가 있고, 식욕 없음, 수면과 기상이 나쁨, 수분 1.5L, 소변 7~8회, 변비 없음, 보통변, UV검사 10초까지(−)

Bp 130/80mmHg

【설증】 홍, 백태, 치흔(+), 자홍색, 홍, 태건苔乾, 정맥(++)

【복증】 양흉협고만, 제상계, 좌복직근긴장, 심하수心下水

【치료·경과】

- **치자백피탕** 2.0g(점심), **억간산가진피반하** 2.5g(저녁) 2주분
  안면의 홍반은 소실되었다.
- **영계출감탕** 5.0g, **억간산가진피반하** 2.5g(저녁) 2주분
  동계, 어깨결림(++), 목의 위쪽으로 땀(+), 약간 고혈압, 일어설 때 느끼는 현기증이 있다.
- **계지인삼탕** 5.0g, Ebastel 1T 6주분
  식욕이 없기 때문에 사용하였다.
- **영계출감탕** 5.0g, **계지복령환** 5.0g, Bonalon* 1T 6주분
  다른 병원에서 오랫동안 이기제(복령음합반하후박탕)를 복용하고 있었지

* (상품명) 골다공증 치료제. 성분명은 alendronate Sodium Hydrate이며, 골흡수를 담당하는 파골세포의 기능을 억제하고 뼈의 칼슘에 대한 친화력을 강화시켜 골절발생을 감소시키는데 소량이지만 골량을 증가시킨다.

만 효과가 없었다. 수水·혈血의 순환을 좋게 하기 위하여 영계출감탕과 계지복령환을 사용하였다.

• **맥문동탕** 9.0g 7일분

위에 기술한 처방의 내복에 의하여 호소증은 모두 소퇴되었다.

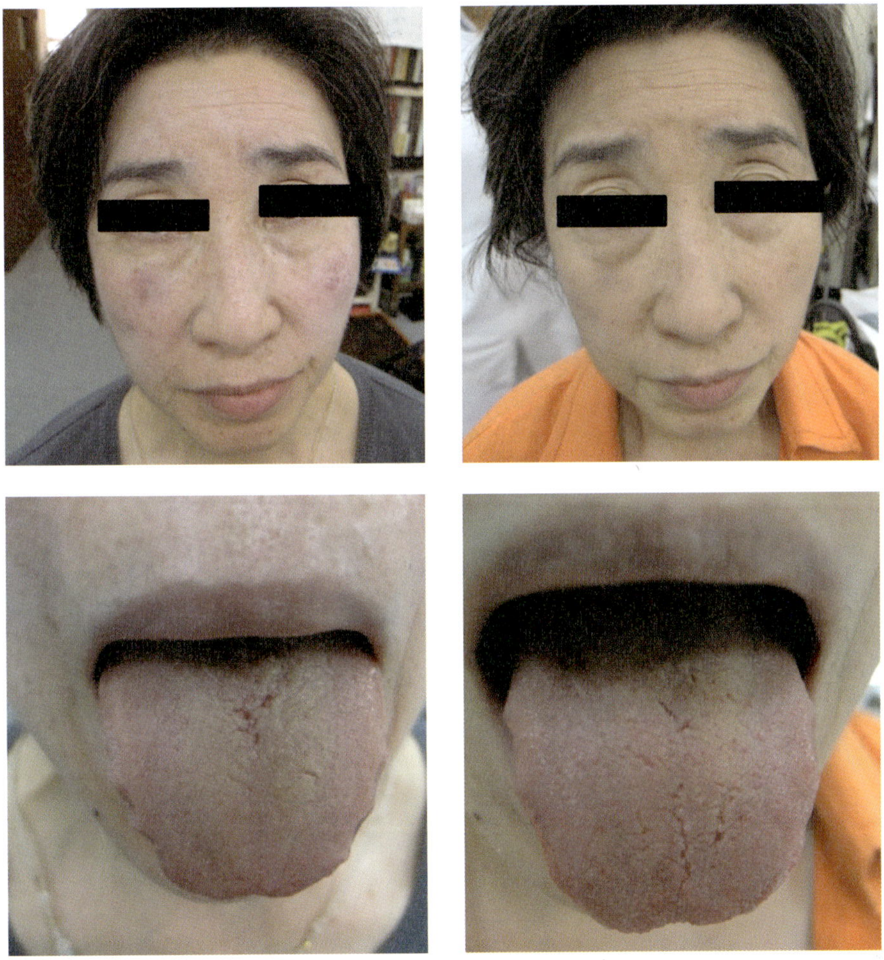

치료 전 → **치료 후**

증례41 시령탕 · 소경활혈탕

69세 남성, 170cm, 78kg

【주소】 울체성피부염, 부종, 홍반(통증), 범발성피부염

【현증】 수족다한증, 전립선비대, 충수염, 간염, 서혜부·양하퇴에 피부염.

기상과 수면 좋음, 수분 1~1.5L, 소변 2~3회·야간 3~4회, 변비(−)·보통변, 흡연10개비, 음주 소주2잔, Bp 122/70mmHg

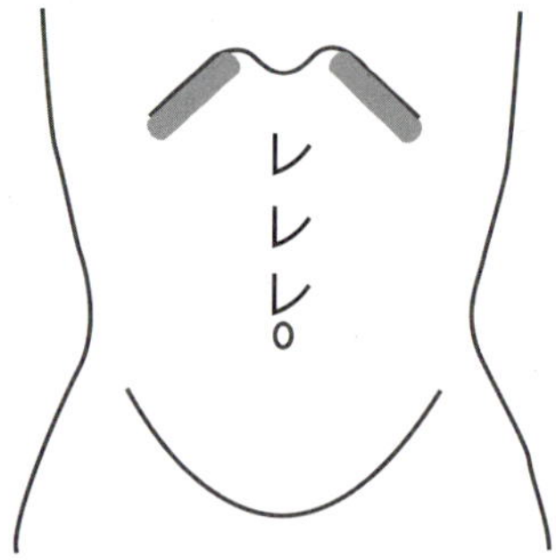

복증

소변검사 : Urobilinogen(++), Bilirubin(+), 케톤체(+), pH 5.5

허벅지와 허리의 근육통으로 10분 쉬고 2~3분 보행한다. 부종(++)

【설증】 홍, 습, 정맥(+)

【복증】 양흉협고만, 제상계

【치료·경과】

- **시령탕** 6.0g+**소경활혈탕** 5.0g 7일분
- **방기황기탕** 5.0g+**소경활혈탕** 5.0g, **우차신기환** 2.5g 2주분(저녁)
  부종(−) 잡혀가고 있다, 요통(−).
- **인진오령산** 5.0g+**소경활혈탕** 5.0g, **우차신기환** 2.5g 2주분(저녁)
  부종(±). 피부염은 나았다. 내과로 돌려보냈다.

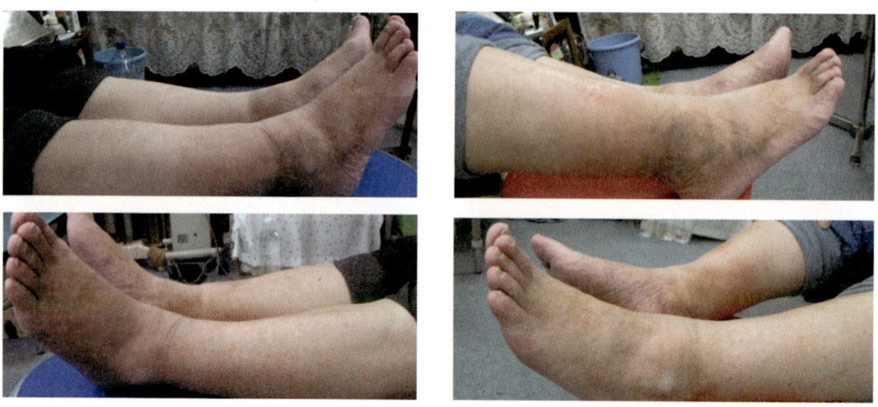

치료 전 → 치료 후

제6장

소음병위 신경의 피부염

<table>
<tr><td>표리</td><td colspan="2">표</td><td colspan="10">리</td></tr>
<tr><td>삼초</td><td colspan="5">상초</td><td colspan="5">중초</td><td colspan="2">하초</td></tr>
<tr><td>사요</td><td colspan="2">위분</td><td colspan="7">기분</td><td colspan="2">영분</td><td>혈분</td></tr>
<tr><td>경락</td><td>방광경</td><td>폐경</td><td>심경</td><td>심포경</td><td>담경</td><td>위경</td><td>소장경</td><td>삼초경</td><td>대장경</td><td>비경</td><td>신경</td><td>간경</td></tr>
<tr><td>육경 열</td><td colspan="2" rowspan="2">태양병</td><td colspan="3">소양병</td><td colspan="5">양명병</td><td rowspan="2">소음병</td><td rowspan="2">궐음병</td></tr>
<tr><td>육경 한</td><td colspan="8">태음병</td></tr>
</table>

1. 소음병위의 치료

소음병은 '병위대조표'(175쪽)와 같이 리증裏證·하초下焦·영분營分이며, 경락은 신경腎經으로 열증과 한증을 경락의 관점에서 보게 된다. 족소음신경의 증상이 전신에 파급되고 있으며, 그 질병의 시간적 경과로 상당히 심부에 미치고 있는 상태를 의미한다. 한증의 경혈과 처방이 대부분이며 소음태음증으로서 마황부자세신탕, 마황부자감초탕이 겨우 들어가 있을 뿐이다. 한증의 케이스가 증가하는 동절기에는 한약처방과 함께 경혈의 자극이나 시구施灸가 유효하므로 실시해 보면 좋을 것이라 생각한다.

[도표6-1] 신과 방광의 생리와 병리

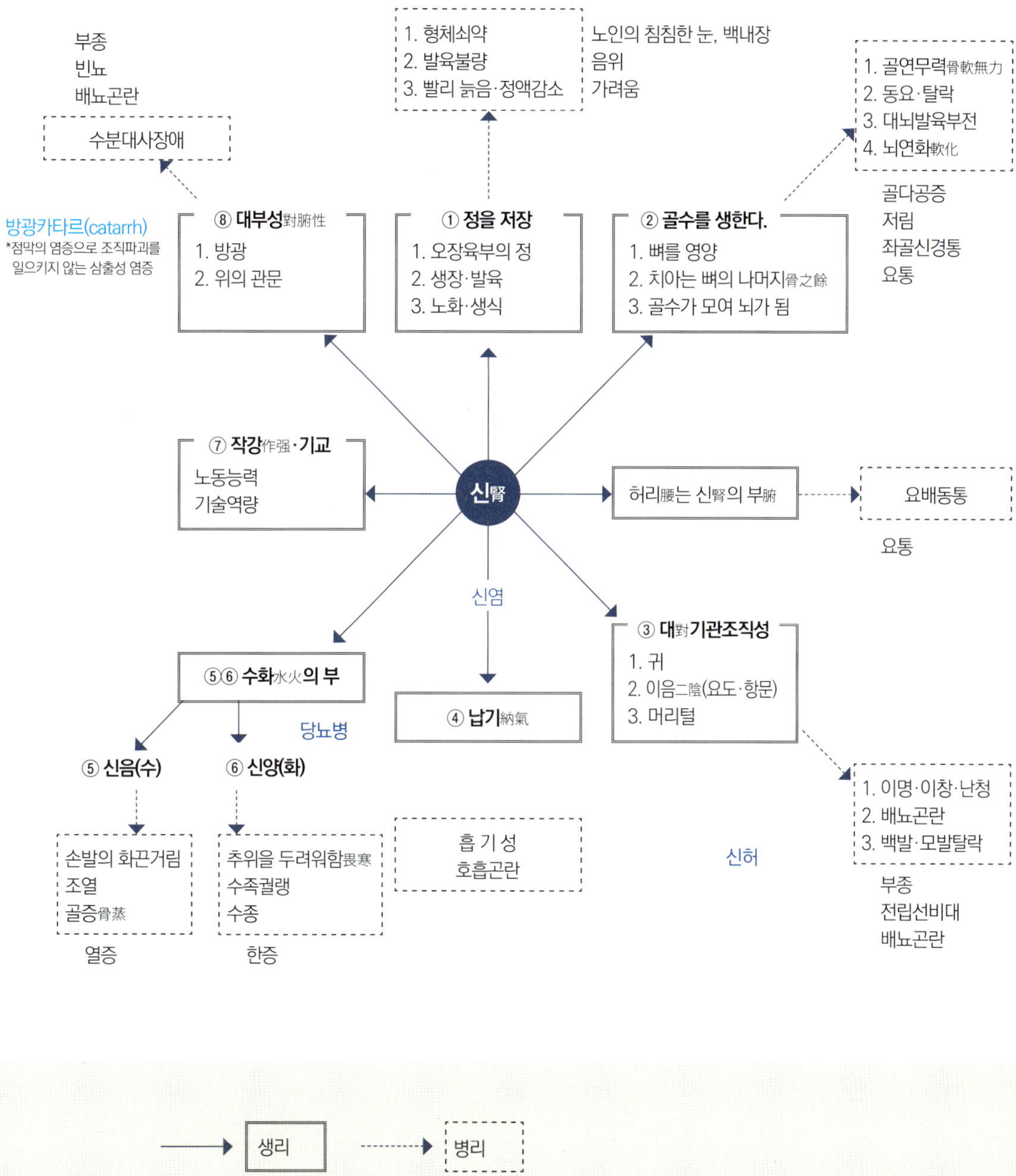

[도표6-2] 소음병위의 처방 개괄

실

한 | 열

허

(한·실)

풍사·기상	마황부자세신탕
냉사·화사	마황부자세신탕
조사	윤장탕 사물탕
	대황감초탕
습사·담상	의이인탕
혈상	소경활혈탕
승향	억간산
강향	온신탕 인삼탕
	대황감초탕
산향	온신탕
수향·울상	오적산

(한·허)

풍사·기상	대방풍탕
냉사·화사	진무탕
조사	자감초탕
습사·담상	진무탕
혈상	당귀탕
승향	영감강미신하인탕
강향	팔미지황환
산향	인삼탕
수향·울상	계비탕

(열·허)

풍사·기상	신이청폐탕
냉사·화사	백호가인삼탕
조사	맥문동탕
습사·담상	목방기탕 오적산
혈상	저령탕
승향	청심연자음
강향	육미환
산향	청서익기탕
수향·울상	오적산

2. 소음병위와 그 처방의 이해

(1) 상한론의 소음병 처방 일람

<table>
<tr><td rowspan="14">소음한화증</td><td rowspan="4" colspan="2"></td><td>계지가출부탕</td></tr>
<tr><td>진무탕</td></tr>
<tr><td>부자탕</td></tr>
<tr><td>계지부자탕</td></tr>
<tr><td rowspan="8">사역탕류</td><td>소음한화</td><td>사역탕(소음병)</td></tr>
<tr><td>진한가열</td><td>사역탕(궐음병)</td></tr>
<tr><td>표한동병</td><td></td></tr>
<tr><td>음성격양</td><td>통맥사역탕</td></tr>
<tr><td>음성대양</td><td>백통탕</td></tr>
<tr><td>망양망음</td><td>사역가인삼탕</td></tr>
<tr><td>망음양 번조</td><td>복령사역탕</td></tr>
<tr><td>망양 액탈</td><td>저담즙탕</td></tr>
<tr><td rowspan="2">소음병의 설사증</td><td rowspan="2"></td><td>도화탕</td></tr>
<tr><td>적석지우여량탕</td></tr>
<tr><td rowspan="6">소음열화증</td><td rowspan="2"></td><td>심신불교</td><td>황련해독탕</td></tr>
<tr><td>수열호결증</td><td>저령탕</td></tr>
<tr><td rowspan="4">소음인咽병증</td><td>허화인통虛火咽痛</td><td>저부탕</td></tr>
<tr><td>소음한열인통少陰寒熱咽痛</td><td>감초탕·길경탕</td></tr>
<tr><td>담열조폐인통痰熱阻閉咽痛</td><td>고주탕</td></tr>
<tr><td>소음감한인통少陰感寒咽痛</td><td>반하산급탕</td></tr>
<tr><td rowspan="3">소음병겸증</td><td>소음태양증</td><td rowspan="3"></td><td>마황부자세신탕</td></tr>
<tr><td>소음겸양명증</td><td>대승기탕</td></tr>
<tr><td>기체양울증</td><td></td></tr>
</table>

⑵ 부자탕, 진무탕

	백출	작약	복령	인삼	부자	생강
부자탕	5	4	4	3	적당량	
진무탕	4	5	6		적당량	1

※ 진무탕의 생강을 인삼으로 바꾼 것이 부자탕이다.

① 진무탕

"太陽病 發汗 汗出不解 其人仍發熱 心下悸 頭眩 身瞤動 振振欲擗地者 玄武湯主之"*

"少陰病 二三日不已 至四五日 腹痛 小便不利 四肢沈重 疼痛 自下利者 其人或咳 或小便利 或嘔者 玄武湯主之"**

② 부자사심탕

황련, 황금, 대황, 부자

③ 부자탕

"少陰病 得之一二日 口中和 其背惡寒者 附子湯主之"***

"少陰病 身體痛 手足寒 骨節痛 脈沈者 附子湯主之"****

---

* 《상한론》 태양병에 땀을 내어 땀이 났음에도 풀리지 않고 환자가 여전히 열이 나고 가슴이 두근거리며 어지럽고 몸이 흔들려 땅에 넘어지려 하는 경우 진무탕(현무탕)으로 주치한다.

** 《상한론》 소음병이 2~3일 되어도 낫지 않고 4~5일에 이르러 배가 아프고 소변이 잘 나오지 않으며 사지가 무겁고 아프고 설사하는 경우 …… 혹은 기침하고 혹은 소변이 잘 나오고 혹은 토하는 사람은 진무탕(현무탕)으로 주치한다.

*** 《상한론》 소음병이 생긴 지 1~2일에 식욕이 있고 등에 찬 기운이 느껴지는 경우 부자탕으로 주치한다.

**** 《상한론》 소음병에 몸이 아프고 손발이 차며 뼈마디가 아프고 맥이 침한 경우 부자탕으로 주치한다.

청룡	동	청	청룡탕
주작	남	적	주작탕
백호	서	백	백호탕
현무	북	흑	현무탕(진무탕)

(3) 길경백산(삼물소백산)

"病在陽 應以汗解之 反以冷水潠之 若灌之 其熱被却不得去 彌更益煩 肉上粟起 反不渴者 服文蛤散若不差者 與五苓散 無熱證者 小白三物散(白散)"*

	길경	파두	패모
삼물소백산	3	1	2

※ 열약인 파두를 포함한다.

(4) 마황부자세신탕, 마황부자감초탕

	마황	부자	감초	세신
마황부자세신탕	5	적당량		5
마황부자감초탕	5	적당량	5	

① 마황부자세신탕

"少陰病 始得之 反發熱 脈沈者 麻黃附子細辛湯主之"**

소음허한인 사람에 외감한사가 들어와 발열과 태양소음양감증兩感證. 표증과 열과 리한이 있어서 표한과 함께 해소한다.

---

* 《상한론》 병이 양에 있으면 마땅히 땀을 내어 풀어야 하는데 오히려 찬물을 뿜거나 붓게 되면 그 열이 숨어 들어 없어지지 않고 점점 더 가슴이 두근거리고 피부에 소름이 돋는데, 도리어 갈증이 없는 경우 문합산을 복용한다. 만약 차도가 없으면 오령산을 주고, 열증이 없는 경우 백산(도 역시 복용할 수 있다.)

** 《상한론》 소음병에 처음 생겼을 때 오히려 발열하고 맥이 침한 경우 마황부자세신탕으로 주치한다.

② **마황부자감초탕**

"少陰病 得之二三日 麻黃附子甘草湯 微發汗 以二三日 無裏證 故 微發汗也"*

표사가 소음심에 침입하여 심의 음양양허증이 된다.

(5) 저령탕—하초의 열

	택사	저령	복령	활석	아교
저령탕	4	4	4	4	4

"脈浮而緊 咽燥口苦 腹滿而喘 發熱 汗出 不惡寒 反惡熱 身重 若發汗則躁 心憒憒反譫語 若加燒針 必怵惕煩躁 不得眠 若下之則胃中空虛 客氣動膈 心中懊憹 舌上胎者 梔子豉湯主之"**

"若渴欲飮水 口乾舌燥者 白虎加人參湯主之"***

"渴欲飮水 小便不利者 猪苓湯主之"****

"少陰病 下利 六七日 咳而嘔渴 心煩不得眠者 猪苓湯主之"*****

* 《상한론》 소음병이 생긴 지 2~3일에는 마황부자감초탕으로 약간 땀을 낸다. 2~3일에 리증이 없으므로 약간 땀을 내야 하는 것이다.

** 《상한론》 맥이 부, 긴하면서 목이 건조하고 입이 쓰며 배가 그득하면서 숨을 헐떡이고 열이 나면서 땀을 흘리고 오한은 없으나 오히려 열을 싫어하고 몸이 무거운데 만약 땀을 내면 초조하여 안절부절 못하게 되고 마음이 심란한데 도리어 헛소리를 한다. 만약 온침으로 열을 가하면 반드시 무서워하면서 가슴이 뛰며 잠을 잘 수 없다. 만약 하법을 쓰게 되면 위중이 공허한데 객기가 격을 자극하여 가슴이 몹시 답답하고 설태가 끼는 경우 치자시탕으로 주치한다.

*** 《상한론》 만약 갈증이 나서 물을 마시려고 하는데 입과 혀가 건조한 경우 백호가인삼탕으로 주치한다.

**** 《상한론》 갈증이 나서 물을 마시려고 하는데 소변이 잘 나오지 않는 경우 저령탕으로 주치한다.

***** 《상한론》 소음병에 설사가 6~7일 나는데 기침하고 구토하며 가슴이 두근거려 잠을 잘 수 없는 경우 저령탕으로 주치한다.

(6) 죽엽석고탕, 자감초탕, 맥문동탕

	죽엽	석고	맥문동	인삼	갱미	반하	감초	자감초	지황	계지	대조	마자인	생강	아교
죽엽석고탕	2	10	6	3	6	4	2							
자감초탕			5	3				4	5	3	3	3	1	1.5
맥문동탕			10	2	5	5	2				3			

① 죽엽석고탕

"傷寒解後 虛羸少氣 氣逆欲吐者 竹葉石膏湯主之"*

(기음양허氣陰兩虛) 여열이 위胃에 울체되어 머무른다. 마르고 쇠약하며 숨이 차고 축 늘어져 있다.

② 자감초탕

"傷寒 脈結代 心動悸 炙甘草湯主之"**

표사가 소음심에 침입하여 심의 음양양허증이 된다.

(7) 통맥사역탕, 사역탕

	감초	건강	부자
통맥사역탕	3	3	적당량
사역탕	4.5	1.5	적당량

※ 통맥사역탕은 사역탕에 비해 건강이 많다.

---

* 《상한론》 상한이 풀린 후 신체가 허약하고 여위며 숨 쉬는 것이 충분치 않고 기가 역하여 토하려고 하는 경우 죽엽석고탕으로 주치한다.

** 《상한론》 상한에 맥이 결대하고 가슴이 두근거리며 불안하다면 자감초탕으로 주치한다.

① **통맥사역탕**

"少陰病 下利清穀 裏寒外熱 手足厥逆 脈微欲絶 身反不惡寒 其人面赤色 或腹痛 或乾嘔 或利止 脈不出者 通脈四逆湯主之"*

(8) 사역탕류

	감초	건강	부자	인삼	복령
사역탕	4.5	1.5	적당량		
사역탕가인삼탕	4.5	1.5	적당량	2	
복령사역탕	4.5	1.5	적당량	2	6

※ 사역탕은 감초건강탕에 부자를 가한 것이다. 지금까지의 표에서 적당량은 0.5~2.0g이다.

① **사역탕**

"吐利汗出 發熱惡寒 四肢拘急 手足厥冷者 四逆湯主之"**

② **사역가인삼탕**

"惡寒脈微而復利, 四逆加人蔘湯主之"***

③ **복령사역탕**

"發汗 若下之 病仍不解 煩躁者 茯苓四逆湯主之"****

---

* 《상한론》 소음병에 소화되지 않은 멀건 설사를 하고 속은 한하나 밖은 열하고, 손발이 차고 맥이 미약하여 곧 끊어질 것 같은데 몸은 오히려 오한하지 않고 환자의 얼굴은 붉다. 혹 배가 아프고 혹 헛구역질을 하고 혹 설사가 그쳐도 맥이 나오지 않는 경우 통맥사역탕으로 주치한다.

** 《상한론》 구토와 설사를 하고 땀이 나며, 열이 나고 추위를 싫어하며, 사지가 땅기고 손발이 차가운 경우 사역탕으로 주치한다.

*** 《상한론》 오한이 있고 맥이 미약한데 다시 설사를 한다. 사역가인삼탕으로 주치한다.

**** 《상한론》 땀을 내고 하법을 썼는데 병이 여전히 풀리지 않고 번조하는 경우 복령사역탕으로 주치한다.

3. 신경 피부염의 증례

증례42 사역탕, 가미소요산

64세 여성, 156cm, 45kg

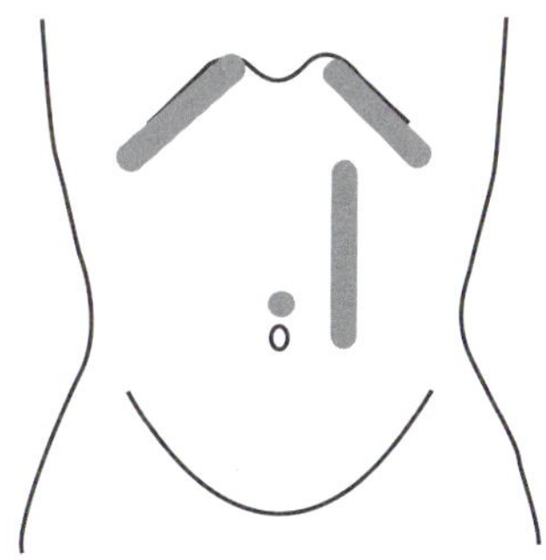

복증

【주소】 수족다한증

【초진】 X년 8월 29일

【과거력】 플릭텐 결막염*, 녹내장, 위장 허약

【현병력】 20년 전부터 두드러기가 있어 다른 병원에서 20년간 내복하였다. Alesion를 외용하고 Lidomex를 사용하여도 호전되지 않아서 본원에서 진료를 받았다.

X년 봄부터 동계 부정맥이 있으며 발작 시에는 전신의 마비가 있는데, 혈액의 흐름이 나빠져서 움직일 수 없고 숨도 쉴 수 없는 상태가 된다. 전신권태감이 심해지면 전신에 두드러기가 생긴다.

【현증】 둔부에서 대퇴에 걸쳐 홍반이 있고, 전신 소양감이 있으며, 동계·부정맥이 있다.

* 플릭텐 결막염(phlyctenular conjunctivitis) : 결막·각막에 발생하는 좁쌀 크기의 원형인 회백색 반점. 결핵 알레르기에 의한다고 알려져 있다.

수면과 기상 좋음, 수분 2L, 구갈(+), 소변 6~8회·야간(-), 변비(+) 2~3일에 1회, 전신의 냉기(++), 수족의 냉기(++),

폐경 53세, Bp 122/70mmHg

【검사】 채혈, Dg(+), X년 7월 홀터 ECG 검사 시행, 이상 없음.

【설증】 홍, 백태, 후厚, 중앙에서부터 열문裂紋

【복증】 양흉협고만, 제상계, 좌복직근긴장

【치료·경과】

- **사역탕** 5.0g+**자감초탕** 5.0g 3개월

  두드러기는 재진 시에 잡혔다.

  영국에 강의가 있어 출장을 간 1개월 동안 별다른 이상은 없었다.

【온도측정】

겨드랑이(초진/재진/3진) : 35.7℃/35.9℃/36.2℃

손바닥(초진/재진/3진) : 21.0℃/23.0℃/27.0℃

발바닥(초진/재진/3진) : 20.0℃/22.0℃/25.0℃

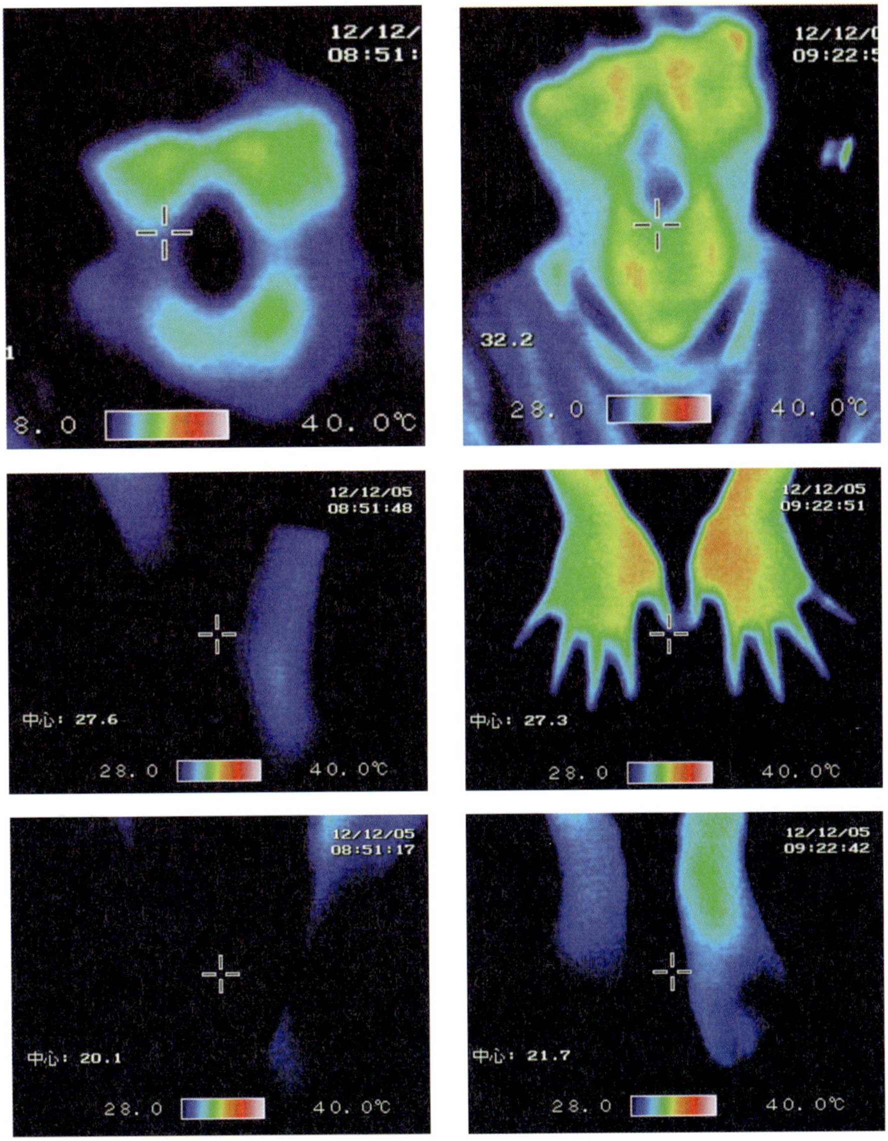

안면(위), 손(중간), 발(아래)의 온도변화(Thermography)

치료 전 → 치료 후

증례43 진무탕

71세 남성, 170cm, 53kg

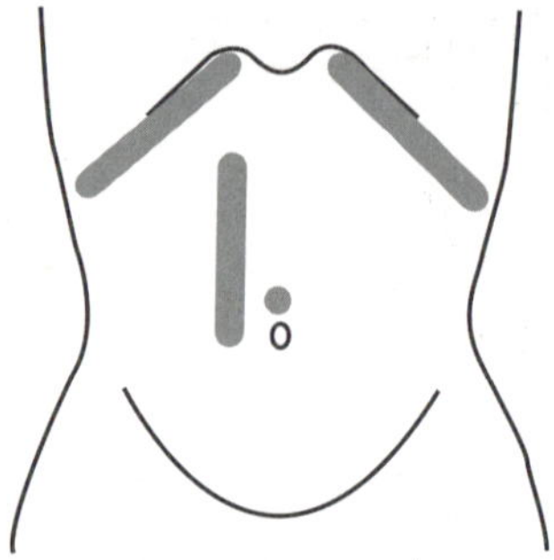

복증

【주소】 만성두드러기, 범발성피부염, 위장허약, 신경증, 다한증, 냉증

【초진】 X년 9월 4일

【과거력】 충수염, 편도선절제, 고혈압, 양안녹내장

【현병력】 약 1년 전부터 전신 소양감으로 모 병원에서 진료를 받았다. 외용 Antebate연고, Hirudoid Soft 연고를 처방받아도 호전되지 않아 본원에서 진료를 받았다.

【현증】 수면과 기상 좋음, 수분 2L, 구갈(−), 소변 3회·야간 2회, 변비(−), 설사 2~3회, 흡연 40개비, 음주 소주잔으로 5잔

전신 소양감이 있다. 식사를 하면 설사한다. Dg(+), 냉기(+), Bp 140/ 80mmHg

【설증】 홍, 백황태, 후厚, 정맥(+)

【복증】 양흉협고만, 우복직근긴장, 제상계

【치료·경과】

- **진무탕** 5.0g+**인진오령산** 5.0g, Allegra 2T 1주분
- **진무탕** 5.0g+**육군자탕** 5.0g, Allegra 2T 3주분
- **진무탕** 5.0g+**육군자탕** 5.0g, Allegra 2T 4주분

  치유되었다.

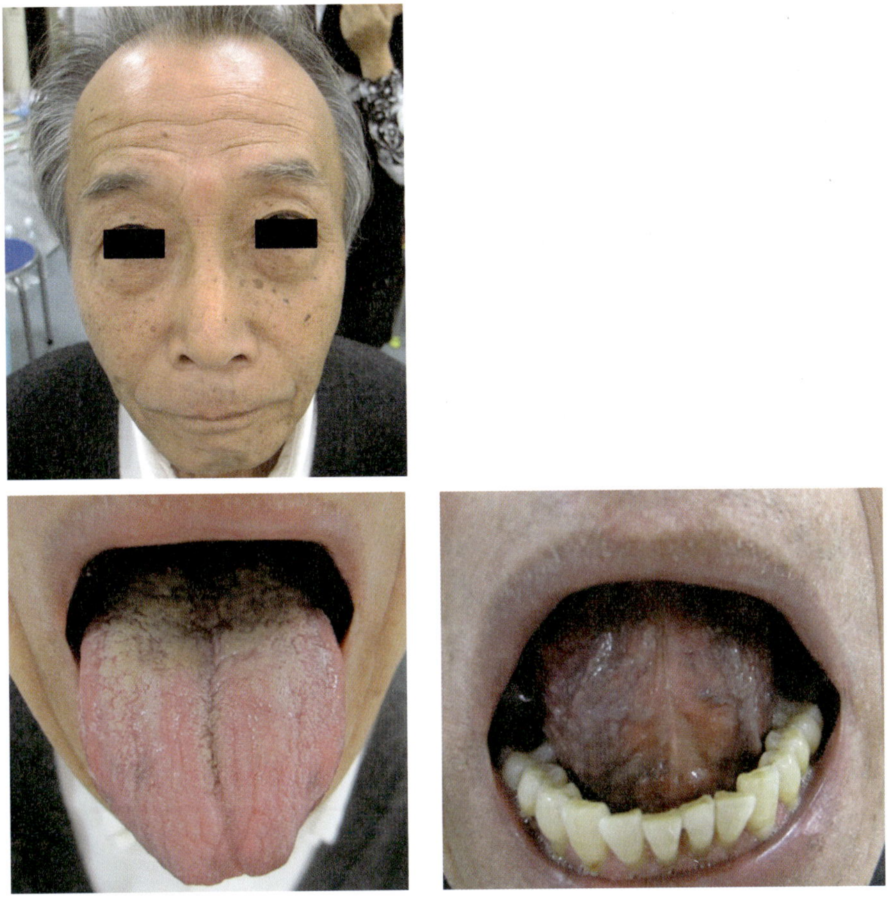

초진시

증례44 사역탕

48세 남성, 170cm, 70kg

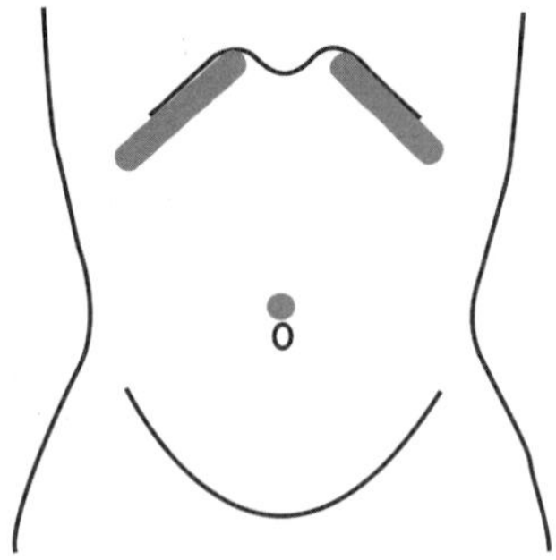

복증

【주소】 중독진

【초진】 X년 10월

【과거력】 AD, 위염, 변비증, 지루성피부염, 냉증, UV 피부염

【현병력】 저녁식사로 오징어회를 먹었다. 그 후 전신에 홍반과 부종 발생, 소양감이 심하다. 어부. Bp 128/70mmHg

【현증】 피부홍반, 부종, 소양감(+), 한기(+), 표한리열表寒裏熱
수분 1.5L, 소변 7~8회, 변비(+), 중독진, 중독진 발생 후 배변(-)

【검사】 Dg(+)

【설증】 홍, 황백태, 정맥(+)

【복증】 양흉협고만, 제상계

【치료·경과】

- **조위승기탕** 5.0g 3일분
- **인진오령산** 5.0g+**소풍산** 5.0g, Evastin*
  조위승기탕은 중독진을 목표로 처방하였다. 인진오령산+소풍산, Ebastine은 30분 후 복용한다.
- **사역탕**(감초3·건강2·부자1), **용담사간탕** 2.5g 2주분
  한기(++) 때문에 처방하였다. 치유되었다.

* (상품명) 항히스타민제. 성분명은 Ebastine(H1-receptor antagonist)이다.

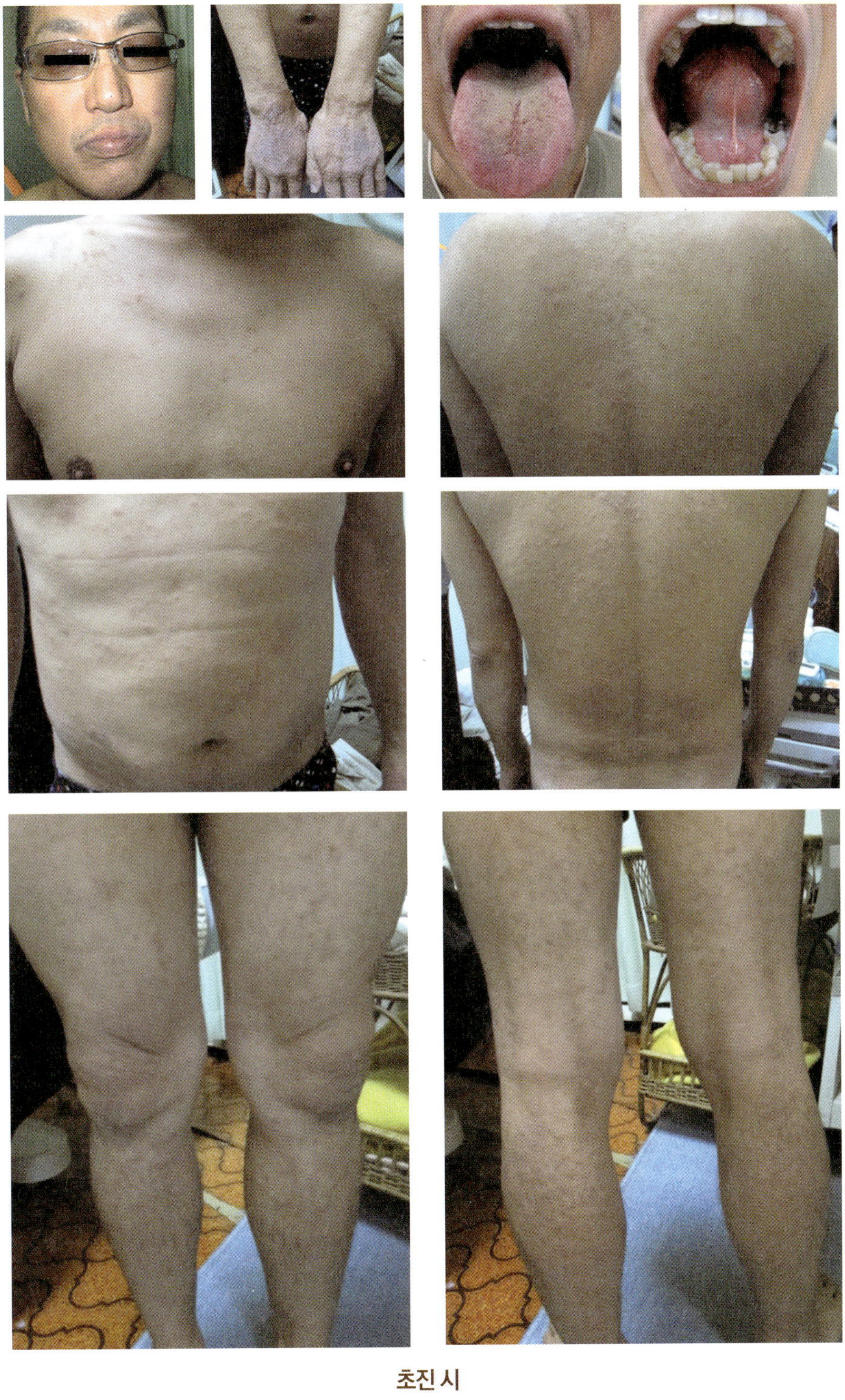

초진 시

증례45 삼황사심탕

56세 남성, 173cm, 87kg

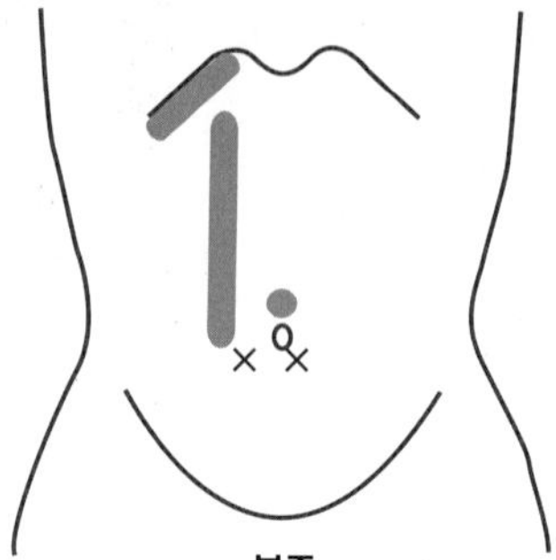

복증

【주소】UV 피부염, 다한증

【초진】X년 10월 3일

【과거력】요추, 추간판탈출증 수술, 고혈압, 당뇨병, 백내장 수술, 급성 위궤양(스트레스성)

【현병력】1년 반 전에 햇볕을 쬔 후 안면이 붉어져 모 병원에서 진료를 받고 UV 피부염으로 진단되었다. 그 후 햇빛을 조심하고 있지만 2주 전부터 안면에 붉은 발진이 생겨 본원에서 진료를 받았다. 냉기(++)

【현증】수면과 기상 좋음, 수분 2L, 소변 5~6회·야간 1회, 변비(–), 보통변, 안면에 부종, 홍반, 세무사, Bp 142/88mmHg

【검사】소변검사, 단백(±)(pH 6.5)

【설증】홍, 황태, 치흔(+), 정맥(+)

【복증】우흉협고만, 우복직근긴장, 제상계, 제방압통

【치료·경과】

- **마황부자세신탕** 2cap+**삼황사심탕** 5.0g, Ebastel 1T 4주분

  고혈압 142/88 → 125/70mmHg

  안면의 홍반이 소퇴되었다. 발에 냉기를 보이기 때문에 아래와 같이 처방하였다.

- **삼황사심탕** 5.0g+**당귀사역가오수유생강탕** 2.5g(저녁) 4주분

  냉기가 개선되었고, 대부분 좋아졌다. 겨울이므로 계속 복용한다.

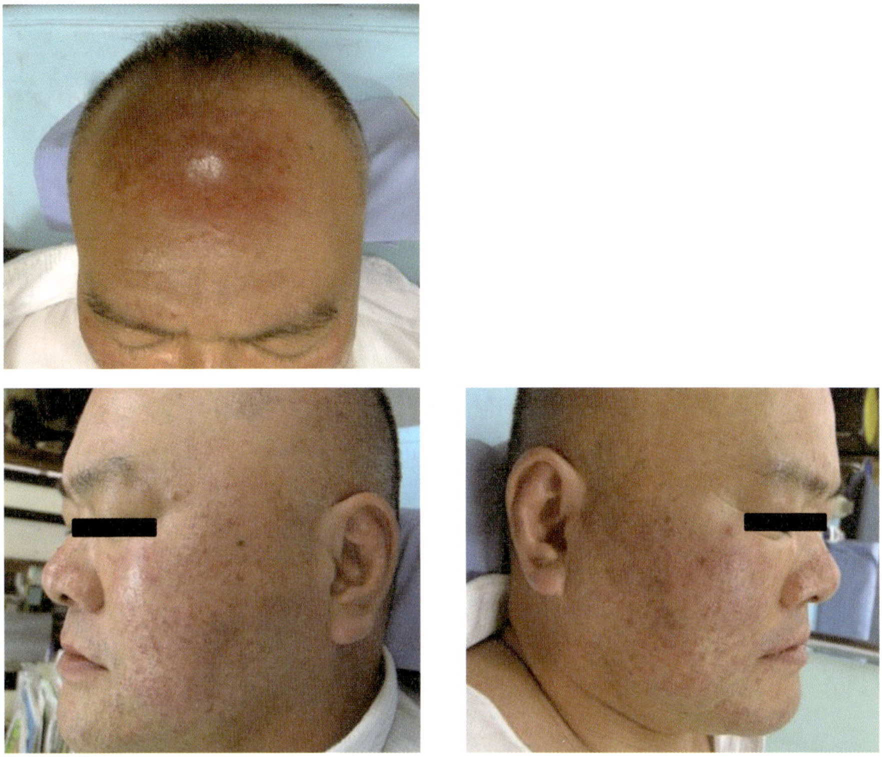

초진시

증례46 삼황사심탕, 우차신기환

40세 남성, 172cm, 66kg

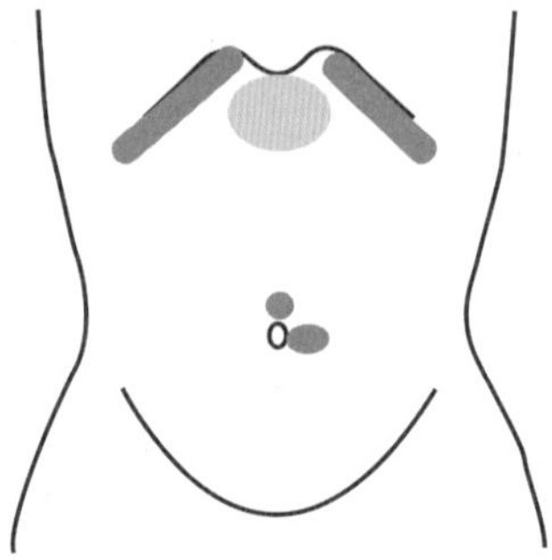

복증

【주소】 두부피부염, 범발성피부염, 수족다한증, 냉증, 사지의 저린 느낌과 일부 마비 있음

【초진】 X년 8월 15일

【과거력】 5년 전 갑상선 기능 항진증(바세도병), Mercazole 복용 중

사지의 마비가 있어서(바세도병 이후) Slow-K(염화칼륨)를 복용 중

4년 전 고혈압, Co-DIO EX, Adalat 복용 중

높은 요산 수치, Zyloric 50mg 복용 중

30년 전부터 편두통이 있어 Bufferin, Norshin을 복용하고 있었으나 10년 전부터 현재까지 Loxonin을 복용 중

【현병력】 2년 전부터 두피에 발진이 있으며 전신 소양감이 있음

【현증】 척추가 굽어 있으며, 왼쪽 어깨가 내려와 있다. 안면우측에 편형扁形. 슬개건반사 약하다.

수면과 기상 나쁨, 수분 2.5L, 구갈(+), 소변 10회·야간2회, 변비(-), 조금 딱딱함, 흡연(-), 음주 1주 1회, 맥주·위스키 조금, Bp 138/82mmHg

【검사】 혈당치(귀)측정 89, Dg(+)

【설증】 홍, 백태, 습, 치흔

【복증】 양흉협고만, 심하비, 제상계, 좌제방압통

【치료·경과】

용천·삼음교에 뜸을 뜨도록 지시하였다.

- **통도산** 2.5g(아침), **치두창일방** 2.5g(저녁) 4주분

  두부피부염은 치유되었다.

- **삼황사심탕** 5.0g+**우차신기환** 5.0g 16일분

  저림(및 마비)과 고혈압, 더불어 상승하는 혈血을 내리는 것을 목표로 하여 투여하였다. 편두통이 치유되었다.
- **삼황사심탕** 5.0g+**우차신기환** 5.0g
- **당귀사역가오수유생강탕** 2.5g, **부자** 1.0g 4주분(아침)

  저린 증상이 호전되었다. 뜸을 뜨고 있으면 따뜻해져서 상태가 좋다. 사지의 마비(무거운 느낌)이 다소간 남아 있는 정도이다.

【온도측정】

겨드랑이(초진/재진/3진) 35.4℃/36.4℃/36.2℃

손바닥(초진/재진/3진) 21.5℃/25.0℃/31.0℃

발바닥(초진/재진/3진) 21.0℃/25.0℃/28.0℃

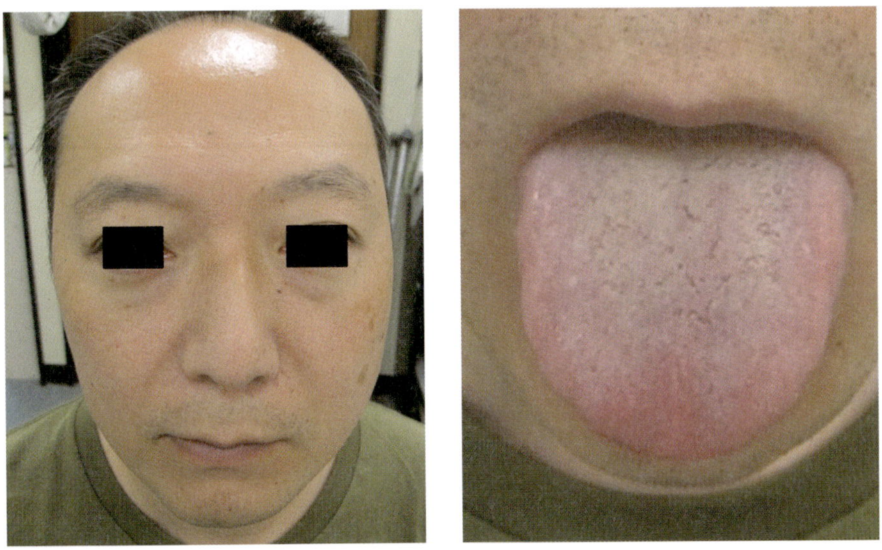

초진 시

증례47 오령산

60세 여성, 158cm, 45kg

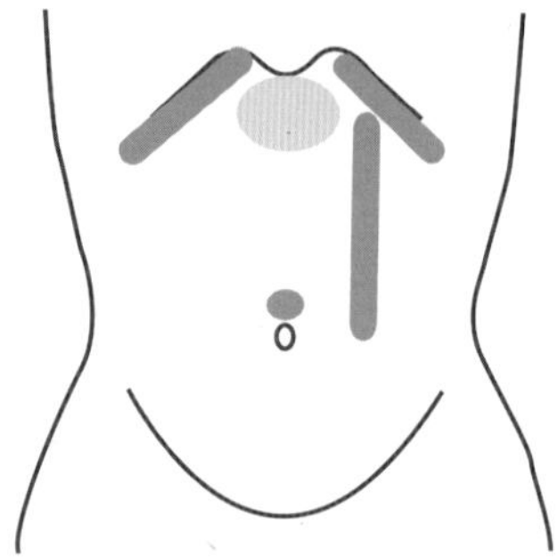
복증

【주소】 어깨관절통, 감기로 인한 설사

【초진】 X년 4월 4일 / X년 10월 12일

【과거력】 충수염, 위장허약, 다한증, 냉증, 어깨관절통, 변비증

【현병력】 X년 10월 감기에 걸렸으나 열은 없어 갈근탕 앰플을 3~4개 마셨다. 그 후 콧물, 더부룩함, 인두의 통증은 좋아졌지만, 어제부터 갑자기 구토·설사를 동반한 두통이 있다.

【현증】 수면과 기상 나쁨(Myslee* 5~6년 전부터 복용), 수분 1L, 소변 5~6회·야간 1회, 변비(+), 사라린** 복용(40년 전부터), 복통 없지만 설사 2~3회 구토·두통, 눈도 뜰 수 없을 정도로 아픔. 콧물 있다.

폐경 55세, Bp 90/40mmHg

【설증】 홍, 무태, 정맥(+)

【복증】 양흉협고만, 좌복직근긴장, 제상계, 심하비

【치료·경과】

- **오령산** 5.0g 5일분
  3일간 복용하고 두통·설사가 좋아졌다.
- **오령산** 7.5g(돈복) 투여
  더부룩함(+), 통증과 저림은 없었다.
- **평위산** 7.5g 7일분
- **통도산** 2.5g+**갈근가출부탕** 5.0g+**보중익기탕** 5.0g 6주분
  초진 시의 변비, 위장허약, 관절통, 냉증의 치료로 돌아왔다.

---

* (상품명) 수면유도제. 성분명은 주석산 졸피뎀(Zolpidem tartrate)이다.

** (상품명) 일본에서 판매되는 상품명(サラリン)으로, 약용식물인 알로에와 센나의 성분을 배합한 변비약이다.

전신권태(±), 통증(±).

- **통도산** 2.5g **가대황** 1.0g 4주분을 더한다.

  전체적으로 호전되었으며, 일도 순조롭다.

【온도측정】

겨드랑이(초진/재진/3진) 36.2℃/36.2℃/36.1℃

손바닥(초진/재진/3진) 22.0℃/27.0℃/28.5℃

발바닥(초진/재진/3진) 20.0℃/25.0℃/27.5℃

증례48 육미환

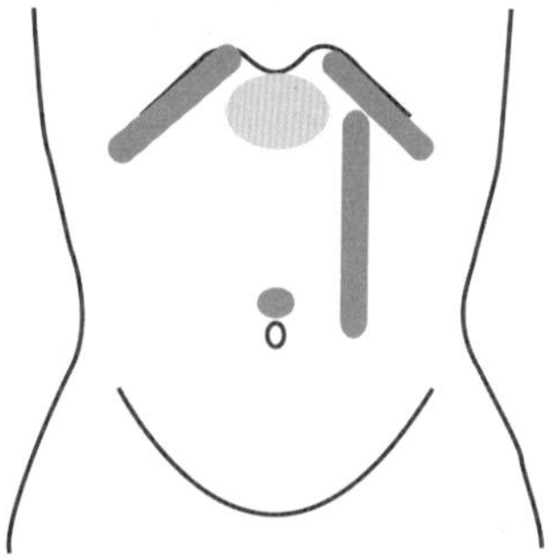

복증

48세 여성

【주소】 빈혈, 저혈압, 냉증, 전신권태감

【과거력】 요통, 화분증, 21세 갑상선종, 30세 자궁근종 2개

월경은 27일 주기로 5일간, 어혈(출혈다량), 통증(−)

【가족력】 할머니가 대장암으로 사망. 어머니가 히스테리를 보이며, 일자리를 계속 찾는 중이다.

아버지는 어머니와의 불화와 갈등 때문에 자살했다. 언니는 머리가 좋고 미인인데다 대학에 들어가서 어머니의 사랑을 받았는데, 환자 본인과는 극단적으로 차별하여 우울경향이 생겼다.

【현병력】 30세부터 빈혈이 생겼고 7년 전부터 악화되어 치료를 시작하였다. 도내의 모 병원에서 식사요법과 함께 Ferromia를 투여받았지만 설사를 하기 때문에 중단하였다. 2년 전 여러 가지 내복약도 효과가 없어 모 대학병원에서 X년 1월부터 보중익기탕, 사물탕, 가미귀비탕, 십전대보탕을 투여받았다. X년 4월부터는 십전대보탕만 복용 중.

【현증】 안면창백, 가면안, 무거운 어조, 금세 눕고 싶어 함, 식욕(−)

요통과 하지통이 심하며, 천골부 돌출로 서 있을 수가 없다. 족냉(−), 얼빠진 눈, 히스테리로 초조함이 심함.

수분 2L, 소변5~6회, 변비 있음, 수면은 좋음, 감기에 잘 걸림, 두드러기(+), Bp 100/52mmHg, 4주 후 Bp 106/52mmHg

【복증】 좌흉협고만, 제상계, 좌제방압, 좌어혈

【치료·경과】

소음신경으로 보신이 필요하다고 생각했다. 화끈한 느낌(++)

[초진 시]

• **육미환** 5.0g, **십전대보탕** 5.0g 4주분

이전 의사의 십전대보탕과 병용한다.

[재진 시]

허열이 잡히니 화끈거리는 느낌이 소실되어 전신이 편안해졌다.

안면은 아주 약간 붉은 빛을 띨 정도로 안색이 좋아졌고, 눈빛이 정상으로 돌아와서 눈의 힘이 강해졌다. 식욕이 생겨서 기력이 충만해졌고, 거의 이야기하지 않았지만 이제는 큰 소리로 이야기하게 되었다. 우울증 환자에서 활력 있는 성인으로 되었기 때문에 미인으로 변신하였다.

전체적으로 볼 때 빈혈이 상당히 회복되었다. 거리가 먼 탓에 통원이 힘들어 가까운 의사를 소개해 주었고 치료를 지속하도록 의뢰하였다.

【온도측정】

얼굴(초진/재진) : 36.9℃/36.2℃

겨드랑이(초진/재진) : 37.2℃/37.0℃

손바닥(초진/재진) : 31.0℃/29.0℃

발바닥(초진/재진) : 31.0℃/29.0℃

빈혈은 단순히 보혈만으로 낫기 어려운 경우가 많다. 철분제를 내복하면 설사하거나 혹은 위부불쾌감과 현기증이 나타나므로 불가하다.

적혈구, 혈색소, 혈소판감소의 검사결과에서 척수를 보충하면 회복되지 않을까 생각했다(“신腎은 골수를 주관主한다”). 체온은 37.2℃로 체내의 화끈거리는 느낌이 강하다. 수족의 냉기는 그다지 강하지 않아 음허로 추정되므로 육미환을 사용하였다.

재진 시에는 7～8년 계속된 빈혈증상이 좋아졌다. 안색·기력·체력이 모두 회복되어 쾌활하게 변한 것으로 보인다.

제7장

궐음병위 간경의 피부염

<table>
<tr><td colspan="2">표리</td><td colspan="2">표</td><td colspan="10">리</td></tr>
<tr><td colspan="2">삼초</td><td colspan="5">상초</td><td colspan="5">중초</td><td colspan="2">하초</td></tr>
<tr><td colspan="2">사요</td><td colspan="2">위분</td><td colspan="7">기분</td><td colspan="2">영분</td><td>혈분</td></tr>
<tr><td colspan="2">경락</td><td>방광경</td><td>폐경</td><td>심경</td><td>심포경</td><td>담경</td><td>위경</td><td>소장경</td><td>삼초경</td><td>대장경</td><td>비경</td><td>신경</td><td>간경</td></tr>
<tr><td rowspan="2">육경</td><td>열</td><td colspan="2" rowspan="2">태양병</td><td colspan="3">소양병</td><td colspan="5">양명병</td><td rowspan="2">소음병</td><td rowspan="2">궐음병</td></tr>
<tr><td>한</td><td colspan="8">태음병</td></tr>
</table>

1. 궐음병위의 치료

궐음병은 상한론으로 말하자면 육병위의 최종단계로 체액을 소모하여 허기상역虛氣上逆하고 수족궐手足厥하여 위독에 빠진 듯한 상태가 된다. 사역탕 류로 목숨을 서둘러 구해야만 한다. 소음병의 시기에 잘 진찰하여 이 병에 이르지 않도록 치료한다.

또, 오행의 간肝으로 말하자면 태음병위에서 건강장애도 100%(203쪽), 즉 건강했던 사람이 서서히 침범당하여 궐음간에 이르렀을 때는 80~99% 죽음으로 향하는 상태를 나타내게 된다. 간담의 상호관계는 신체증상뿐만 아니라 억울증抑鬱證 같은 정신질환을 발생시키므로 처방의 선택이 중요하다.

2. 궐음병위와 그 처방의 이해

[도표7-1] 경락과 오행의 관계 : 건강장애도

오행 \ 경락	태양 방광경 (마황)	소양 담경 (시호)	양명 위경 (황련)	태음 비경 (인삼)	소음 신경 (지황)	궐음 간경 (당귀)
	→	태양 방광경(마황)				
간 목 산미 청색		대시호탕 소시호탕			시령탕	사물탕
심 화 고미 적색			삼황사심탕 반하사심탕 황련해독탕			온청음
비 토 감미 황색				사군자탕 육군자탕 보중익기탕	오령산	
폐 금 신미 백색	마황탕 계지탕	계지탕	계지가작약탕	계지가작약탕	맥문동탕 계지가작약탕	계지가작약탕
신 수 함미 흑색		시호가용골모려탕 계지가용골모려탕			육미환 팔미지황환 우차신기환	
건강장애도 …	0%	20%	40%	60%	80%	99% 사망

(1) 궐음병

리裏를 그 위치로 하여 음증이 그 극極에 달하여 정력이 곧 다하려는 때, 허기역虛氣逆하여 위로 핍박하고, 갑작스럽게 중태에 빠지는 사람은 모두 궐음병이라 말한다. 그 주요 징후는 정력쇠탈, 체액망실에 의한 구내건조 및 구갈, 흉내고민, 호흡의 천표미약淺表微弱, 급격한 심장쇠약, 음식불능, 수족궐랭, 맥미脈微 등인데, 여기에 구토, 혹은 토사, 혹은 허기상충虛氣上衝에 의한 두통, 심통 등의 증후를 수반한다.

이 병은 통상 소음보다 한 단계 나아간 음증의 극極으로 이것을 소음병과 비교하면 한층 급격하여 이미 위독한 증에 가깝다. 이것, 요컨대 소음병의 극증劇證 및 소양·양명·태음의 오치, 역치逆治를 겪은 사람이나, 혹은 음한의 극허열을 발하거나 혹은 상열하한 혹은 내열외한 같은 궐음병에 매우 유사한 사람은 그 치료도 역시 허한에 대해서는 온열의 방제를 사용하고, 허열*에 대해서는 한량의 방제를 사용하며, 상열하한·음양착잡에 대해서는 온량겸시 등의 치료방법을 취한다.**

궐음병에 위치한 한약은 복령사역탕, 통맥사역탕, 통맥사역가저담즙탕의 세 방이다. 본 편은 음증 3편의 종말이며, 또 음양전편의 결말이다.

(2) 궐음병의 의미를 논함으로써 본편의 정강定綱으로 한다

궐음병의 정강. 본증은 음증이 더욱 증진하여 결국 그 극에 도달하여, 음한이 방자하게 신체를 학대하여 원기가 돌연 떨어지며, 체액을 소모하고, 신기역상神氣逆上하며, 수족궐랭하고 혹은 음이 극에 달해 양으로 바뀌는 등의 증을 나타낸다. 소음병에 비하면 한층 깊고, 심장쇠약의 징후를 이미 나타내어 대부분 위독에 가깝다. 그 상태는 체액이 모산되어 끊임없이 음료를 비우고, 허한의 기가 심흉부에 당돌하며, 심장이 쇠약하여 번민이 극심하고,

---

* 원서에는 한열寒熱로 되어 있으나, 허열虛熱의 오자로 보인다.

** 치바고방(千葉古方)의 해석. 오쿠다 겐조(奧田謙藏)의 《상한론강의》를 바탕으로 한다.

위내가 공허함에도 터럭만큼도 음식을 생각하지 않고 억지로 밥을 주면 반드시 토하며, 설사는 죽음에 이를 때까지 그치지 않는다. 이 병은 음한이 지극한 것으로 병기病期의 끝이고, 그 죽음이 경각에 달려 있다.

① 백호탕

"傷寒 脈滑而厥者 裏有熱也"*

"傷寒 無大熱 口燥 渴 心煩 背微惡寒者 白虎加人蔘湯主之"**

② 당귀사역탕

"手足厥寒 脈細欲絶者"***

③ 당귀사역가오수유생강탕

"若其人 內有久寒者"****

④ 사역탕

"大汗出 熱不去 內拘急 四肢疼 又下利 厥逆而惡寒者"*****

"大汗 若大下利 而厥冷者"******

---

* 《상한론》 맥이 매끄러우면서 궐이 있는 경우 속에 열이 있는 것이니, (백호탕으로 주치한다.)

** 《상한론》 상한에 크게 열이 나지 않는데 입이 마르면서 갈증이 있고 가슴이 답답하며 등에 약간 오한이 있는 경우 백호가인삼탕으로 주치한다.

*** 《상한론》 손발이 차갑고 맥이 가늘어 끊어지려 하는 경우 (당귀사역탕으로 주치한다.)

**** 《상한론》 만약 환자의 몸속에 오래된 한이 있는 경우 (마땅히 당귀사역가오수유생강탕을 쓸 수 있다.)

***** 《상한론》 땀이 크게 났는데 열이 없어지지 않고, 뱃속이 땅기고 사지가 아픈데 또 설사가 생기고, 손발이 차고 오한이 나는 경우 (사역탕으로 주치한다.)

****** 《상한론》 크게 땀이 나거나 만약 크게 설사를 하고 손발이 찬 경우 (사역탕으로 주치한다.)

(3) 《**소문·영란비전론편**靈蘭秘典論篇》

간은 장군지관으로 모려가 나온다[肝者 將軍之官 謀慮出焉].

담은 중정지관으로 결단이 나온다[膽者 中正之官 決斷出焉].

간이 그 뜻을 곧게 세우면, 담이 판단하여 행동을 결정한다. 간에서 잘못된 사고가 형성되면 담이 그것을 파기할 수 없어 이상한 사고가 발생한다(간담의 상호기능 실조). 정신질환은 간(담)울생담肝(膽)鬱生痰의 병태가 많다.

① 당귀

간·비에 귀경, 당귀는 궐음간의 대표생약.

심은 혈을 주관하고, 간은 혈을 저장하며, 비는 혈을 통섭한다[心主血 肝藏血 脾統血].

일당귀(*Angelica acutiloba*) : 전당귀(보혈補血), 당귀신(활혈活血), 당귀미(화혈和血)

혈을 보충하여 조燥를 윤潤하고 장腸을 순조롭게 한다. 감온甘溫은 혈을 조화롭게 하고, 신온辛溫은 내한을 흩뜨리며, 고온苦溫은 심을 도와 한寒을 흩는다. 심간비에 들어가므로 혈중의 기약이다.

비위를 자윤하여 피부를 윤택하게 하고, 혈을 길러 기육을 자라게 하며, 농을 배출하여 통증을 그치게 한다. 더불어 대장을 순조롭게 한다. 설사하는 자는 사용을 피한다.

혈허혈체血虛血滯에 의한 모든 병증에 사용된다. 혈분유한血分有寒에 최적이다.

- 당귀 : 혈허유한血虛有寒에 사용
- 작약 : 혈허유열血虛有熱에 사용. 보혈염음補血斂陰의 효능

[도표7-2] 입체적으로 본 간경의 방증상대方證相對①

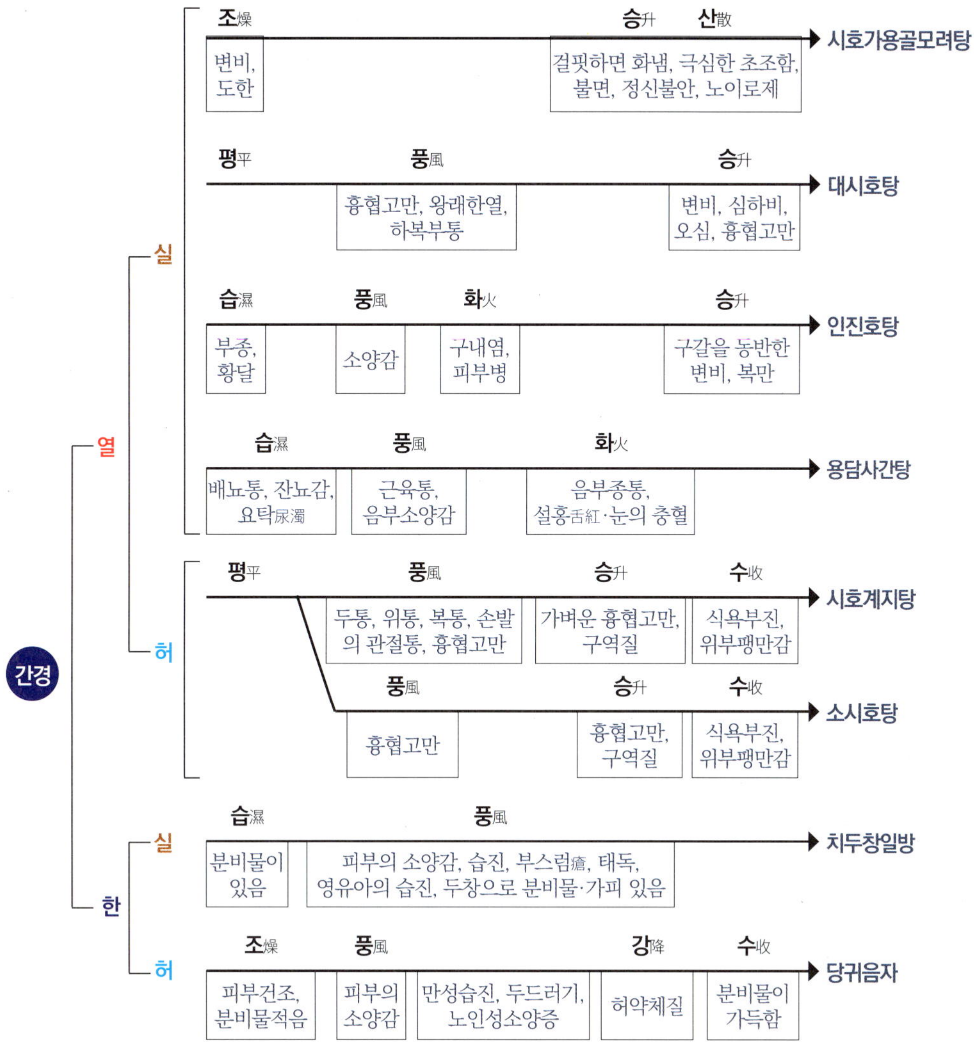
간경
열
실
허
한
실
허
조燥
승升
산散
변비, 도한
걸핏하면 화냄, 극심한 초조함, 불면, 정신불안, 노이로제
시호가용골모려탕
평平
풍風
승升
흉협고만, 왕래한열, 하복부통
변비, 심하비, 오심, 흉협고만
대시호탕
습濕
풍風
화火
승升
부종, 황달
소양감
구내염, 피부병
구갈을 동반한 변비, 복만
인진호탕
습濕
풍風
화火
배뇨통, 잔뇨감, 요탁尿濁
근육통, 음부소양감
음부종통, 설홍舌紅·눈의 충혈
용담사간탕
평平
풍風
승升
수收
두통, 위통, 복통, 손발의 관절통, 흉협고만
가벼운 흉협고만, 구역질
식욕부진, 위부팽만감
시호계지탕
풍風
승升
수收
흉협고만
흉협고만, 구역질
식욕부진, 위부팽만감
소시호탕
습濕
풍風
분비물이 있음
피부의 소양감, 습진, 부스럼瘡, 태독, 영유아의 습진, 두창으로 분비물·가피 있음
치두창일방
조燥
풍風
강降
수收
피부건조, 분비물적음
피부의 소양감
만성습진, 두드러기, 노인성소양증
허약체질
분비물이 가득함
당귀음자

① 흉협고만胸脇苦滿
② 정신적 편두통
③ 간증상(히스테리, 쉽게 화를 냄)

[도표7-3] 입체적으로 본 간경의 방증상대方證相對②

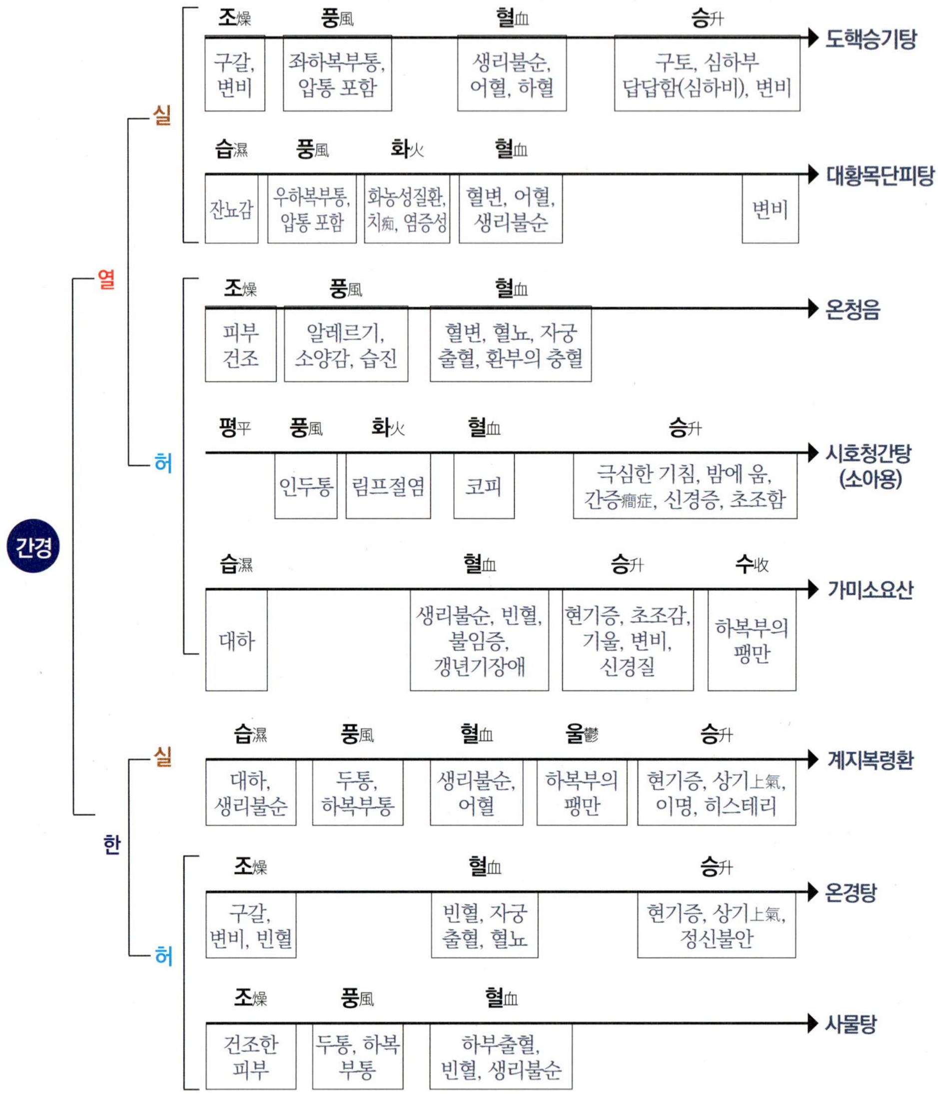

① 흉협고만胸脇苦滿
② 정신적 편두통
③ 간증상(히스테리, 쉽게 화를 냄)

[도표7-4] 입체적으로 본 간경의 방증상대方證相對③

간경 한 허

- **조**燥 (구갈, 변비) → **혈**血 (빈혈, 혈뇨, 치출혈, 자궁출혈, 자반병) → **산**散 (하부출혈 많음, 초조함) → **궁귀교애탕**
- **조**燥 (구갈, 도한) → **혈**血 (빈혈) → **강**降 (전신권태, 설사, 식욕부진, 쇠약) → **산**散 (설사, 도한) → **십전대보탕**
- **평**平 → **혈**血 (혈도증, 생리불순, 빈혈) → **승**升 (상기上氣, 현기증, 신경불안, 신경증) → **여신산**
- **습**濕 (부종, 구토) → **한**寒 (발과 허리의 냉기) → **풍**風 (기력의 부족) → **혈**血 (빈혈) → **담**痰 (구토, 명치 쓰림) → **울**鬱 (하복부의 결림) → **오적산**
- **습**濕 (부종, 대하) → **풍**風 (하복부의 결림, 두통) → **혈**血 (빈혈, 생리불순, 갱년기장애) → **산**散 (동계, 빈뇨) → **당귀작약산**
- **습**濕 (구토, 설사) → **풍**風 (하복부 통증과 결림, 요통, 좌골신경통, 가벼운 동상의 소양감, (추위로) 살갗이 튼 곳의 통증) → **혈**血 (어혈, 울혈, 빈혈) → **수**收 (하복부 팽만감) → **당귀사역가오수유생강탕**

① 흉협고만胸脇苦滿
② 정신적 편두통
③ 간증상(히스테리, 쉽게 화를 냄)

3. 간경 피부염의 증례 일람

성별	연령	병명·증상	한방약
여	76	다한증·냉증·자율신경긴장증·불면증	시호가용골모려탕
여	72	장척농포증(PPP)·수족다한증·고혈압	시호가용골모려탕
남	50	수족다한증·냉증·고지혈증·고혈압	대시호탕
여	66	UV(눈주위·상지외측)·간기능이상·담즙울체성간염	인진호탕
여	52	음부습진·신경성위염·수족다한증·경부UV 피부염	용담사간탕
여	68	범발성피부염·수족다한증·빈혈·두드러기	시호계지탕
여	58	대상포진·이폐감·부종·인두염·비염	소시호탕
남	32	AD·홍피증·이차감염(카포시)·비염	치두창일방
여	9	AD·위장허약·UV 피부염	당귀음자
여	30	AD·수족다한증·냉증	도핵승기탕
여	40	AD·빈혈·변비증·UV 피부염·요통증	도핵승기탕
여	27	AD·철결핍성빈혈·수족다한증	온청음
여	3	단순헤르페스·AD·수족다한증·접촉성피부염·편도선염	시호청간탕
여	66	갱년기증상·화끈거림·상기上氣·신경증·수족다한증	가미소요산
여	57	UV·요통증·급성장염·기관지천식·교원병·수족다한증·흑피증	계지복령환

성별	연령	병명·증상	한방약
여	38	AD·UV·신경성위장염·수족다한증·말초신경염+통증·어깨결림	온경탕
여	20	AD·위장허약·변비증·수족다한증·동계·숨참·부정맥	사물탕
여	57	손의 습진·PPP	사물탕
여	81	자반·다형홍반·다한증·냉증·UV 피부염	궁귀교애탕
여	62	PPP·재발성방광염·폐암(전년폐암수술)	십전대보탕
남	65	하퇴습진·악성림프종·이폐감	십전대보탕
여	31	AD(안면)·UV 피부염·관절통	오적산
여	35	AD·불임증	당귀작약산
여	81	UV 피부염·수족다한증·변비증·위장허약	당귀사역가오수유생강탕
여	70	접촉성피부염·방광염·잔뇨감	저령탕합사물탕
여	36	AD(상지)·손의 습진·산후의신경증	궁귀조혈음
여	39	손의 습진·전신권태감·산후의신경증	궁귀조혈음
여	39	손의 습진·불면·동계·과호흡·저림	자감초탕
남	68	두드러기·요통	소경활혈탕
여	34	AD(관절·둔부경부)·요통증	소경활혈탕
여	28	UV 피부염·기침·기침에 의한 흉통	시함탕

4. 간경 피부염의 증례

증례49 시호청간탕

3세 여아, 98cm, 17kg

【주소】 AD, 단순헤르페스

【현증】 수족다한증, 접촉성피부염(얼굴·목), 편도선, 아데노이드 인두염

【과거력】 목 주위·안면·관절에 습윤성, 코막힘, 편도선(+), 림프절(+)

【치료·경과】

- **시호청간탕** 5.0g, Zaditen Dry Syrup* 4주분
  편도선비대가 축소되었고, 피부염이 치유되었다.

---

* (상품명) 진해거담제. 성분명은 Ketotifen Fumarate이다.

치료 전

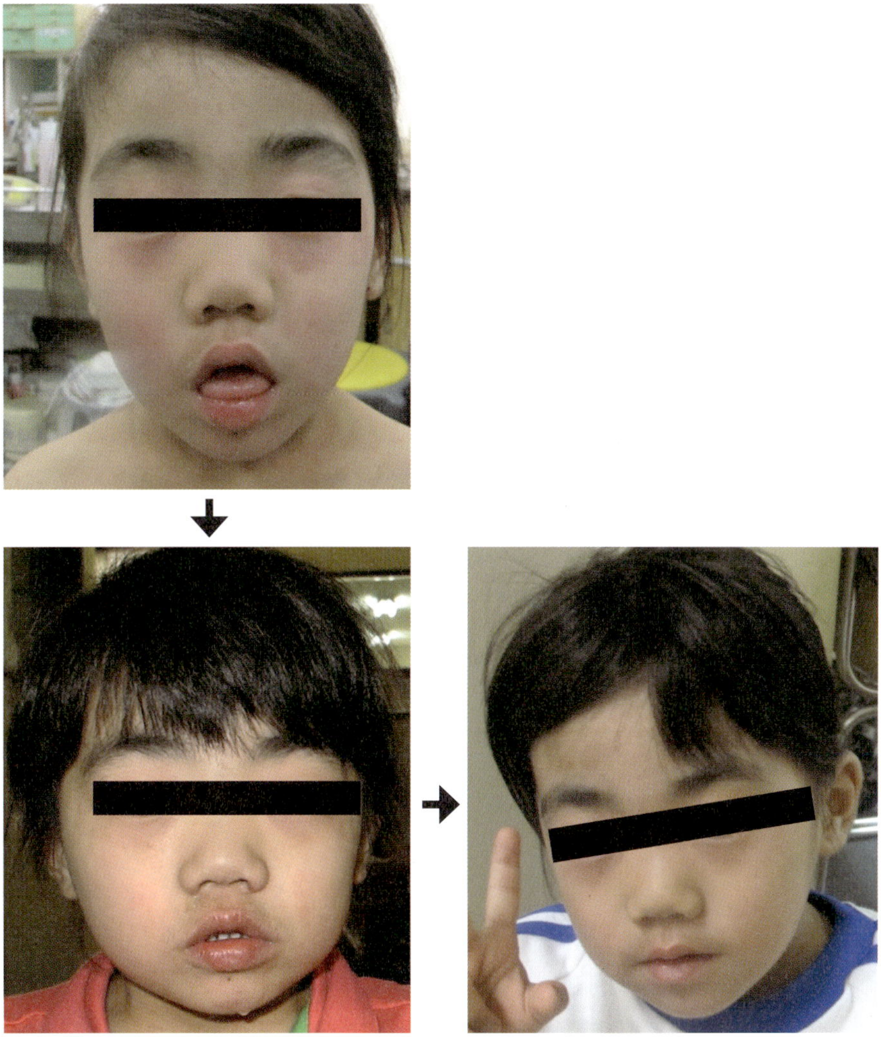

치료 후

증례50 시호가용골모려탕

72세 여성, 162cm, 49kg

【주소】 장척농포증, 알레르기성피부염

【현증】 수족다한증, 고혈압, 고지혈증, 수면과 기상 좋음, 수분 1.5L, 소변 6~7회, 변비(-), 보통변, 양손의 홍반·소수포(일부 농포), 폐경 49세, 흡연 40개비, 호텔 종업원

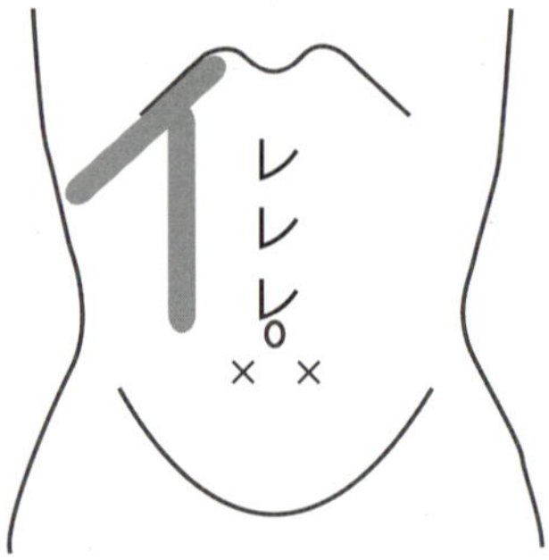

복증

Bp 140/90 → Bp 138/80mmHg

【과거력】 20세 충수염 수술, 25세 복막염 수술

【설증】 홍, 백태, 반胖, 정맥(+)

【복증】 우협하고만, 우복직근긴장, 제상계, 양하복부압통

【치료·경과】

- **시호가용골모려탕** 5.0g+**소풍산** 5.0g, Norvasc* 5mg 1T 2주분

  금연하였고 농포가 소실되었다. 복증으로 판단하여 시호가용골모려탕을 지속한다.

- **시호가용골모려탕** 5.0g+**소풍산** 5.0g, Norvasc 5mg 1T 6주분
- **시호가용골모려탕** 5.0g+**온청음** 5.0g, Ebastel 1T 4주분

  피부각화, 균열 때문에 투여하였다. 소수포는 소퇴되었으나 손에 국소열과 홍반이 동반된다. 따라서 아래와 같이 처방하였다.

- **시호가용골모려탕** 5.0g+**삼물황금탕** 5.0g 2주분

  손을 포함하여 대부분 좋아졌다.

* (상품명) 혈압강하제. 성분명은 Amlodipine이다.

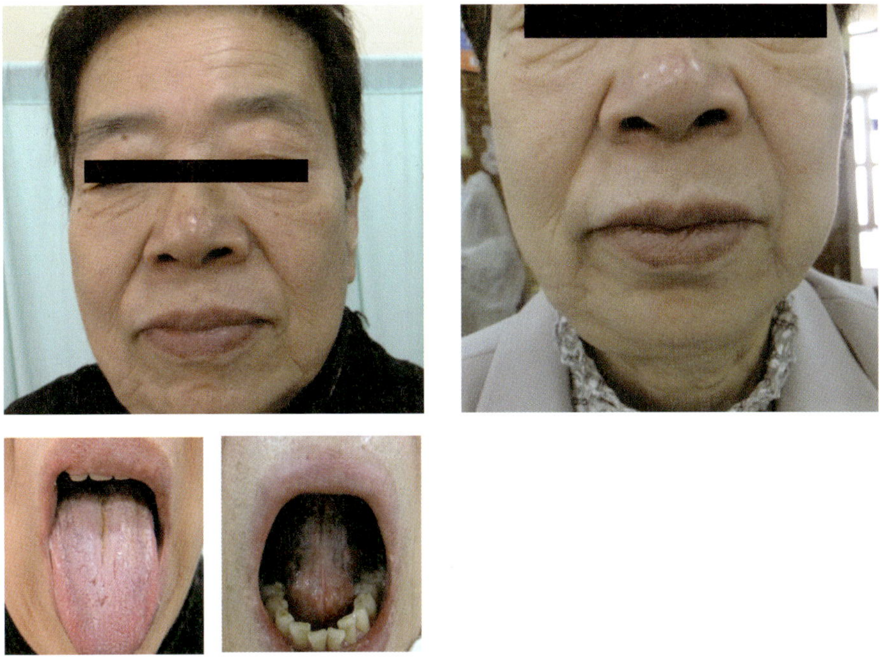

치료 전 → 치료 후

증례51 치두창일방

32세 남성, 171cm, 62kg

【주소】 AD, 홍피증, 이차감염(카포시), 두부 지루성피부염

【현증】 초조감, 비염, 수면과 기상 좋음, 수분 2L, 구갈(-), 소변 5~6회, 변비(-), 딱딱한 변과 무른 변이 반복된다.

술은 캔맥주 1캔 정도, Bp 110/62mmHg

【과거력】 초등학교 3학년 폐렴, 15세 식도 확장 수술, 2011년 6월 비중격만곡증 수술

【설증】 홍, 습, 박백태, 정맥(+)

【복증】 양흉협고만, 제상계, 좌제방압통

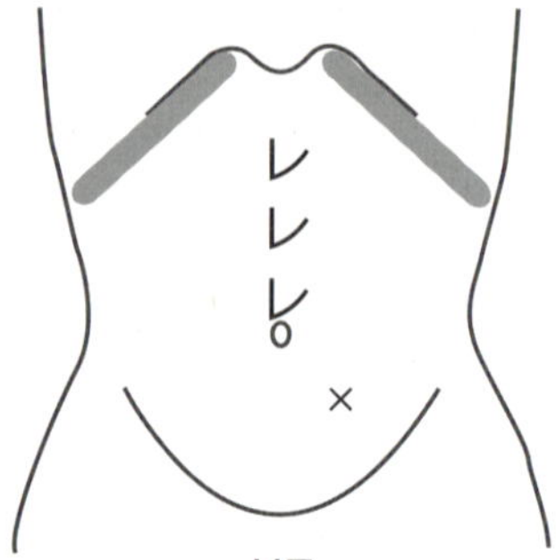

복증

【치료·경과】

- **치두창일방** 5.0g+**억간산가진피반하** 2.5g, Xyzal 1T 2주분
  상초를 목표로 처방하였다.
- **치두창일방** 5.0g+**억간산가진피반하** 2.5g, Xyzal 1T 4주분
  두부 지루성피부염을 포함하여 상부의 피부염이 소퇴되었다.
- **치두창일방** 5.0g+**소풍산** 5.0g, Ebastel 1T 4주분
  전신에서 깨끗해졌다. 두피가 조금 가려운 정도이다.

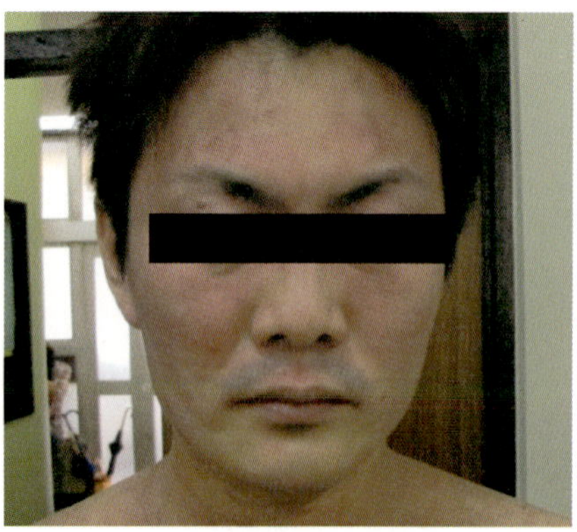

치료 전

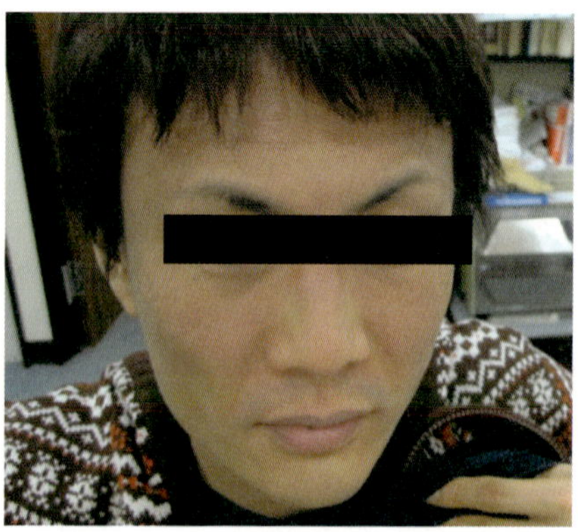

치료 후

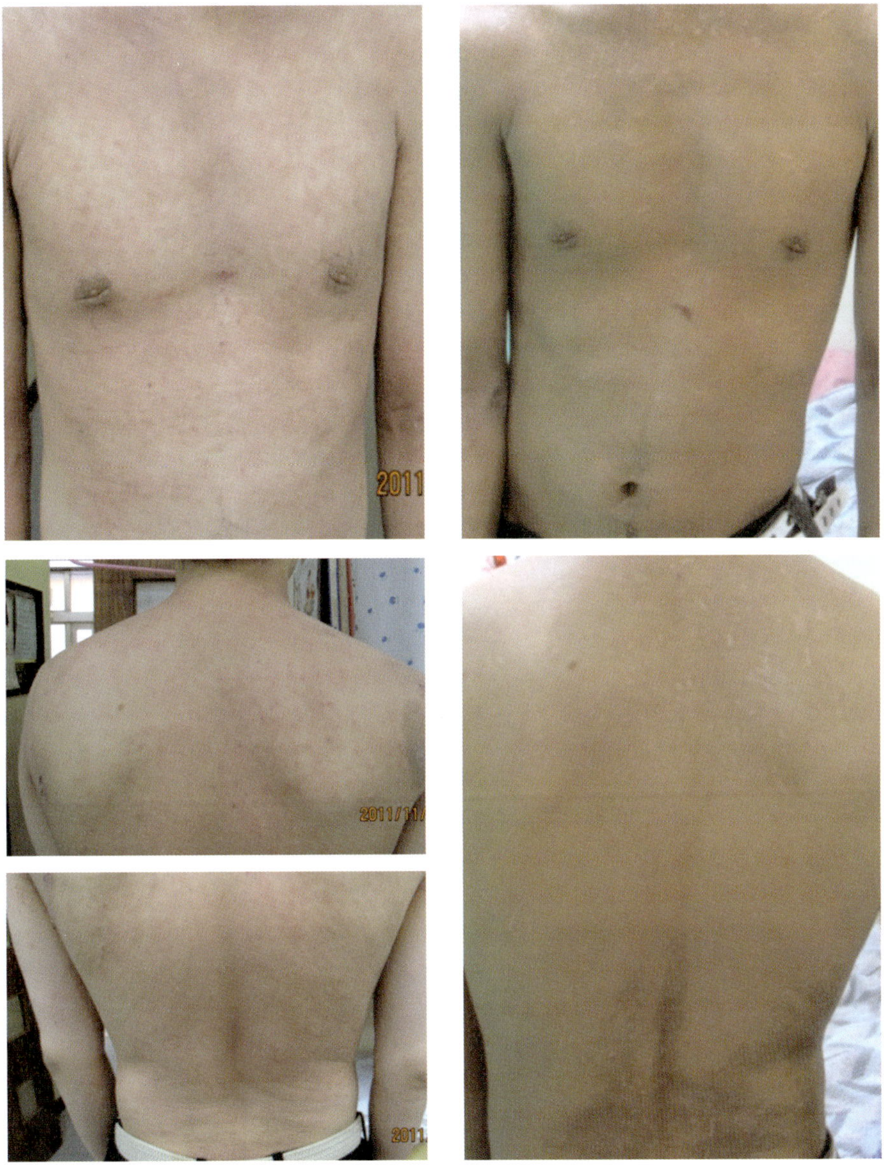

치료 전 → 치료 후

증례52 온청음

27세 여성, 155cm, 45kg

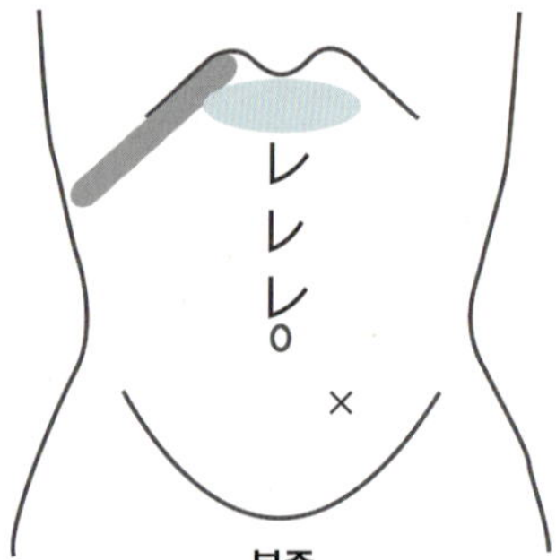
복증

【주소】 AD

【현증】 철결핍성빈혈, 수족다한증, 수족냉

수면과 기상 나쁨, 수분 1.5L, 소변 7~8회, 변비경향 1회/2~3일, 월경 30일 1주, 통증(+)으로 EVE 복용, 양 보통

상열하한, 상반신에는 홍반, 하지에는 양진, UV검사 30초까지(−), Bp 102/50mmHg

【과거력】 22세 철결핍성빈혈, Ferromia 복용, 1년 만에 치유되었다.

【복증】 심하비, 우흉협고만, 제상계, 좌제방압통

【치료·경과】

- **온청음** 5.0g+**저령탕** 5.0g+**신이청폐탕** 5.0g 2주분
  상부증상과 습윤을 목표로 하여 처방하였다. 홍반이 남아 있다.
- **온청음** 5.0g+**계지가용골모려탕** 5.0g+**마황부자세신탕** 2cap 8주분
  전신에서 대부분 치유되었다. 선케어(Sun care)만 실시 중이다.

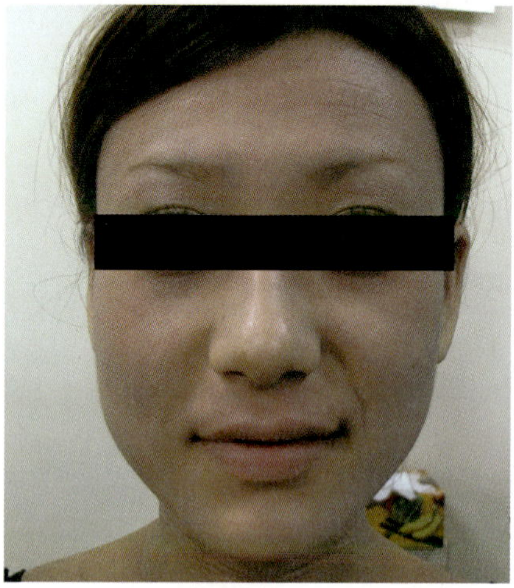
치료 전

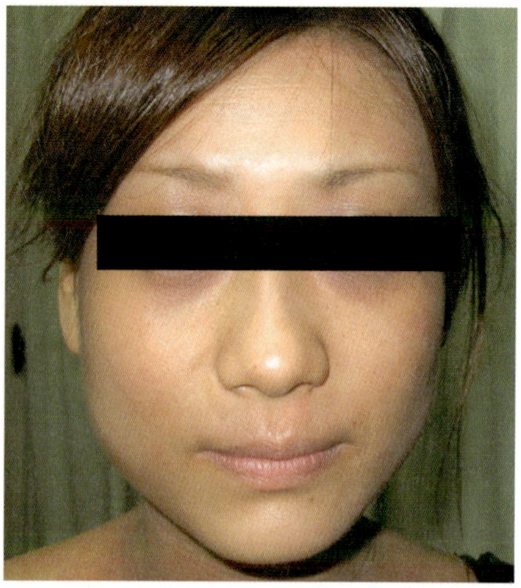
치료 후

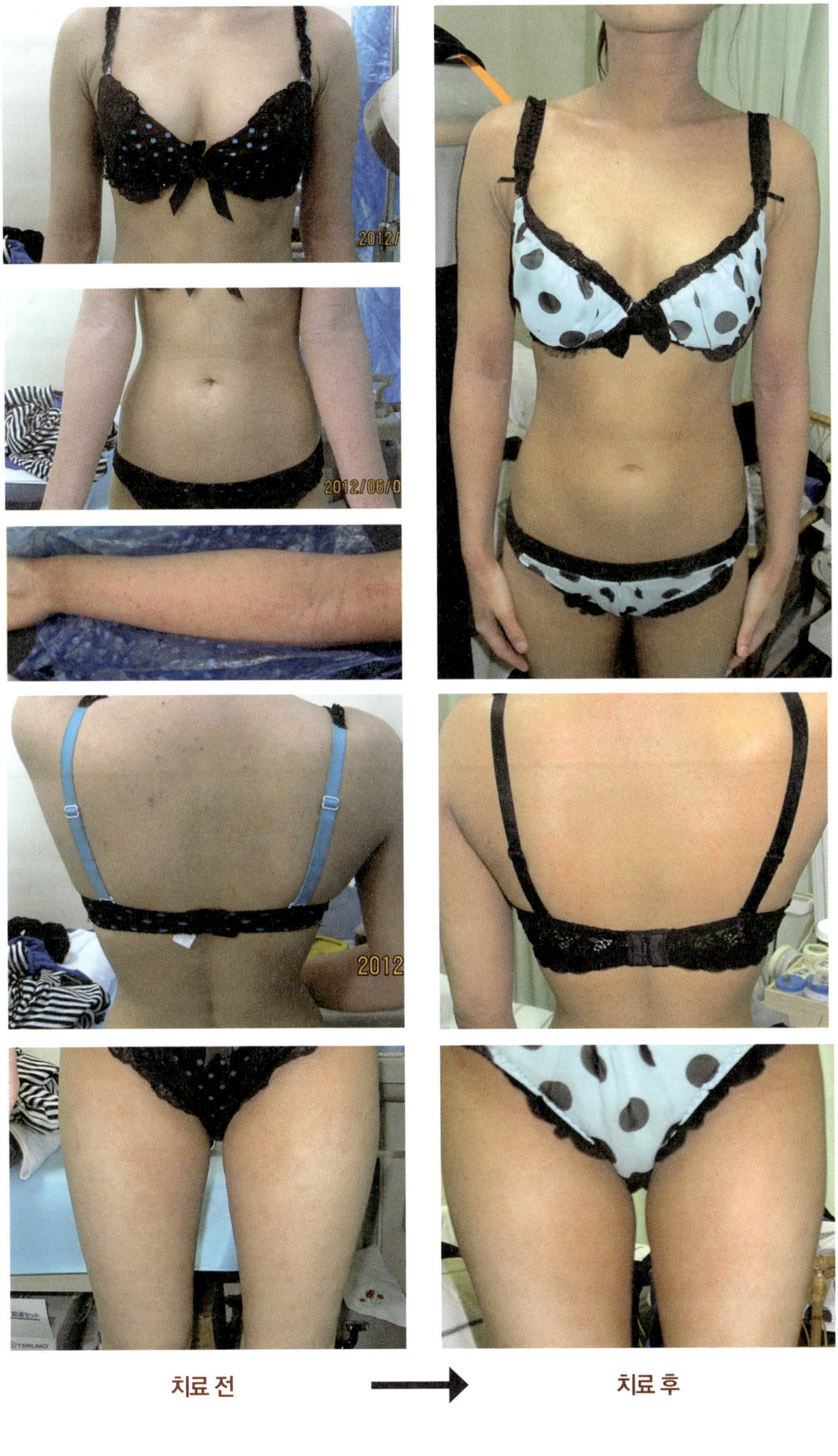

치료 전 → 치료 후

증례53 계지복령환

57세 여성, 163cm, 68kg

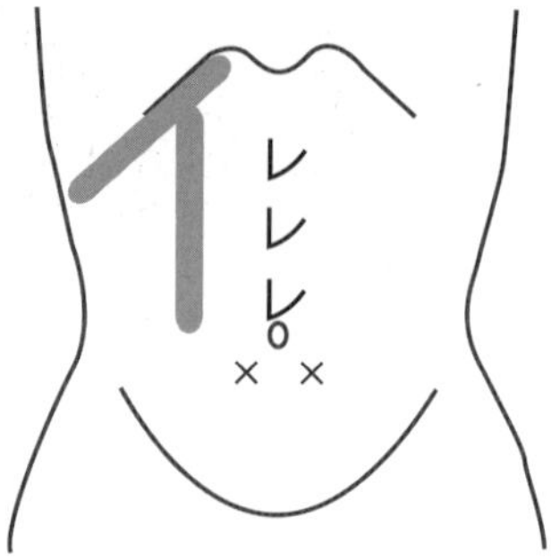
복증

【주소】 UV 피부염

【현증】 요통증, 급성장염, 기관지천식, 늑간신경통, 부종, 흑피증, 녹내장, 교원병, 수족다한증(스테로이드로 얼굴이 검게 되었다)

수면과 기상 좋음, 수분 1.5L, 소변 8회, 변비(−), 설사, 폐경 52세

UV검사 20초까지(−), 눈 주위의 어혈, 안면에 소양감, 손의 경직 있음, Bp 132/80mmHg

【과거력】 23세 녹내장, 25세 포상기태, 28세 교원병, 32세 메니에르, 유선종, 성대폴립

【설증】 자홍색, 반胖, 백태, 정맥(++)

【복증】 우흉협고만, 우복직근긴장, 제상계, 양제방압통

【치료·경과】

- **계지복령환** 5.0g+**계지가용골모려탕** 5.0g, **마황부자세신탕** 2cap 2주분
  안면 전체의 홍반이 소퇴되었다. 눈 주위의 색소침착(어혈)은 지속되고 있다.
- **계지복령환** 5.0g+**인진오령산** 2.5g, **마황부자세신탕** 2cap 8주분
  인진오령산은 부종을 목표로 투여하였다.
- **계지복령환** 5.0g, **가미소요산** 5.0g, **마황부자세신탕** 2cap, 사프란 5.0g 4주분
  가미소요산은 스트레스 때문에 처방하였다.
  초조함이 심하고 초조해질 때 소양감이 악화된다.
- **계지복령환** 5.0g+**마황부자세신탕** 2cap+**치자백피탕** 2.0g 2주분
  거의 치료되었다.

치료 전

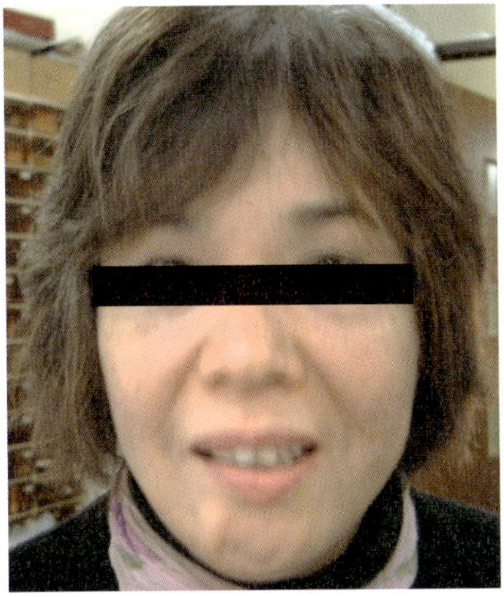

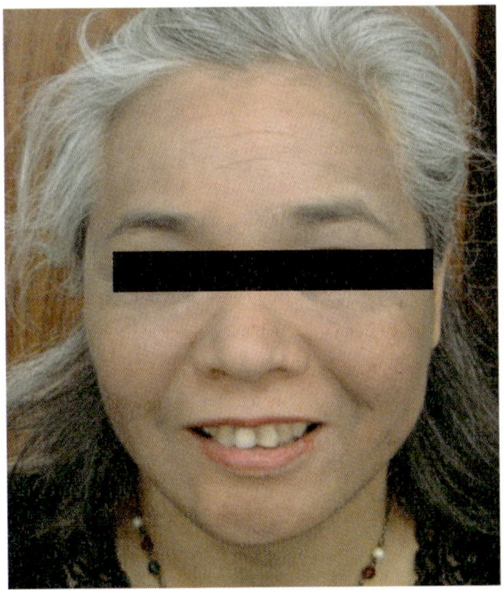

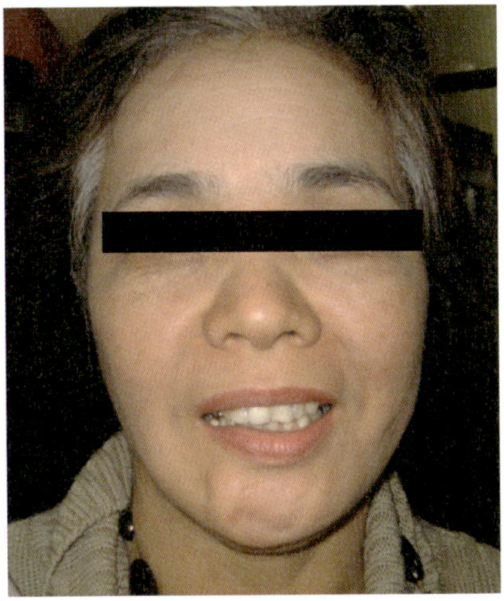

치료 후

증례54 궁귀교애탕

81세 여성, 150cm, 65kg

【주소】 자반, 다형홍반, UV 피부염

【현증】 다한증, 냉증, 고혈압증, 유육종증*

수면과 기상 좋음, 수분 1.5L, 소변 10회·야간 2회, 다른 병원에서 Bladderon을 복용 중, 변비(−), 보통변

폐경 52세, Bp 110/70mmHg

【과거력】 2011년 7월, 2012년 1월, 백내장 수술(양안)

【설증】 홍, 백태, 습

【복증】 양흉협고만, 양복직근긴장, 제상계

【치료·경과】

- **궁귀교애탕** 5.0g+**계지복령환** 5.0g, 사프란 0.5g 8주분

  출혈이 있기 때문에 궁귀교애탕을 처방했으며, 흐름을 좋게 하기 위하여 계지복령환과 사프란을 투여하였다.

  거의 치료되었다.

---

* 유육종증(sarcoidosis) : 원인을 알 수 없는 비괴사성 염증 조직(육아종 : 여러 세포가 뭉쳐 만든 염증 조직)을 특징으로 하는 전신적 염증 질환. 폐를 가장 흔히 침범하고 이 외에 간, 콩팥, 피부, 눈 등을 침범할 수 있다. 임상적 경과는 다양해서 자연 치유되기도 하지만 만성적으로 진행하여 폐 기능 및 시력 저하 등을 초래하기도 한다. (서울대학교병원 의학정보, 편집)

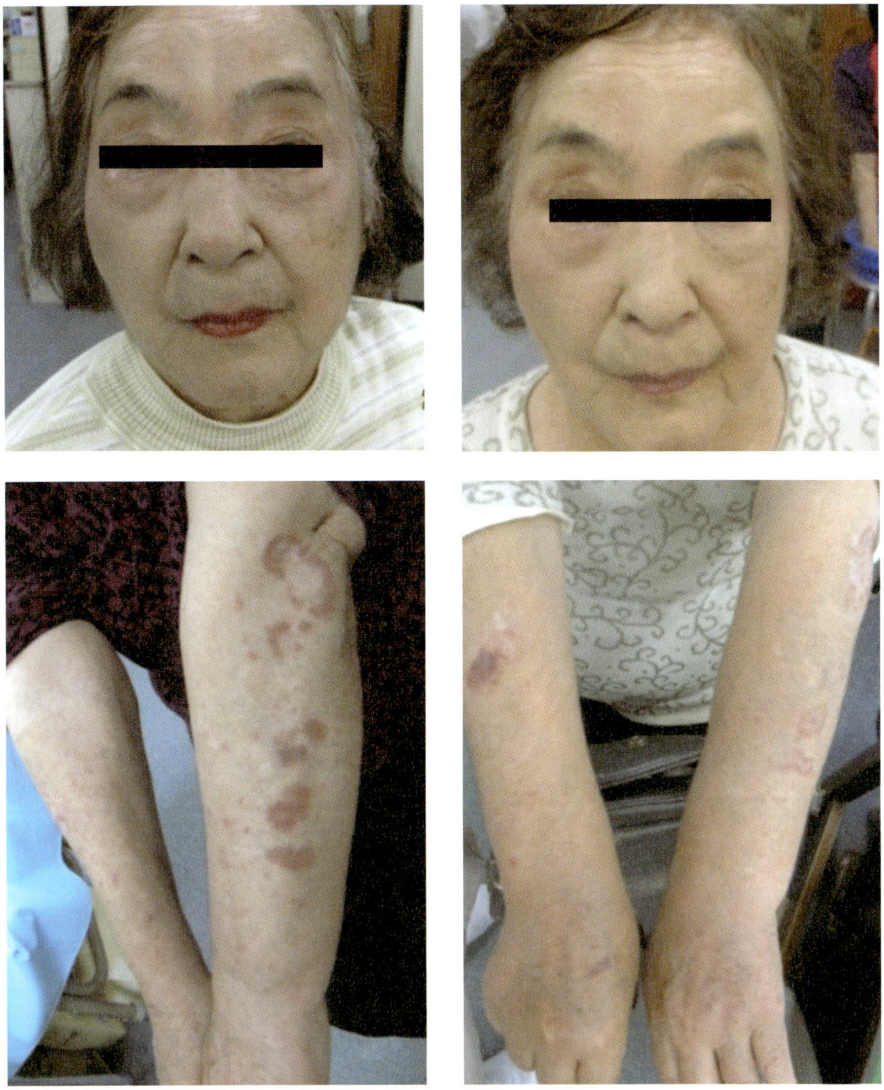

치료 전 → 치료 후

증례55 사물탕

20세 여성, 150cm, 43kg

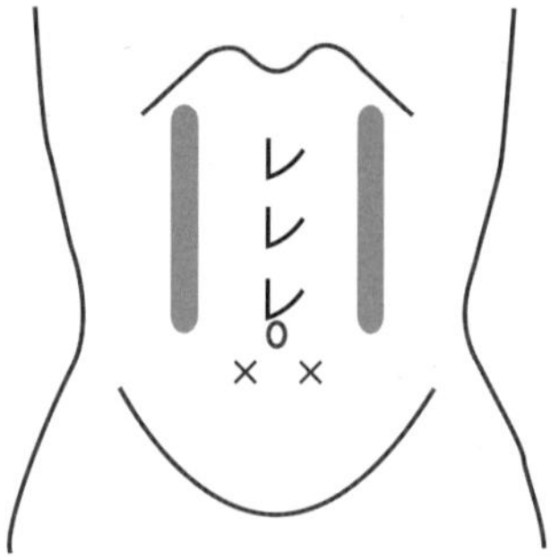

복증

【주소】 AD

【현증】 위장허약, 변비증, 수족다한증, 동계, 숨 참, 부정맥, 저혈압, IBS.

수면과 기상 좋음, 수분 1.5L, 소변 2~3회, 구갈(+), 변비경향, 보통변, 월경 28일 5일간, 통증(−), 양 보통, 양쪽 손바닥·손등에서 상지 전체에 걸쳐 홍반, 전신홍반, 건조, 태선, 소양감(+), 설사(+)

Bp 98/40mmHg, 화가(수채화)

【검사】 패치검사, UV검사 10초까지(−)

【설증】 홍, 습

【복증】 양복직근긴장, 제상계, 양하복부압통

【치료·경과】

- **사물탕** 5.0g+**온청음** 5.0g, Ebastel 1T

  건조가 잡혔다. 전신의 홍반을 잡았으나 안면에 남아 있다.

- **마황부자세신탕** 2cap 4개월분

  이 처방은 주로 UV 피부염에 사용한다. 마황은 약간만 발한시키는 작용이 있어 피부의 건조에 효과가 있다.

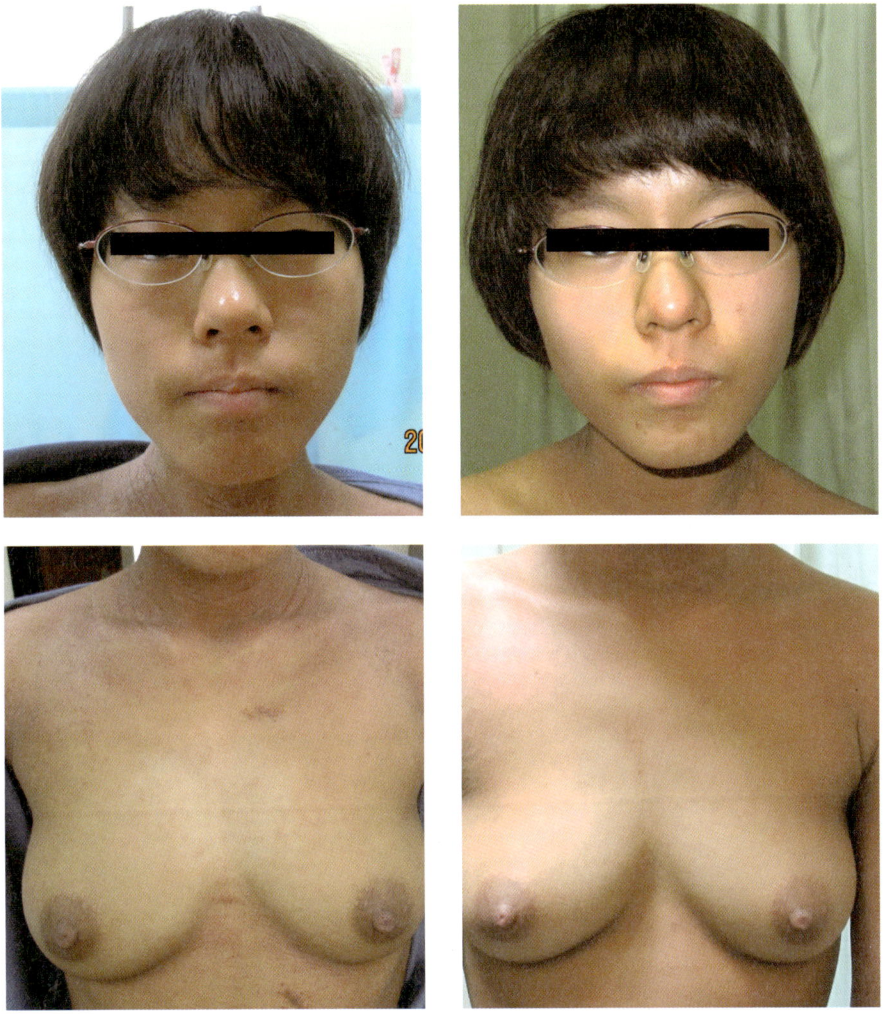

치료 전 → **치료 후**

증례56 저령탕

53세 남성, 170cm, 56kg

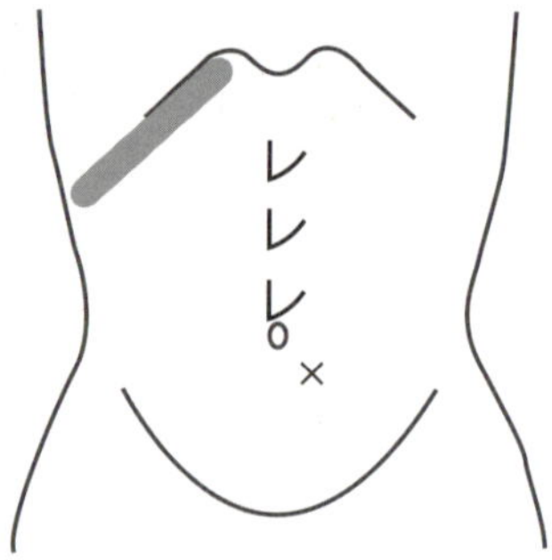

복증

【주소】 AD, 홍피증, 습윤

【현증】 천식, 수족다한증, 어깨결림, 수면과 기상 좋음, 수분 2L, 구갈(+), 소변 10회·야간 1~2회, 변비(−), 무른 변 3~4회, 흡연(−), 음주(와인 1병)

태반 치료 1회, 현재 월 2회

Bp 128/70mmHg, 미술 관련 매니저

【과거력】 2005년 우백내장, 2008년 좌백내장, 1년 전 안압(40), 2012년 5월 스테로이드성 녹내장

【설증】 홍, 습, 정靜(+)

【복증】 우흉협고만, 제상계, 좌제방압통

【치료·경과】

- **저령탕** 5.0g+**신이청폐탕** 5.0g, **삼물황금탕** 5.0g 1주분
  상부의 홍반과 습윤이 호전되었다.
- **저령탕** 5.0g+**용담사간탕** 5.0g, Ebastel 1T 3주분
  용담사간탕은 사지의 증상, 간경(하부)에 사용한다. 대부분 치유되었다.

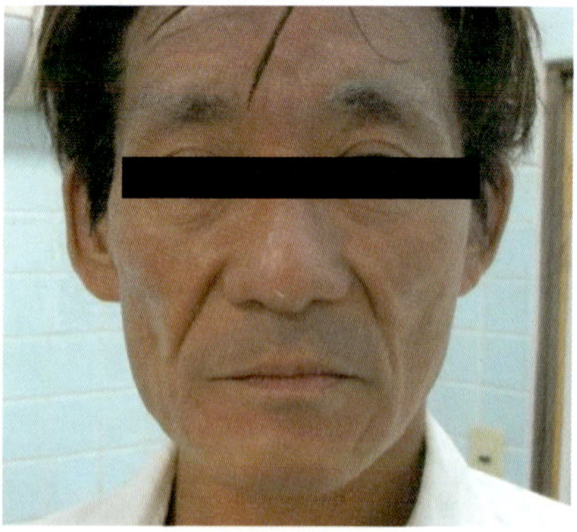
치료 전

→

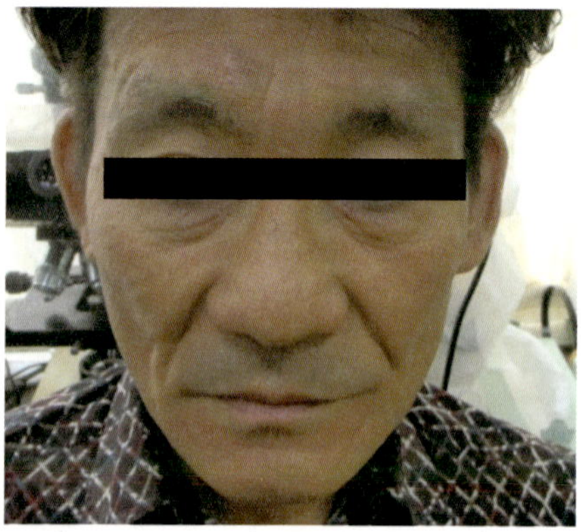
치료 후

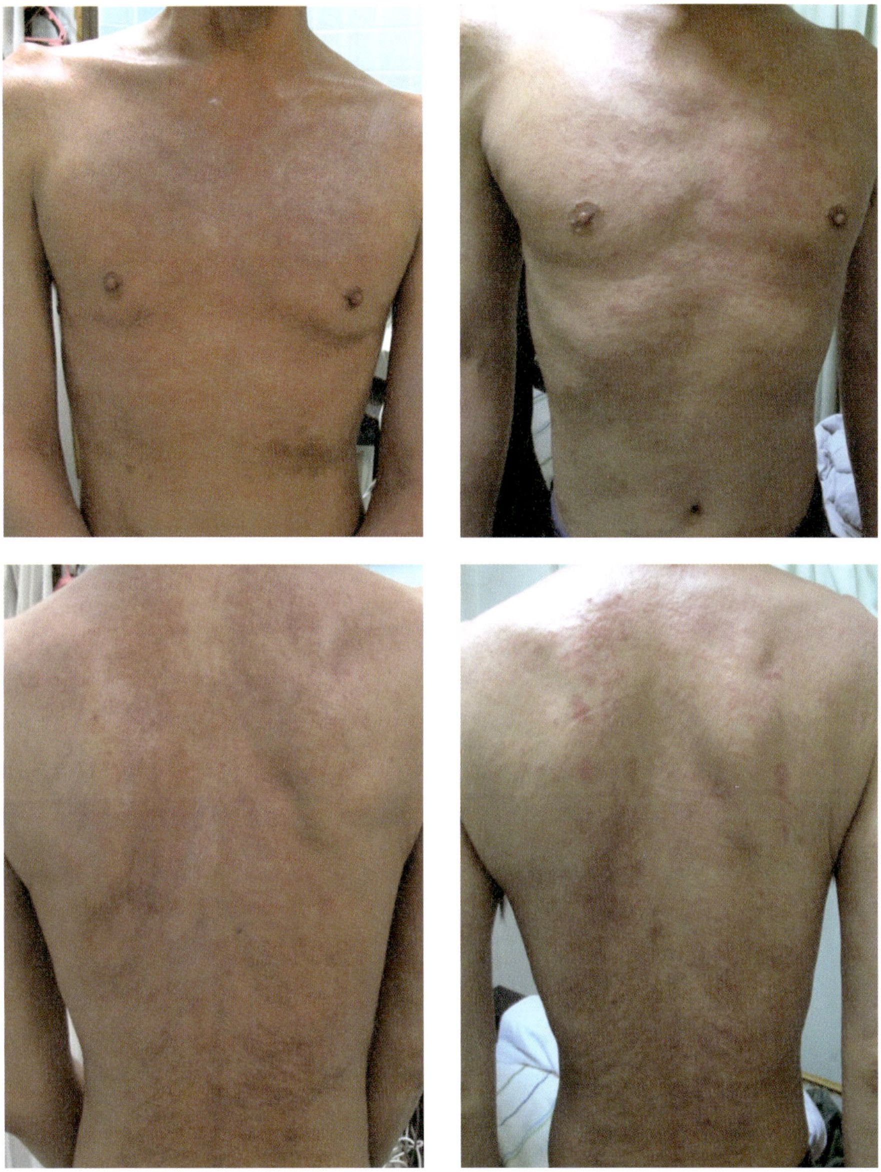

치료 전 → 치료 후

증례57 저령탕

32세 남성, 165cm, 70kg

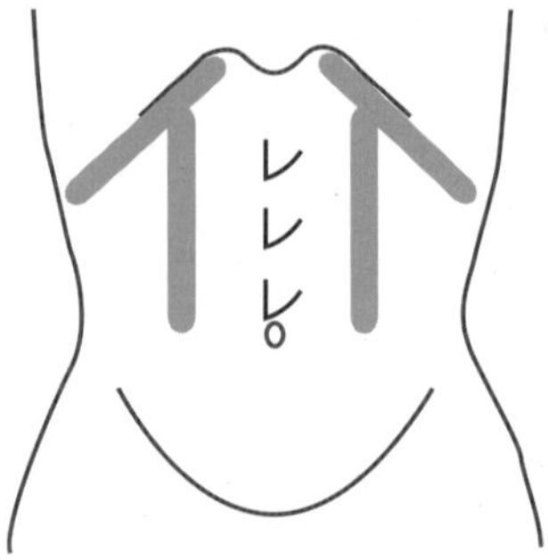

복증

【현증】 AD, 범발성피부염, 양진, 수족다한증,

수면과 기상 좋음, 수분 2L, 소변 3~4회, 변비(−), 보통변, 흡연(2~3개비), 음주(−),

Bp 112/60mmHg

현재 휴직 중(1년간), 그 전에는 산업폐기물업자(플라스틱), 18~20세 전문학교(방송 관련), 20~22세 건설기기회사, 22~26세 공인중개사시험에 통과, 26~28세 부동산회사(직장은 좋았으나 도산)에 근무.

2008년 Predonine 반 년간 복용하였다.

2009년 Neoral을 내복했으나 크레아티닌이 상승하여 Predonine 복용하였다.

외용으로 Rinderon VG 사용.

【과거력】 21개월에 좌서혜부탈장 수술

【복증】 양흉협고만, 양복직근긴장, 제상계

【치료·경과】

- **저령탕** 5.0g+**신이청폐탕** 5.0g+**형개연교탕** 5.0g, Ebastel 1T 2주분
  상부의 홍반과 습윤을 목표로 하였다. 소퇴되었다.
- **인진오령산** 7.5g+**형개연교탕** 7.5g, Ebastel 1T 8주분
  체간의 양진이 소퇴되었다. 전신에서 거의 치료되었다.

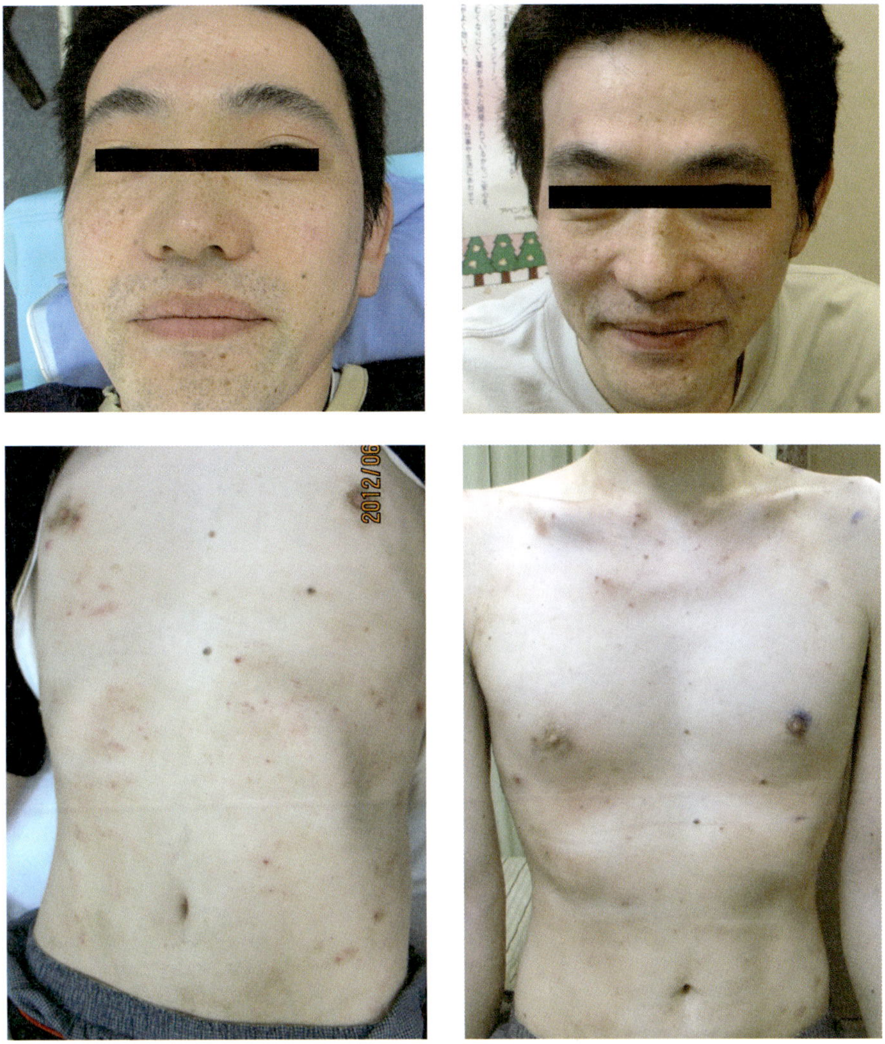

치료 전 → 치료 후

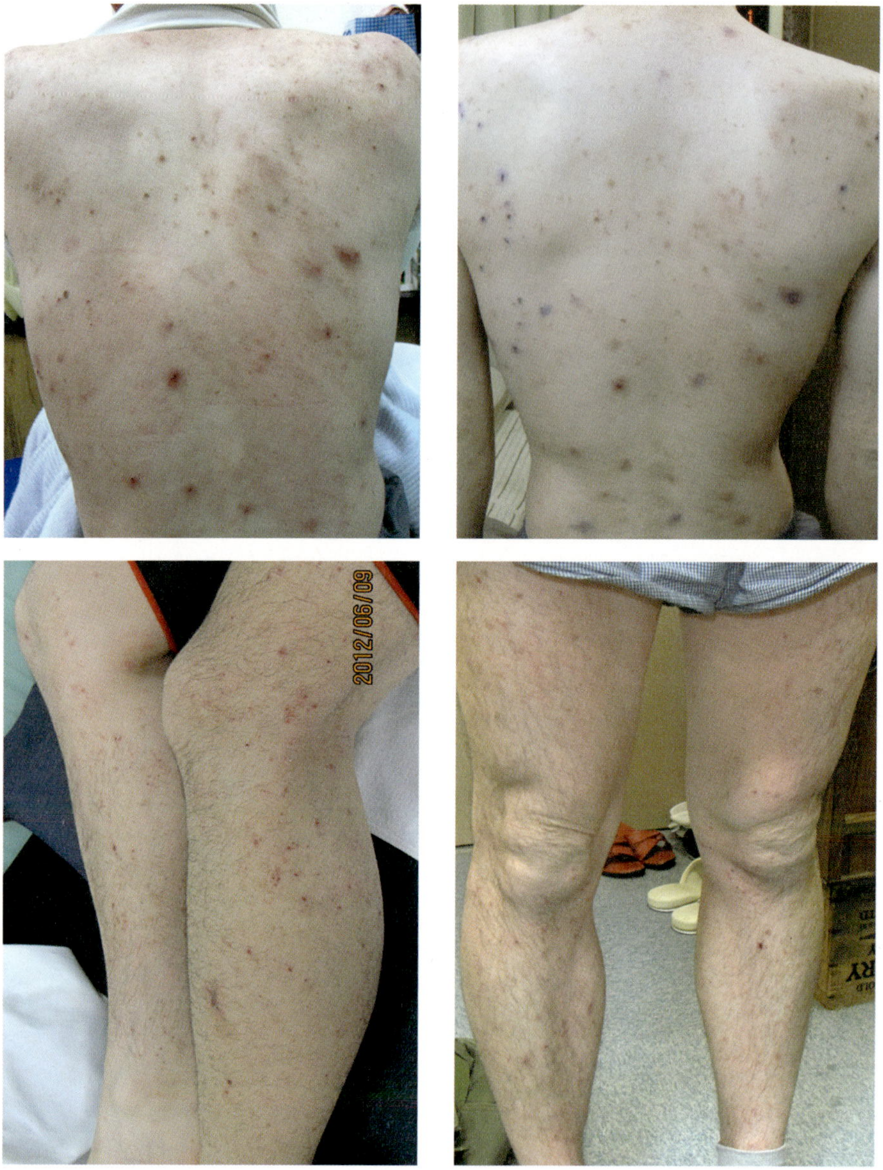

치료 전 → 치료 후

참고문헌

1. 장밍청張明澄·마스미즈 다쓰로升水達郎·아라이 히로요시新井博美, 《의방집해의 세계》 도메이사東明社 1987년

2. 장밍청張明澄 강의 시리즈 '침구상한론鍼灸傷寒論 대강의'에서

3. 시마다 유타카嶋田豊 강의에서

찾아보기

증상·한방병태

가

가피 26
각화균열 96
각화증 102
간울肝鬱 28
강증降證 25
갱년기피부염 45 52 172
건성피부염 88
구갈 36 52 54 56 60 66 75 76 78 98 104 114-116 118 119 132 148-150 153 158 164 170 186 188 194 204 207-209 216 224 226
궐랭厥冷 177 204
급박急迫 85
기상氣傷 25
기역氣逆 25-27
기울氣鬱 26 28 36 39
기체氣滯 16 26 28 39 40
금속알레르기 116

나

농포 96 140 214
농포성좌창 140

다

다한증 44-46 164 188 192 196 210 211 222
단순헤르페스 54 210 212
담상痰傷 25 178
대상포진 44 160 210
도한 26 70 76 78 84 150 153 154 170 207 209
두드러기 30 44 45 60 68 84 87 104 129 130 132 158 162 185 186 188 198 207 210 211

라

리한裏寒 84 181
리한증 147 148

마

망양 179
망음 179
미란糜爛 56 68 136

바

발산發散 26 40
발진 16 23 24 26 28 34 52 54 64 98 134 166 192 194
번조 83 107 123 179 184
범발성피부염 30 44 45 64 98 164 174 188 194 210 228
복만 115 116 119 121 122 130 132 146 207
복중뇌명 85
복직근긴장 34-36 39 47 54 56 60 64 66 68 79 88 93 96 99 102 104 107 130 132 140 142 164 170 172 186 188 192 196 214 220 222 224 228
부종 31 56 60 64 76 77 107 114-119 128 131 148 149 152 153 174 177 190 192 207 209 210 220
분돈奔豚 39
비경痞硬 85
비위허약 146 156
비허 146

사

사상四傷 25
산증散證 25 26
상열하한上熱下寒 25 27 35 39 45 204 218
소변불리 61 165

소복급결小腹急結 140 142 143
소복불인小腹不仁 34
소수포 214
소음한화 179
손의 습진 64 131 158 164 211
수독水毒 165
수족다한증 35 36 50 52 64 66 68 104 126 131 132 138 140 142 143 155 160 162 166 170 174 185 194 210–212 214 218 220 224 226 228
수증收證 25 26
수체水滯 39 152
실증 25 75 79 122 124 125 147
심기부족 84
심번 80
심신불교 179
심하부 80 83 84 148 149 151 153 208
심하비(심하부 답답함) 77 78 84 114 116 118 119 129 142 148 149 153 160 194 196 207 208 218
심하비경 77 115 117 119
승증升證 25

아

아토피 피부염(AD) 23 35 36 39 44–47 50 54 60 66 68 70 88 90 92 93 104 107 126 134 136 138 142 158 164 168 170 190 210–212 216 218 224 226 228
양진痒疹 30 47 48 60 98 99 107 164 218 228
어혈 22 35 45 57 61 84 91 114 118 119 128 148 152 160 198 208 209 220
여드름 45 66 140
열궐熱厥 28
열문裂紋 93 96 186
열증 25 75 84 124 125 128 146 176 177 181
약진藥疹 22 56 166 167
왕래한열往來寒熱 78 82 207
외한내열外寒內熱 28
울상鬱傷 25 124 125 178
울체성피부염 174
원형탈모(증) 81 158
위가실胃家實 112
UV 피부염 44–46 52 60 68 91 164 172 190 192 210 211 220 222 224
음부소양증 19 81
음부습진 210
음양양허증 182 183

자

자반(병) 152 209 211 222
장척농포증(PPP) 96 210 214
접촉성피부염 166 210–212
제상계臍上悸 34–36 39 45 47 54 56 64 66 68 70 79 88 91–93 96 104 126 128–132 138 140 142 160 162 164 166 170 172 174 186 188 190 192 194 196 198 214 216 218 220 222 224 226 228
종창 26 28
주사양피부염 132
중기하함 26
중독성 표피괴사증 24
중독진 160 190
지루성피부염 68 132 140 168 190 216
(위부)진수음振水音 36 47 56 90 116 119 138 165
진한가열 179

카

카포시 54 170 210 216
켈로이드 21 35 36 39 60 166

타

태선 166 224
트림 77 80 85 86 116 149 151 153

파

포도상구균성 열상 피부 증후군 24
표열리한表熱裏寒 28 45 70 71 170
표한리열表寒裏熱 28 64 190

하
하함下陷 25
한증 25 75 124 125 146 176 177
한포상습진 91
한허증 146
허증 25 75 79 122 124 125 142 146 147
혈상血傷 25 124 125 178
혈허血虛 206
홍역 22 23
홍피증 46 47 50 54 56 60 66-68 70 88 104 126 138 210 216 226
흉협고만胸脇苦滿 34-36 39 45 56 60 64 66 68 70 78 79 81 82 88 89 91 93 96 99 102 104 107 114 116 117 119 126 128 130 131 138 142 149 162 164 170 172 174 186 188 190 192 194 196 198 207-209 216 218 220 222 226 228
흑피증 210 220

처방·본초

가
가미소요산 26 185 208 210 220
갈근가출부탕 196
갈근탕 26 124 125 147 196
갈근탕가천궁신이 114
갈근황련황금탕 124 125
감맥대조탕 76 90 168
감초사심탕 80 85
계비탕 147 178
계지가용골모려탕 25 26 28 44-46 52 54 92 124 125 151 158 160 165 203 218 220
계지가작약대황탕 125 147 150 170
계지가작약탕 124 125 130 146 147 150 203
계지가출부탕 124 153 179
계지가황기탕 44 45
계지거작약탕 122
계지복령환 34 35 61 99 125 165 172 173 208 210 220 222
계지복령환가의이인 45 140
계지부자탕 179
계지인삼탕 147 172
계지탕 64 83 123 151 203
고주탕 179
궁귀교애탕 209 211 222
궁귀조혈음 211
귀비탕 152
길경백산 181
길경탕 179

다
당귀건중탕 125
당귀사역탕 205
당귀음자 44 65 207 210
당귀작약산 165 209 211
당귀탕 76 96 178
대건중탕 147 152 154
대방풍탕 178
대시호탕 46 74 78 79 83 98 99 124 203 207 210
대승기탕 22 37-39 113 120 121 129 179
대청룡탕 64
대황 25 79 80 83-85 120 126 129 147 162 180 197
대황감초탕 121 148 178
대황목단피탕 114 124 128 208
도핵승기탕 44 114 115 118-121 125 129 140 142 143 148 165 170 208 210
도화탕 179
독삼탕 87

마
마자인환 45 91 125
마행감석탕 64
마행의감탕 126
마황부자세신탕 45 46 52 68 91 132 160 176 178 179 181 192 218 220 224
마황탕 26 147 203
맥문동탕 44 158 173 178 183 203

목방기탕 178

바

반하백출천마탕 147 150
반하사심탕 77 80 81 85 86 92 116 124 125 149 153 203
반하산급탕 179
반하후박탕 25 27 82 92 124 151 158 160 161
방기황기탕 46 64 66 67 125 174
방풍통성산 46 61 96 108 115 119 125
배농산급탕 45 140 142 168
백통탕 179
백호가인삼탕 26 28 45 60 61 66 108 113 118 122 123 124 125 149 178 182 205
백호탕 113 122 181 205
보중익기탕 26 27 46 71 147 154 164 196 198 203
복령감초탕 124 146 147
복령사역탕 26 28 68 71 179 184 204
복령음 25 154 165
복령음합반하후박탕 152 162 172
복령택사탕 165
부자 26 50 80 85 162 164 180 181 183 184 190 195
부자사심탕 80 81 85 180
부자탕 179 180

사

사군자탕 93 147 154 203
사물탕 82 87 152 178 198 203 208 211 224
사역가인삼탕 179 184
사역산 26 28 45 93 116 125 129 143 156 164
사역탕 26 78 179 183-186 190 202 205
산조인탕 26 76
삼령백출산 147
삼물황금탕 44-46 60 64 70 76 88 89 214 226
삼황사심탕 77 80 84 91 99 115 117 119 124 130 192 194 195 203
생강사심탕 80 85
생맥산 87
소건중탕 83 119 124 125 147 150 153 155 156
소경활혈탕 152 162 174 178 211
소반하가복령탕 77 116 165
소승기탕 113 120 121
소시호탕 74 78 79 81-83 102 156 203 207 210
소시호탕가길경석고 45 46
소청룡탕 136
소풍산 34 35 44-46 48 54 68 93 107 125 166 168 190 214 216
시령탕 34 35 82 88 99 149 174 203
시박탕 82
시함탕 82 211
시호가용골모려탕 26 28 52 68 76 78 96 124 125 130 203 207 210 214
시호계지건강탕 45 48 66 67 78 88
시호계지탕 37 39 56 74 78 79 83 89 117 124 207 210
시호청간탕 45 78 93 108 208 212
신이청폐탕 44-46 50 52 60 64 66 70 88 178 218 226 228
십미패독탕 140
십전대보탕 44-46 54 56 57 142 170 198 199 209 211
승마갈근탕 26 27 124 125

아

안중산 124 125 151
억간산 25 54 78 102 104 128 156 168 178
억간산가진피반하 38 78 107 108 139 172 216
영감강미신하인탕 178
영강출감탕 147 162
영계감조탕 147 151
영계출감탕 67 147 152 164 165 172
오령산 67 82 90 108 113 116 119 125 134 136 153 165 168 181 196 203
오림산 70
오수유탕 152
오적산 25 178 209 211

오호탕 45 162
온경탕 158 208 211
온신탕 178
온청음 46 87 104 107 143 170 203 208 210 214 218 224
용담사간탕 44 50 108 164 166 170 190 207 210 226
우차신기환 174 194 195 203
월비가출탕 68 96 99 170
위령탕 116 124 125
육군자탕 147 154 188 203
육미환(육미지황환) 22 28 65 139 142 143 168 178 198 199 203
윤장탕 118 124 125 178
을자탕 118
의이인탕 93 178
이진탕 116 149
이출탕 125 152
인삼양영탕 160
인삼탕 146 147 153 168 178
인진오령산 44 45 48 52 54 61 68 104 107 108 116 119 129 138 149 153 166 174 188 190 220 228
인진호탕 108 113 115 119 125 148 207 210

자

자감초탕 45 46 153 160 178 183 186 211
자음강화탕 45 102
작약 79 83 180 206
작약감초탕 26
저담즙탕 179
저당탕 122
저당환 122
저령탕 45 60 64 70 125 170 178 179 182 218 226 228
저령탕합사물탕 211
적석지우여량탕 179
조위승기탕 113 114 120 121 124 126 158 190
죽엽석고탕 183
진무탕 22 26 28 48 104 165 178-181 188

차

천마 38 39 138 139
청상방풍탕 114
청서익기탕 44 46 48 52 57 67 68 71 178
청심연자음 22 25-27 149 178
치두창일방 194 207 210 216
치자백피탕 44 46 66 128 172 220
치자시탕 182
치타박일방 114

타

택사탕 165
통도산 108 114 119 129 148 194 196 197
통맥사역가저담즙탕 204
통맥사역탕 179 183 184 204

파

팔미지황환 22 28 34 35 178 203
평위산 124 125 152 196

하

함흉탕 82
향소산 26 45 46 71 82 151
형개연교탕 45 46 48 52 54 64 93 108 138 139 170 228
홍삼 164
황기 26 46 64
황기건중탕 125 168
황련탕 74 81 86 117 124 125
황련해독탕 44 45 52 74 85 87 108 117 118 124 125 131 132 179 203
후박삼물탕 113 120-122
후박생강반하감초인삼탕 113 120-122
후박칠물탕 113 120 122